青少年应该知道的医学知识

YING GAI ZHI DAO DE SHENG WU ZHI SHI

黄刚 编著

目前心理学上[illegible]多血质（活泼型）、粘液质（安静型）、抑郁质（抑制型）。古代所创立的气质学说用体液解释气质类型虽然缺乏科学根据，但人们在日常生活中确实能观察到这四种气质类型的典型代表。

活泼、好动、敏感、反应迅速、喜欢与人交往、注意力容易转移、兴趣容易变换等等，是多血质的特征。

直率、热情、精力旺盛、情绪易于冲动、心境变换剧烈等等，是胆汁质的特征。

安静、稳重、反应缓慢、沉默寡言、情绪不易外露，注意稳定但又难于转移，善于忍耐等等，是粘液质的特征。

孤僻、行动迟缓、体验深刻、善于觉察别人不易觉察到的细小事物等等，是抑郁质的特征。因此，这四种气质类型的名称曾被许多学者所采纳，并一直沿用到现在。

人的气质类型可以通过一些方法加以测定。但属于某一种类型的人很少，多数人是介于各类型之间的中间类型，即混合型，如胆汁—多血质，多血—粘液质等。

现代心理学把气质理解为人典型的、稳定的心理特点，这些心理特点以同样方式表现在各种各样活动中的心理活动的动力上，而且不以活动的内容、目的和动机为转移。

气质是人典型的、稳定的心理特点。这种典型的心理特点很早就表露在儿童的游戏、作业和交际活动中。据 N. B. 斯特拉霍夫的研究，在 39 名作为研究对象的小学生中，有 34 名明显地表现出所述的气质类型。其中多血质的有 9 名，胆汁质的 10 名，粘液质的 9 名，抑郁质的 6 名。

气质类型的很早表露，说明气质较多地受个体生物组织的制约；也正因为如此，气质在环境和教育的影响下虽然也有所改变，但与其他个性心理特征相比，变化要缓慢得多，具有稳定性的特点。

气质主要表现为人的心理活动的动力方面的特点。所谓心理活动的动力是指心理过程的速度和稳定性（例如知觉的速度、思惟的灵活程度、注意力集中时间的长短）、心理过程的强度（例如，情绪的强弱、意志努力的程度）以及心理活动的指向性特点（有的人倾向于外部事物，从外界获得新印象，有的人倾向于内部，经常体验自己的情绪，分析自己的思想和

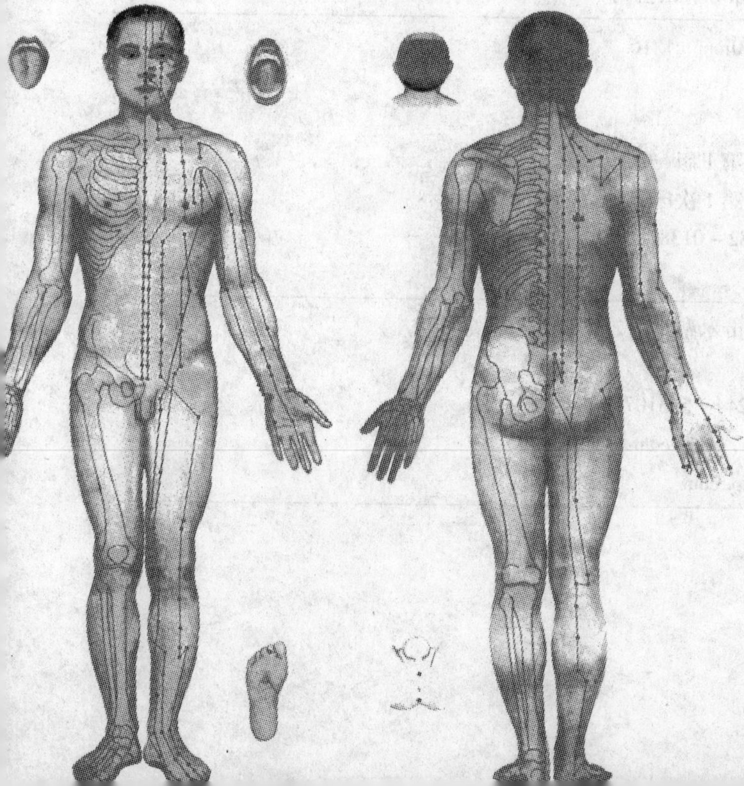

云南大学出版社

图书在版编目（CIP）数据

青少年应该知道的医学知识 / 黄刚编著. —— 昆明：云南大学出版社，2010
ISBN 978 -7 -5482 -0138 -0

Ⅰ. ①青… Ⅱ. ①黄… Ⅲ. ①医学 - 青少年读物 Ⅳ. ①R -49

中国版本图书馆 CIP 数据核字（2010）第 105364 号

青少年应该知道的医学知识

黄刚 编著

责任编辑：于 学
封面设计：五洲恒源设计
出版发行：云南大学出版社
印　　装：北京市业和印务有限公司

开　　本：710mm × 1000mm 1/16
印　　张：15
字　　数：200 千
版　　次：2010 年 6 月第 1 版
印　　次：2010 年 6 月第 1 次印刷
书　　号：978 -7 -5482 -0138 -0
定　　价：28.00 元

地　　址：云南省昆明市翠湖北路 2 号云南大学英华园
邮　　编：650091
电　　话：0871 -5033244 5031071
网　　址：http：//www. ynup. com
E - mail：market@ ynup. com

序　言

随着知识不断的深入学习，同学们从黑夜里闪耀的小星星，逐渐认识了星座，星系，到浩瀚的宇宙，对人体的奥秘，也从一个个单一的细胞，到组织、器官、系统至整个人体逐渐的学习、了解，但是不论学习多么的深入，好像我们对自己的身体总是会有捉摸不透的时候，比如一个不经意，你就发现自己怎么感冒了……俗话说："久病成良医"，那么在不断与疾病抗争的过程中，通过学习掌握一定的医学知识，对某些常见病有了一定的认识和了解，我们可以为自我保健、自我治疗打下一定的基础。然而，个人的积累毕竟有限或失于片面，为了能使同学们获得更全面、更科学的自我保健、自我治疗的知识，我们整理了这本《青少年应该知道的医学知识》。

本书包括"医学常识早知道"和"医学心理大盘点"两大篇共十三节，依次介绍了相关疾病的基本知识、临床症状、辅助检查方法、诊断和鉴别诊断、中西医临床治疗的基本方法等内容［在这里你可以找到各种各样的饮食、运动、调护的方法，给你提供一个关心自己、关爱家人健康的平台。

本书是一本读得懂、学得会、用得上的青少年应该要了解的基本医学知识的科普读物，是广大学生解决日常生活中一些常见病症的良师益友。可教您和家人有病早知道，有病早就医，无病早预防。最后，祝愿每位读者珍爱生命，以健康的身体来实现自己的人生目标！

黄刚

2010 年 1 月于常州市第一中学

目　录

第一篇　医学常识早知道

第一节　骨伤科病症保健指导

一、骨折

概述

骨折是指由于外伤或病理等原因致使骨质部分或完全断裂的一种疾病。其主要临床表现为：骨折部有局限性疼痛和压痛，局部肿胀和出现瘀斑，肢体功能部位或完全丧失，完全性骨折尚可出现肢体畸形及异常活动。转子间骨折可因间接暴力或直接暴力作用引起，在跌倒时，身体发出旋转，在过渡外展或内收位着地，或跌倒时侧方倒地，大转子直接撞击，均可发生转子间骨折。转子间是骨囊性病变的好发部位之一，因此也可发生病理性骨折。

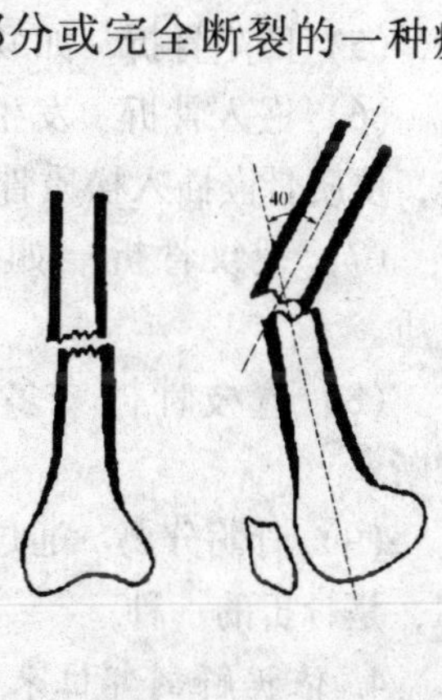

分类

骨折分类的目的，在于明确骨折的部位和性质，利用临床上正确、完善地诊断和选择合适的治疗方法。

1. 依据骨折是否和外界相通可分为

（1）开放性骨折　骨折附近的皮肤和粘膜破裂，骨折处与外界相通耻骨骨折引起的膀胱或尿道破裂，尾骨骨折引起的直肠破裂，均为开放性骨折。因与外界相通，此类骨折处受到污染。

（2）闭合性骨折　骨折处皮肤或粘膜完整，不与外界相通。此类骨折没有污染。

2. 依据骨折的程度分类

（1）完全性骨折　骨的完整性或连续性全部中断，管状骨骨折后形成远、近两个或两个以上的骨折段。横形、斜形、螺旋形及粉碎性骨折均属完全性骨折。

（2）不完全性骨折　骨的完整性或连续性仅有部分中断，如颅骨、肩胛骨及长骨的裂缝骨折，青枝骨折等均属不完全性骨折。

3. 依据骨折的形态分类

（1）横形、斜形及螺旋形骨折　多发生在骨干部。

（2）粉碎性骨折　骨碎裂成两块以上，称粉碎性骨折。骨折线呈“T”形或“Y”形时，又称“T”形骨折或“Y”形骨折。

（3）压缩骨折　松质骨因压缩而变形，如椎体和跟骨。

（4）星状骨折　多因暴力直接着力于骨面所致，如颅骨及髌骨可发生星状骨折。

（5）凹陷骨折　如颅骨因外力使之发生部分凹陷。

（6）嵌入骨折　发生在长管骨干骺端皮质骨和松质骨交界处。骨折后，皮质骨嵌插入松质骨内，可发生在股骨颈和肱骨外科颈等处。

（7）裂纹骨折　如长骨干或颅骨伤后可有骨折线，但未通过全部骨质。

（8）青枝骨折　多发生在小儿，骨质部分断裂，骨膜及部分骨质未断。

（9）骨骺分离　通过骨骺的骨折，骨骺的断面可带有数量不等的骨组织，是骨折的一种。

4. 依据解剖部位来分类

如脊柱的椎体骨折，附件骨折，长骨的骨干骨折，骨骺分离，干骺端骨折，关节内骨折等。

5. 依据骨折前骨组织是否正常分类

（1）外伤性骨折　骨结构正常，因暴力引起的骨折，称之为外伤性骨折。

（2）病理性骨折　病理性骨折不同于一般的外伤性骨折，其特点是在发生骨折以前，骨本身即已存在着影响其结构坚固性的内在因素，这些内在因素使骨结构变得薄弱，在不足以引起正常骨骼发生骨折的轻微外力作用下，即可造成骨折。

6. 依据骨折稳定程度分类

（1）稳定性骨折　骨折复位后经适当的外固定不易发生再移位者称稳定性骨折。如裂缝骨折、青枝骨折、嵌插骨折、长骨横形骨折、压缩骨折等。

（2）不稳定性骨折　骨折复位后易于发生再移位者称不稳定骨性骨折，如斜形骨折，螺旋骨折，粉碎性骨折。股骨干既是横骨折，因受肌肉强大的牵拉力，不能保持良好对应，也属不稳定骨折。

7. 依据骨折后的时间分类

（1）新鲜骨折　新发生的骨折和尚未充分地纤维连接，还可能进行复位者，2～3周以内的骨折。

（2）陈旧性骨折　伤后三周以上的骨折，三周的时限并非恒定，例如儿童肘部骨折，超过10天就很难整复。

临床症状表现

骨折的症状分为全身症状和局部症状，全身症状包括发热症状和产生休克症状，局部症状包括异常活动症状、畸形症状、骨擦音或骨擦感症状。但具体部位骨折的临床表现又不一样：

1. 肱骨髁上骨折

多因间接暴力引起，骨折如无移位，多有肘部疼痛，肿胀，局部有压痛，肘关节活动功能障碍。有移位骨折时，局部疼痛、肿胀较明显，出现异常活动，可听见骨擦音。伸直型骨折肘部常呈半伸位，肘后突起，呈靴形肘畸形，在肘前可摸到突出的骨折近端。有血管损伤（受压或刺激）的患者，手部皮肤颜色会变苍白或变暗，温度变凉，皮肤感觉减退，手指或手腕部活动障碍。最早出现且最主要的症状是被动伸指时引起剧痛，这时应及时拍 X 线片以确诊。

2. 肱骨外上髁骨折

骨折后关节外侧迅速出现明显肿胀、疼痛和活动受限，有时可摸到活动的骨块。肘关节呈半屈位，活动时疼痛加剧。拍 X 线片可明确确诊。

3. 桡、尺骨干双骨折

亦称手骨两胫俱断或前臂双骨折。直接或间接暴力均可造成桡、尺骨干双骨折，骨折部位多发生于前臂中 1/3 和下 1/3 部。桡、尺骨干双骨折后局部疼痛、肿胀，前臂活动功能丧失，动则疼痛加剧。有移位的完全骨折，前臂可见短缩、成角或旋转畸形，有骨擦音，前臂旋转功能丧失。开放骨折可见骨折端戳出皮肤，伤口一般较小，外露的骨折端有时可自行回纳到伤口内。

4. 桡骨下端骨折

桡骨下端骨折是指桡骨远侧 3 厘米范围内的各种骨折，直接暴力和间接暴力均可造成桡骨下端骨折，但以间接暴力最为多见。桡骨下端骨折后，腕关节上方有明显肿胀、疼痛，桡骨下端压痛明显，有纵向叩击痛，手指做握拳动作时疼痛加重，腕关节功能部分或完全丧失，有移位骨折时常有典型畸形。移位明显者，手部侧面可见“餐叉”样畸形，正面观可呈“枪刺刀”状畸形。腕关节及手指伸屈功能常受不同程度的影响，部分病例表现为严重粉碎性骨折。

5. 手舟骨骨折

手舟骨骨折多为间接暴力所致。骨折后，腕背侧疼痛、肿胀，尤以隐窝处明显，腕关节活动功能障碍。将腕关节桡侧倾，屈曲拇指和示食（食指）而叩击其掌指关节时可引起腕部疼痛加剧。手舟骨骨折容易漏诊，为明确诊断，应及时进行 X 线摄片。手舟骨骨折可分为三种类型：①手舟骨结节骨折。属手舟骨远端骨折，一般愈合良好。②手舟骨腰部骨折。因局部血运不良，一般愈合缓慢。③手舟骨近端骨折。近端骨折块受血运影响，易发生不愈合及缺血性坏死。

6. 掌骨骨折

骨折后局部肿胀、疼痛和掌指关节伸屈功能障碍。触摸骨折局部有明显压痛，纵压或叩击掌骨头时疼痛加剧。若有重叠移位，则该骨缩短，可见掌骨头凹陷，握掌时尤为明显。掌骨颈，掌骨干骨折，常可有骨擦音。

7. 指骨骨折

骨折有横断、斜形、螺旋、粉碎或波及关节面等。骨折后局部疼痛、肿胀，手指伸屈功能受限。有明显移位时，近节、中节指骨骨折可有成角畸形，末节指骨基底部背侧撕脱骨折有锤状指畸形，手指不能主动伸直。同时可扪及骨擦音，有异常活动。

基本护理

1. 电针

（1）取穴

主穴：阿是穴。肱骨：肩髃、曲池；尺挠骨：曲池、合谷；股骨：血海、髀关；胫腓骨：足三里、解溪。

配穴：内关、合谷、足三里、阳陵泉。

阿是穴位置：骨折中心，即断端之间（下同）。

（2）治法

主穴，每次均取阿是穴及交替选用骨折上下端穴位之一，配穴，交替用健侧之二穴（每次各取一上肢穴和一下肢穴）。得气后，接通直流电针仪。局部穴位；骨折中心即阿是穴接负极，余穴接正极；全身配穴：上肢接正极，下肢接负极。电流量 20～40 微安，或以病人有针感，肌肉明显收缩为度，连续波，频率 2～3 次/秒。每次 30 分钟，每日 1 次，6 次为一疗程。疗程间隔 1 日。

2. 激光穴位照射

（1）取穴

主穴：颈椎骨折——大椎，胸椎骨折——神道、至阳；腰椎骨折——肾俞；

骶椎骨折——长强。

配穴：阿是穴。

（2）治法

以主穴为主，按症情而选，酌加阿是穴。以低功率氦—氖激光仪，每穴照射 10 分钟，每次共照射 20～30 分钟，每日 1 次，10 次为一疗程，疗程间歇 1 天。

3. 刺血

（1）取穴

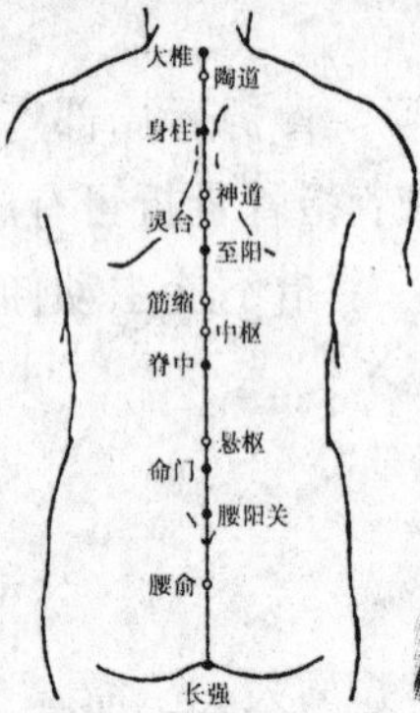

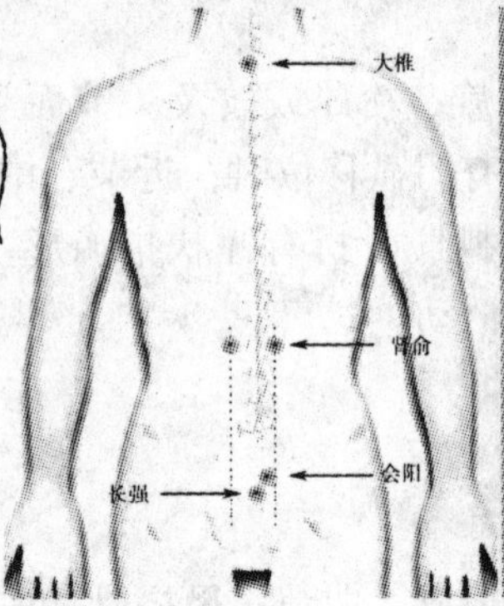

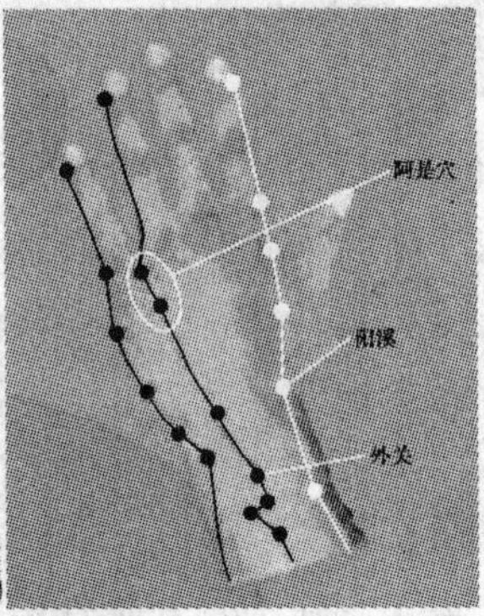

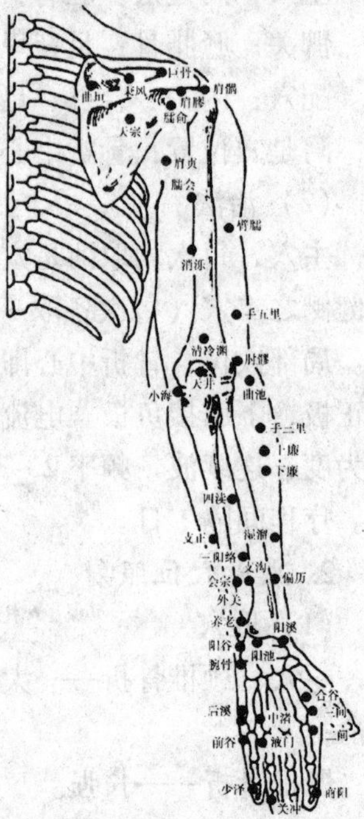

主穴：阿是穴。

阿是穴位置：局部肿胀处。

（2）治法

以消毒三棱针直刺血肿处达骨膜下为度；骨折日久者，刺血后加拔火罐，待瘀血流出后再行手法整复，局部用夹板固定。

4. 体针（之一）

（1）取穴

主穴：肘内翻——少海、小海、天井；肘外翻——曲池、尺泽。

（2）治法

据症取主穴，以 28 号针直刺或斜刺深达骨骺或骺板，得气后留针 20 ~ 30 分钟。效欠佳者，可连接电针仪，用连续波，疏波，3 ~ 5 次/秒，强度以患者可忍受为度。

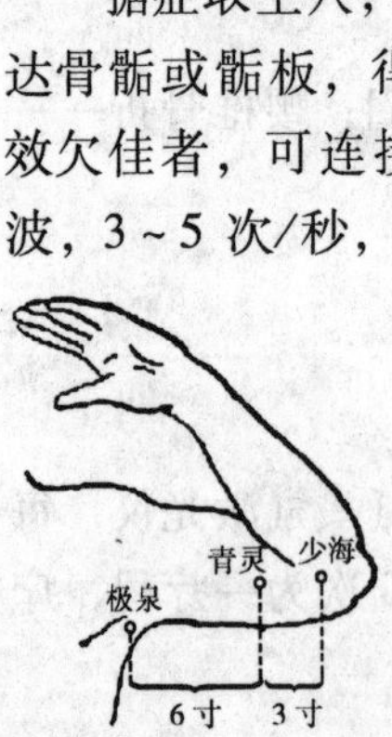

极泉、青灵、少海

可配合推拿，内翻者于针刺前在内髁前以指点、按、揉、挤、掐 2 ~ 3 分钟，并一手托住患肘，另一手握住前臂，在肘关节伸直旋后位，按内翻相反方向椎按外展 2 ~ 3 次；外翻则按揉外髁，使时关节内收 2 ~ 3 次。每日治疗 1 次，60 次为一疗程。

5. 体针（之二）

（1）取穴

主穴：曲池、合谷、手三里。

配穴：足三里。

（2）治法

骨折 10 天内，仅取主穴，均单侧，骨折 10 天后加取配穴，双侧。针刺时均不解开固定夹板，在上述穴位皮肤处常规消毒后进针，主穴用提插捻转泻法，配穴用提插捻转补法。留针 30 分钟。骨折 10 天内每日 1 次，骨折 10 天后，隔日针 1 次。另外，骨折 10 天内可配合敷贴活血药膏（由地鳖虫、虎杖、黄柏等 7 味中药组成），10 天为一疗程，4 疗程为一阶段。

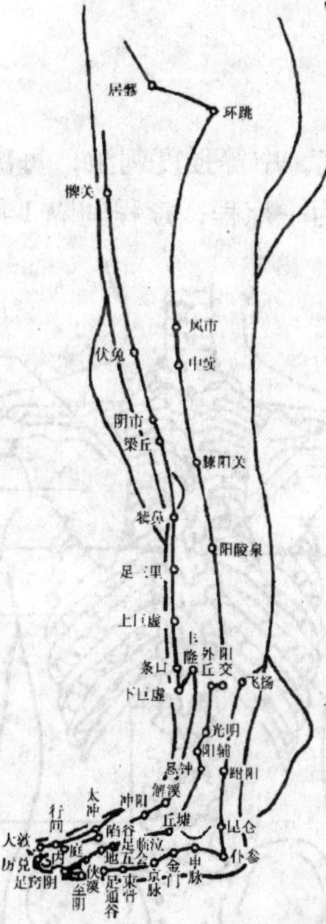

6. 针灸（之一）

（1）取穴：

主穴：阿是穴；股骨骨折——环跳、髀关、阴市、血海；小腿骨折——足三里、阳陵泉、悬钟、太冲。

配穴：饮食不佳加中脘，体虚加涌泉。

（2）治法

均取患侧，阿是穴仅以艾灸，采用中药接骨艾条（在纯艾中加入麝香、乳香、没药、川芎、羌活等混合粉末制成），每次灸20分钟，早期用泻法，中后期用补法。余穴均针刺，采用指切押刺进针法，于夹板缝隙进针，得气后，早期用泻法，中后期用补法。刺激数分钟，通以电针，取二个超越骨折断端的主穴为正负极，早期刺激宜轻，中后期刺激宜重。每日1次，10次为一疗程，间隔1天，继续治疗。

7. 针灸（之二）

（1）取穴

主穴：大杼、膈俞

（2）治法

二穴均取，斜刺至得气，中等强度刺激，每次留针30分钟。取针后艾灸3壮。每日1次，10次为一疗程，疗程间隔1周。

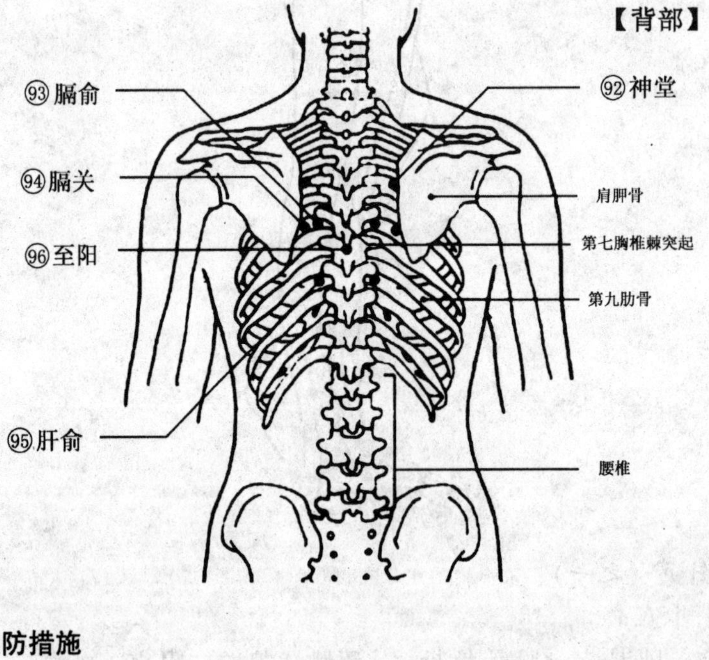

预防措施

1. 长期锻炼

应积极长期地坚持锻炼，增多在户外活动时间，多呼吸新鲜空气，促进全身血液循环和新陈代谢。可选择散步、慢跑、太极拳、保健操等项目。多活动能使血液中的钙质更多地在骨骼内存留，因而提高骨的硬度，能有效地减少骨折的发生。

2. 多晒太阳

阳光可以促进维生素 D 的合成，而钙的代谢依赖维生素 D 的作用；阳光中的紫外线能促进体内钙的形成和吸收，维持正常的钙磷代谢，使骨骼中钙质增加而提高骨的硬度。

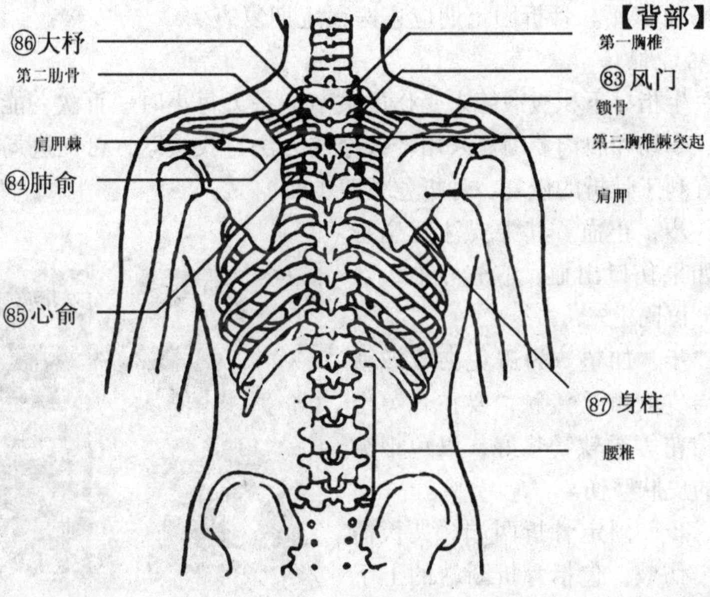

3. 饮食调摄

多吃蔬菜、蛋白质和富有维生素的饮食，可防止骨质疏松的发生和发展。骨折早期饮食宜清淡，以利于祛瘀消肿，后期应偏味重，选择合适的饮食调补肝肾，有利于骨折的愈合和功能的恢复。

4. 密切观察

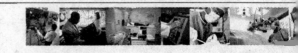

当遭受损伤后，如怀疑有骨折应及时去医院诊治。在转送途中，应采取必要的临时固定措施。如上肢骨折应用木板将手臂固定，木板长度应超过骨折部位的上、下两个关节面。也可将骨折的手臂与胸部缚在一起固定。下肢骨折可用长木板将伤肢缚扎在一起，木板长度上至腋下，下应超过脚跟，或可将患肢与另一健肢缚扎在一起固定。脊柱骨折应由双人平行搬至木板上缚扎固定，颈椎骨折应将头部两侧用沙袋垫好，限制头部活动，然后才能送医院。如有出血，应用清洁布临时包扎伤口，然后用止血带结扎。一般止血带结扎时间每次不超过 1 小时，每隔 1 小时可放松止血带 1 ~ 2 分钟，以看到鲜血流出为止，可防止因结扎时间过长而引起肢体缺血坏死。用石膏等方法作骨折固定后，24 小时内须密切观察伤肢末端皮肤色泽的变化和肿胀情况。如发现肿胀加剧，皮肤有瘀紫应立即就诊，放松或拆除石膏，以防因石膏固定太紧而引起肢体缺血、回流不畅而坏死。骨折固定期应遵医嘱定期复查。

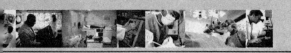

5. 功能锻炼

在医生指导下积极锻炼未受伤的关节，每天每小时一百次，能避免关节僵硬、挛缩和肌肉萎缩。采用轻按摩的方法自我按摩，可促进局部血液循环，有利于骨折的恢复。骨折急救四步曲

第一步，止血。其中要注意全身情况，如果伤口出血，应先止血，然后包扎，再固定。

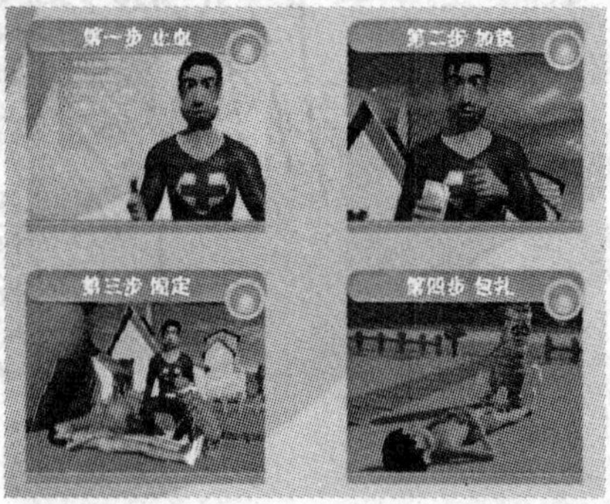

第二步，加垫。为避免夹板或就便器材与皮肤直接接触，要在骨突出部位用棉花等柔软物垫好，以免把突出部位的皮肤磨伤。

第三步，固定骨折两端。夹板需扶托整个伤肢，包括骨折断端的上下两个关节，这样才能把骨折部位固定好。

第四步，包扎。固定的绷带紧度要适当。而且要露出手指或脚趾尖，以便观察血液流动情况。具体部位的包扎方法如下：

（1）前臂骨折：将夹板一端放置在伤员手心处，另一端刚好超出肘部，用布带先固定骨折上端，再固定骨折下端的手腕部，然后用宽布带或者毛巾将前臂悬挂于颈部。还有一个简单方法就是，直接将上衣角上翻兜住前臂，再固定衣角。

（2）上臂骨折：将夹板置于上臂侧面。用布带先固定骨折上端，再固

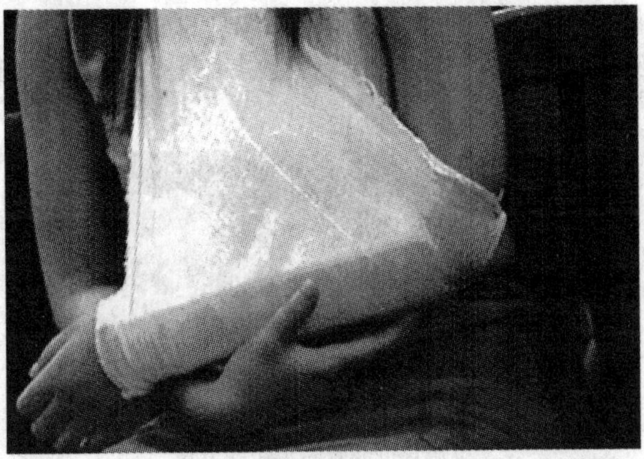

前臂骨折包扎方法

定骨折下端，然后弯曲前臂到胸前，用宽布带悬挂在颈部。

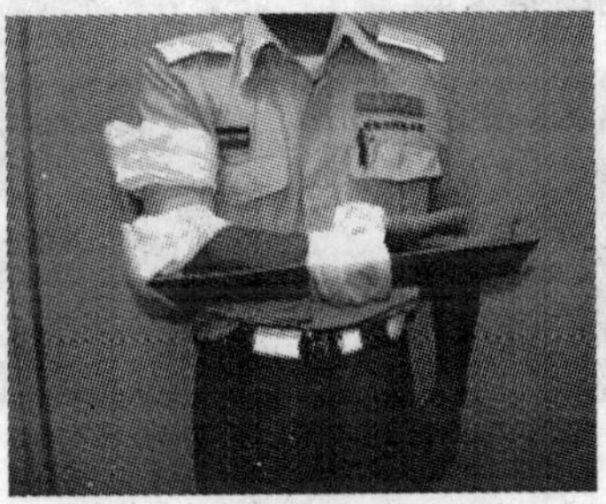

上臂骨折包扎方法

（3）锁骨骨折：将伤侧上肢悬吊固定在胸前，固定。

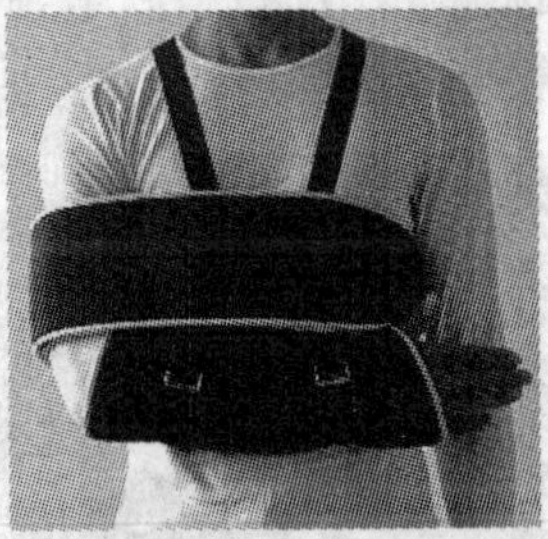

锁骨骨折包扎方法

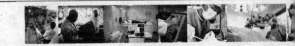

（4）小腿骨折：用2份报纸夹板，连接处重叠约5厘米。置于伤肢外侧，其长度应从脚跟到大腿中段。然后再用4条布带固定，先固定上端再固定下端。

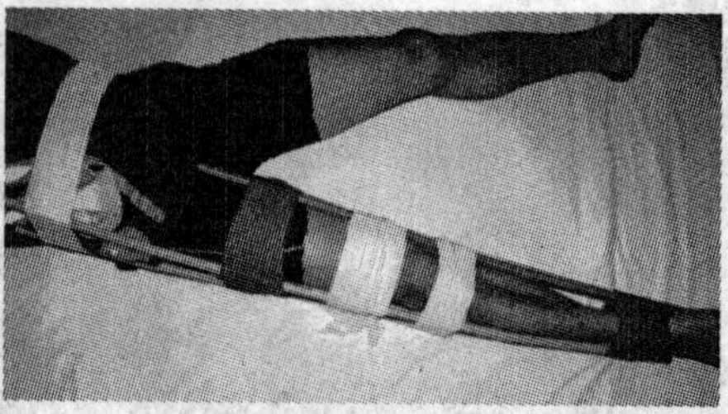

小腿骨折健肢固定包扎方法

（5）大腿骨折：需要用木棍或长木板或5份报纸折叠成夹板（连接处重叠约5厘米），置于伤肢外侧，其长度应从脚跟到腋窝，然后用5条布带固定。先固定上端再固定下端。

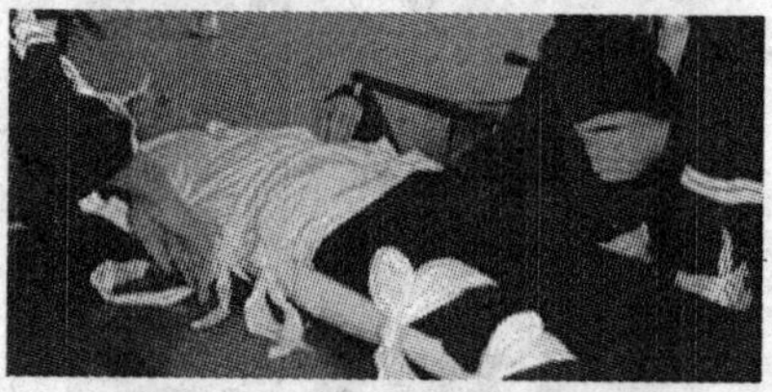

大腿骨折健肢固定包扎方法

（6）颈椎骨折：尽快给伤员做一个简易颈托，固定颈部。将上述折叠好的报纸压在桌子边缘上来回拉动几次，再围在颈项上，内填充软布、餐巾纸等物，就做成了一个颈托了。用布条固定颈托，防止头部晃动。也可用外衣卷成卷儿，围绕并包裹颈部固定。

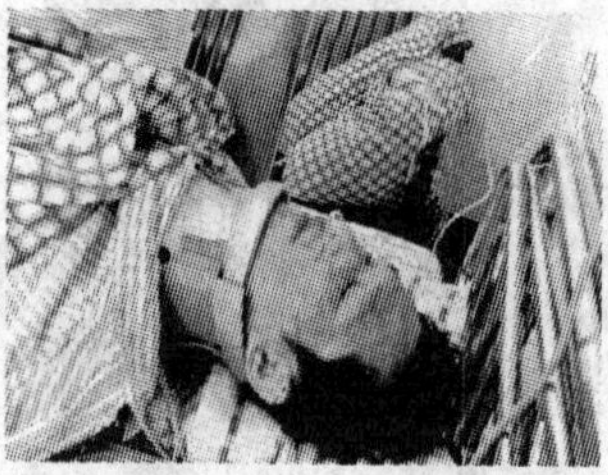

颈椎骨折包扎方法

（7）脊柱骨折：易造成截瘫，不可随意搬动。为防止脊椎弯曲和扭转，不要用软担架或徒手搬运。由 3 人用双手托住伤员头、肩、背、臀、下肢，动作一致地慢慢搬运至木板担架，并用宽布带固定于木板上。

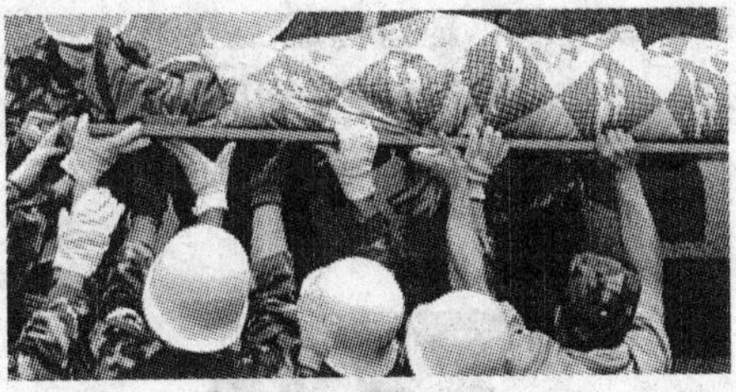

脊柱骨折搬运方法

6. 饮食调理

有句话叫：伤筋动骨一百天。说的是骨折之后恢复的时间是比较长的，因为，骨折的病人在较长的恢复期间，应要注意饮食上的调养。

一般来说，受伤有 1 至 2 个星期的患者，饮食需清淡、易吸收和消化，应多给他们食用一些蔬菜、水果、鱼汤、蛋类、豆制品等，而且应以清蒸或者炖熬为主，少吃香辣、油腻和煎炸的食物。特别是可以多吃蜂蜜和香蕉等，因为卧床患者大都会出现大便秘结等症状，这些食物可以帮助排便。

受伤有 2 至 4 个星期的骨折病人，他们的身体不再那么虚弱，食欲和肠胃功能都有所恢复，那时可适当补充营养，像骨头汤、鱼类、蛋类及动物肝脏等食物比较好，同时也要多吃一些萝卜、西红柿、青椒等，这些食物可满足骨骼生长需要，促进伤口愈合。

再往后的日子里，除了那些明显无益的食物，骨折患者不必再忌口。北京万和颈椎病医院专家提醒到，有的危重患者和因骨折引发其他并发症的患者饮食不能一概而论，必须根据病情和医嘱作出合理安排。骨折超过 5 个星期以后，病人可多吃高营养食物和含钙、锰、铁等微量元素的食物，像动物肝脏、鸡蛋、绿色蔬菜、小麦含铁比较多；海产品、黄豆等含锌比较多；麦片、蛋黄等含锰较多。同时配以鸡汤、鱼汤、各类骨头汤等，可选择性地加入红枣、枸杞等。

二、关节脱位

概述

关节脱位又叫脱臼或脱骱，是指构成关节的上下两个骨端失去了正常的位置，发生了错位。多暴力作用所致，以肩、肘、下颌及手指关节最易发生脱位。关节脱位的表现，一是关节处疼痛剧烈，二是关节的正常活动丧失，三是关节部位出现畸形。

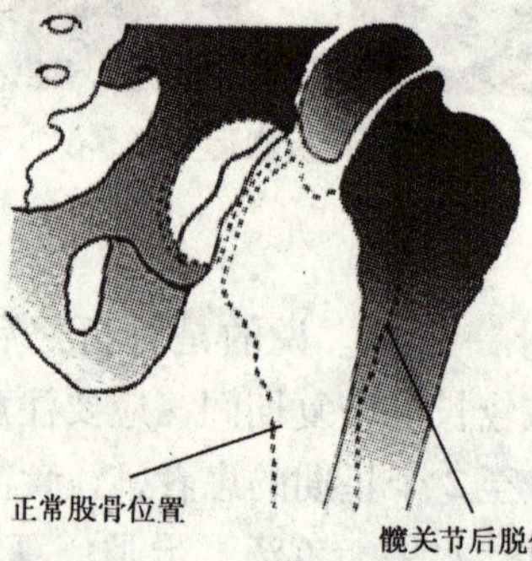

分类

（1）按原因可分为外伤性脱位、病理性脱位、先天性脱位及麻痹性脱位。

（2）按脱位程度可分为全脱位及半脱位。

（3）按远侧骨端的移位方向，可分为前脱位、后脱位、侧方脱位和中央脱位等。

（4）按脱位时间和发生次数可分为急性、陈旧性（如脱位 3 周以上而未复位者）和习惯性脱位（一个关节多次脱位）等。

（5）按脱位是否有伤口与外界相通可分为闭合性脱位与开放性脱位。

临床表现与诊断

关节脱位只有当关节囊、韧带和肌腱等软组织撕裂或伴有骨折时方能发生脱位。具有一般损伤的症状和脱位的特殊性表现。受伤后，关节脱位、疼痛、活动困难或不能活动。如果力量足够，几乎任何骨头都能从其关节处被拉开和碰开。如篮球运动员被球击在手指末端，关节就可脱位；橄榄球运动员在投掷时可被打击，而打击的力量可使肩关节脱位。

脱位通常影响活动的关节，如踝、膝、髋、腕、肘，但最常见的是肩和手指关节。不活动的关节，如在骨盆的关节，当使关节固定在一起的韧带被牵拉或撕裂时，也能被分开。椎骨的脱位如果损害神经或脊髓就能危及生命。如果椎骨的脱位发生于脊椎创伤处，后者可导致瘫痪。

1. 一般症状

（1）疼痛明显，活动患肢时加重。

（2）肿胀，因出血、水肿使关节明显肿胀。

（3）功能障碍关节脱位后结构失常，关节失去正常活动功能。

2. 特殊表现

（1）畸形 关节脱位后肢体出现旋转、内收或外展和外观变长或缩短等畸形，与健侧不对称。关节的正常骨性标志发生改变。

（2）弹性固定 关节脱位后，未撕裂的肌肉和韧带可将脱位的肢体保持在特殊的位置，被动活动时有一种抵抗和弹性的感觉。

（3）关节盂空虚 最初的关节盂空虚较易被触知，但肿胀严重时则难以触知。

治疗原则

脱位的治疗主要分为三步骤：复位、固定和功能锻炼，具体如下：

1. 伤后在麻醉下尽早手法复位

适当固定，以利软组织修复；及时活动，以恢复关节功能。早期复位容易成功，功能恢复好；复位晚则困难大，效果差。复位中切忌粗暴，要注意防止附加损伤，如骨折、血管和神经损伤等。复位必须达到解剖复位，复位后及时正确的固定是保证软组织损伤修复和防止再脱位的重要措施。一般固定三周后，早期活动，以利功能恢复。

2. 开放复位的适应症

对手法复位失败或陈旧性脱位，特别是合并大血管伤者，应行开放复位，如合并有神经伤，在手法复位后观察 1 ~ 3 个月，大多数可自行恢复，如神经功能无恢复，即应手术探查神经。

3. 开放性关节脱位的处理

应争取在 6 ~ 8 小时内进行清创术，在彻底清创后，将脱位整复，缝合关节囊，修复软组织，缝合皮肤，橡皮条引流 48 小时，外有石膏固定于功能位 3 ~ 4 周，并选用适当抗菌素以防感染。

急救原则

一旦发生关节脱位，应让病人受伤的关节安静地固定在病人感到最舒适的位置。由于脱位时间越长，复位就越困难，所以应尽可能在进行妥善固定后，迅速就医。值得注意的是，在为病人脱衣服时，应先脱健康一侧的，再脱受伤一侧的，穿衣服时则反之。

1. 肩关节脱位（dislocationofshoulderjoint）

大多为后脱位，除老年肌肉松弛之新鲜脱位外，一般均需麻醉后或肌松弛下进行复位，常用手法复有：

（1）希氏法

伤员仰卧位，术者立于伤侧，用靠近患肢术者一侧的足跟置于患肢腋窝部，于胸壁和肱骨关之间作支点，握患肢前臂及腕部顺其纵轴牵引。达到一定牵引力后，轻轻摇动或内、外旋其上肢并渐向躯干靠拢复位。

（2）牵引上提法

坐位，助手握患肢腕部顺应其患肢体位向下牵引，用固定带或另一助手将上胸抱住固定。牵引 1～2 分钟后，术者用双手中指或辅以食指在腋下提移位之肱骨头向上外复位。操作时不可粗暴，以免引起肱骨外科颈骨折，复位后 X 线摄片检查完全复位后，用胶布或绷带作对肩位固定 3 周。手法复位不成功则去进行手术开放复位，习惯性脱位时，可作修补术。

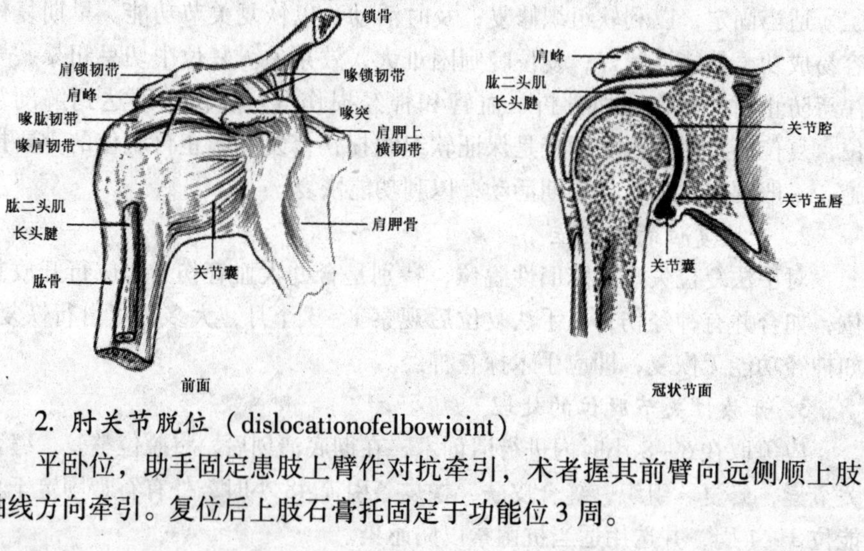

2. 肘关节脱位（dislocationofelbowjoint）

平卧位，助手固定患肢上臂作对抗牵引，术者握其前臂向远侧顺上肢轴线方向牵引。复位后上肢石膏托固定于功能位 3 周。

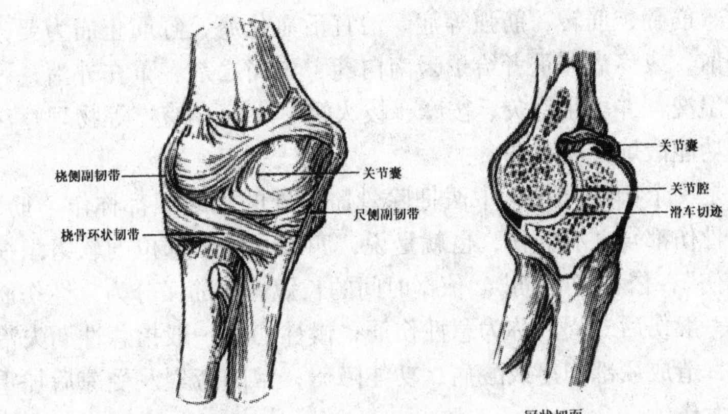

前面　　冠状切面

3. 髋关节脱位（dislocationofhipjoint）

（1）预防休克，若已有休克时，应取平卧位，保持呼吸道通畅，注意保暖并急送医院进行抢救。

（2）急送医院在麻醉下进行手法复位。

（3）复位后可用皮肤牵引或髋人字形石膏固定6～8周。

（4）解除外固定后应继续锻炼髋骨活力和髋部肌力，然后持拐不负重步行。

三个月后X线照片证实股骨头无缺血性坏死征象，可逐渐弃拐步行。一年内应仍应定期检查股骨头情况。

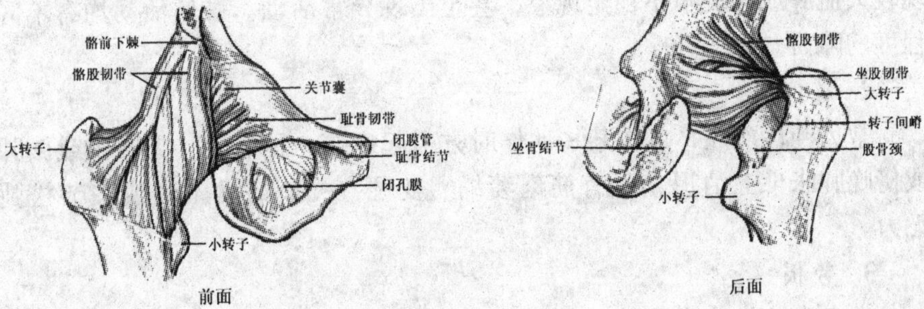

前面　　后面

三、伤筋

概述

伤筋出《素问·宣明五气篇》。多因斗殴、扭挫等引起。证见伤后局部肿胀疼痛，色呈青紫，甚则关节功能障碍，屈伸不利。包括古文献之筋断、筋走、筋翻、筋转、筋强等症。治宜活血化瘀，舒筋止痛为要，内服可用舒筋散，或疼痛严重者给予云南白药、止痛之剂。重在外治，可选海桐皮煎汤温洗，并可用针灸、按摩、拔火罐、水疗、蜡疗等物理疗法，局部自我之功能锻炼亦属重要。

伤筋是一个中医词汇，中医把除骨骼以外的软组织都称作“筋”。其实多数的骨伤都合并有筋伤，也就是说，四肢和躯干部位的软组织损伤统称为“筋伤”，俗称“伤筋”。依据时间的长短，伤筋又分为急性伤筋和慢性伤筋。一般伤后二周内称为急性伤筋；慢性伤筋一般指急性期失治或治疗不彻底，造成局部隐疼或酸痛、功能障碍，常随劳累及受凉后加重，往往可反复发作。

伤筋的整个过程如下：早期症状为疼痛剧烈，局部迅速肿胀，在2～3天内瘀聚凝结，功能障碍。受伤3～4天后为中期，此时瘀血渐化，肿胀开始消退，瘀斑转为青紫，皮肤温热，疼痛渐减。受伤2周后为后期，这时瘀肿大部分消退，瘀斑转为黄褐色，疼痛不明显，功能轻度障碍，此种残余症状，经3～5周消失，功能可恢复。

临床表现

1. 新伤

局部疼痛及压痛明显，凡引起筋肉牵张的动作（主动或被动），均可加重疼痛。局部可有不同程度的肿胀或瘀斑，如发生筋肉撕裂伤时，可出现较大血肿或有关节不稳定现象，甚至出现异常活动。肢体活动均有不同程度的障碍。

2. 陈旧伤

常为钝性疼痛，或作某一动作时方引起疼痛。压痛轻，无肿胀或微肿或傍晚肿胀早上消退，可有筋肉萎缩、变硬，关节活动不利或关节松弛无力。

3. 劳损

常多为钝性疼痛、胀痛或酸痛，压痛范围广泛，难以指出痛的集中点，常可于活动后减轻疼痛，但活动过多则可加重疼痛，或晨起疼痛较轻，而到了晚上疼痛则加重。局部筋肉可有肿胀、强硬、或呈索条样变，亦可有肌肉萎缩无力，功能活动可有不同程度障碍。病人每逢阴雨天症状加重，不少病人对天气变化有预感。

治疗措施

伤筋后，我们应该如何面对呢？

1. 外敷法

初期：用冰块装入塑料袋内置于伤处冷敷之。使其血管收缩，减轻局部充血，降低组织温度，抑制神经感觉，有止血、退热、镇痛、麻醉、防肿作用。若现场无法获得冰块等冷冻剂，就应马上加压包扎，使其避免出血或渗出，较为妥当。待24~48小时之后再行热疗或其他方法治疗。

中、后期：将毛巾浸透热水或热水袋放在伤处。凉后立即更换，每次敷30分钟，每天1~2次。以促进毛细血管扩张、开放，促进血液、淋巴循环和新陈代谢，缓解肌肉痉挛，促进肿胀消退。不正确的处理如早期热敷、按摩常常使出血不止，肿胀加重，在前臂、小腿等处，严重时会导致截肢的危险。

四肢受伤后应局部垫枕以抬高患肢，腰背扭伤宜卧硬板床休息。注意保护损伤部位，防止再次受伤。筋若有断裂现象，可用粘膏或弹性绷带等固定，以增强其稳固性，限制肌肉、韧带超常范围活动，使伤部组织能够得到适当休息，利于损伤的愈合。

2. 手法治疗

《医宗金鉴·正骨心法要旨》中记载，按摩法和推拿法是治疗伤筋的主要手法。治疗伤筋手法一般以按、摩、推、拿四法为主，并辅以揉、捏、擦、滚等手法，同时根据不同的情况还可选用拔伸牵引、屈曲按压、颤抖摇晃、旋转斜搬等手法（具体手法，因篇辐所限，另撰人介绍），以活血化瘀、消肿止痛、舒筋活络、松解粘连、软化瘢痕等。

3. 药物疗法

外用药物初期及中期和后期。初期及中期，宜祛瘀消肿，理气止痛。常用祛瘀止痛药膏等敷之。如红热较明显，宜消瘀清热，解毒退肿。常敷四黄散、清营退肿膏等。症状较轻者，可搽红花油（成药有售）、万花油（成药）等以舒筋活血。后期，以活血止痛为主。常用宝珍膏（成药）、万应膏（成药）等。如肌筋硬拘挛可用八仙逍遥汤、海桐皮汤熏洗患处。可起到温经止痛、滑利关节的作用。

一般经冷敷处理24小时后可用活血化瘀酊剂，局部可用伤湿止痛膏贴上，较重的损伤如果皮肤完整，可用云南白药加白酒调敷伤处并包扎，隔日换药1次，每日2～3次，加理疗。如果皮肤有破损不宜局部外用药物，特别是中药外敷等，应该及时就医，去医院处理。后期以活血止痛为主。常用宝珍膏、万应膏等。如肌筋硬拘挛（挛缩）可用八仙逍遥汤、海桐皮汤熏洗患处，能起到温经止痛、滑利关节的作用。

内服药物伤筋初期肿痛剧烈时，宜散瘀止痛。可服云南白药胶囊（2片/次、3次/日）、七厘散等。中期，宜舒筋活血。可服舒筋汤，舒筋活血汤等。后期或陈伤，常兼夹风寒外邪、局部疼痛乏力，活动功能障碍，宜养血和络，祛风宣痹。常服小活络丹、补肾壮筋汤等。

经过上述处理，一般2～3天疼痛减轻，一周后基本痊愈。

基本护理

（1）受伤1～2周内，受伤处应适当休息，需要时宜固定不动。对慢性劳损者可用腰围、护腕、护膝等作局部保护。

（2）懂得推拿者可自行治疗，如选用按揉、推拿、捏拿、转摇、捻搓、屈伸、牵抖、提拉等理筋手法，帮助舒筋活血，疏通经络，调和气血，消散血肿，解除筋肉挛缩，拉开损伤之粘连，恢复关节的正常功能。如不懂推拿治疗，则不可乱用，特别是急性的严重损伤，应请医生诊治。

（3）可使用拔火罐，也可按医生意见进行理疗、体疗等。

（4）应在医生指导下进行药物治疗，以活血化瘀、通经止痛为主。

（5）逐步进行伤部的筋肉舒缩，和关节功能活动锻炼，但要循序渐进，以免重复受伤。

中医处方

伤筋初期肿痛剧烈时，宜散瘀止痛。可服云南白药（成药）、七厘散等。中期，宜舒筋活血。可服舒筋汤，舒筋活血汤等。后期，常兼夹风寒外邪、局部疼痛乏力，活动功能障碍，宜养血和络，祛风宣痹。常服小活络丹、补肾壮筋汤等。

伤筋常用药方（成药，药店有售，故略）

1. 消瘀止痛药膏

出典：《中医伤科学讲义·经验方》

处方：木瓜60克，栀子30克，大黄150克，蒲公英60克，地鳖虫30克，乳香30克，没药30克。制用法：共研细末，饴糖或凡士林调敷。

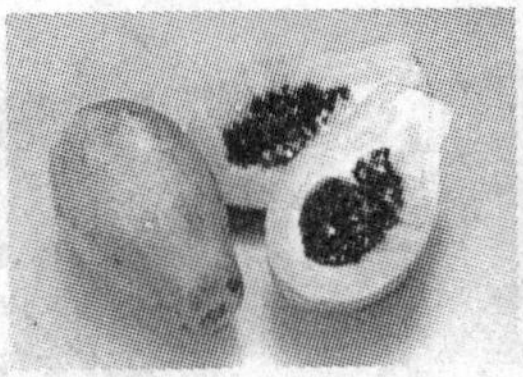
木瓜

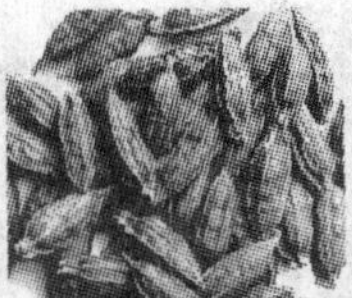
栀子

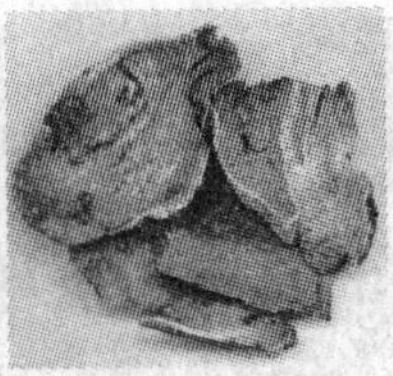
大黄

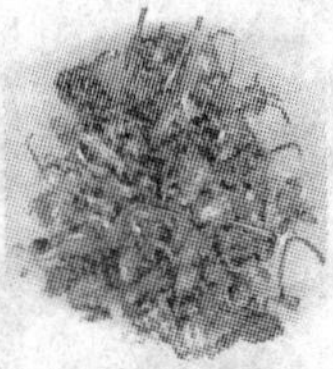
蒲公英

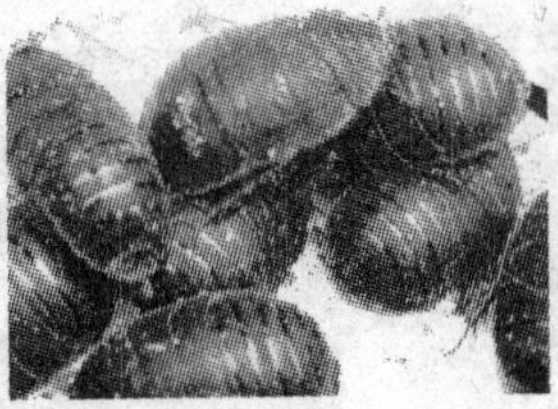
地鳖虫

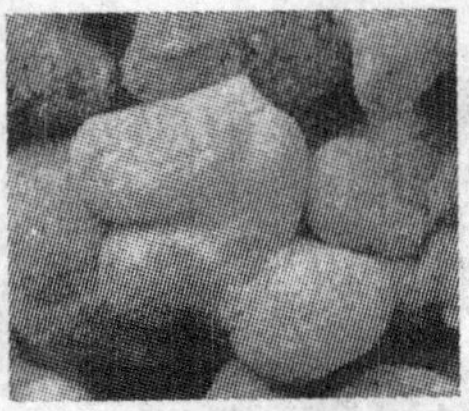
乳香

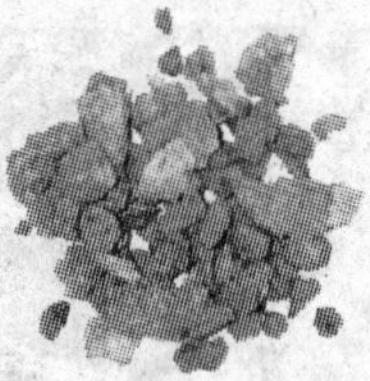
没药

2. 四黄散

出典：《证治准绳》。

处方：黄连 1 份，黄柏 3 份，大黄 3 份，黄芩 3 份。制用法：共研细末，以水蜜调敷或用凡士林调制成膏外敷。

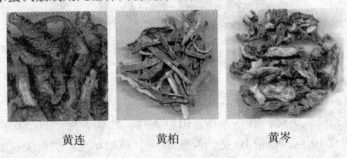

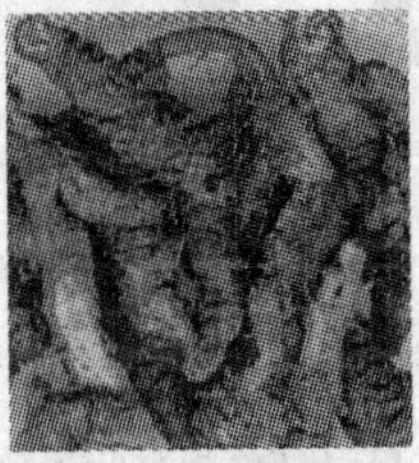
黄连

黄柏

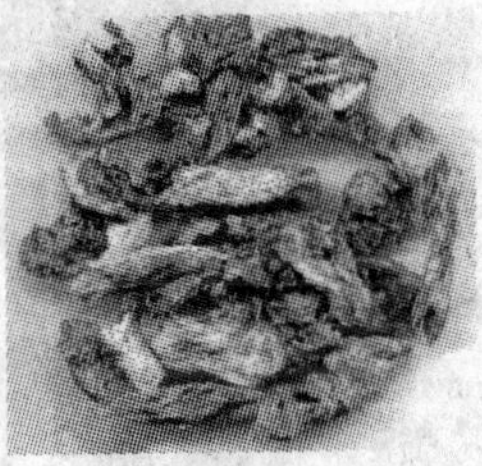
黄芩

3. 补肾壮筋汤

出典：《伤科补要》。

处方：熟地黄 12 克，当归 12 克，牛膝 10 克，山萸肉 12 克，茯苓 12 克，续断 12 克，杜仲 10 克，白芍 10 克，青皮 5 克，五加皮 10 克。制用法：水煎服，日一剂。

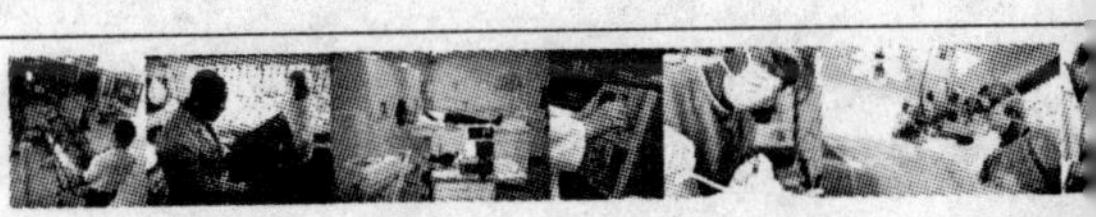

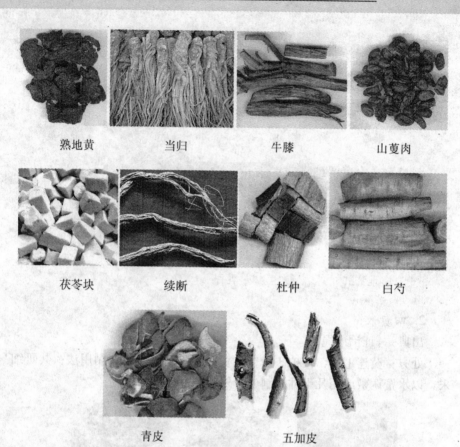

熟地黄

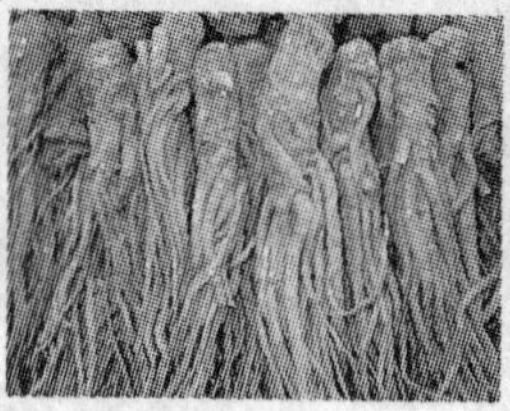
当归

牛膝

山萸肉

茯苓块

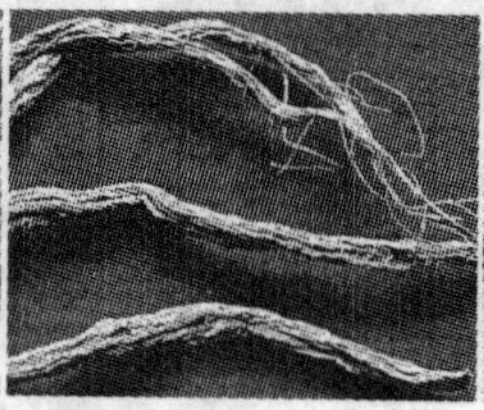
续断

杜仲

白芍

青皮

五加皮

4. 八仙消遥汤

出典：《医宗金鉴》。

处方：防风3克，荆芥3克，川芎3克，甘草3克，当归6克，苍术10克，丹皮10克，川椒10克，苦参15克，黄柏6克。制用法：煎水熏洗患处。

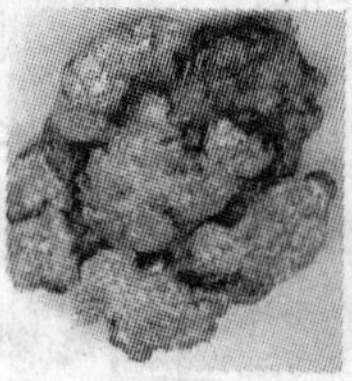
苍术

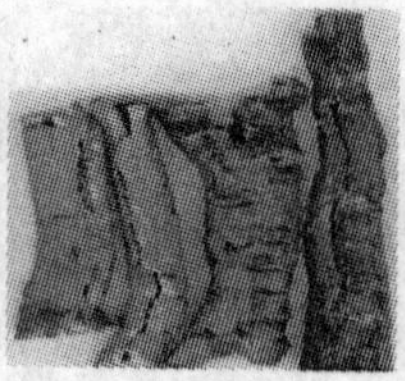
丹皮

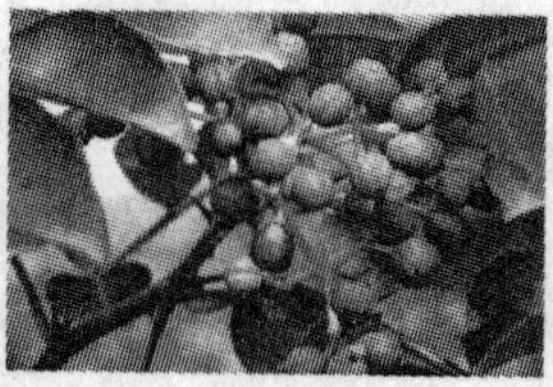
川椒

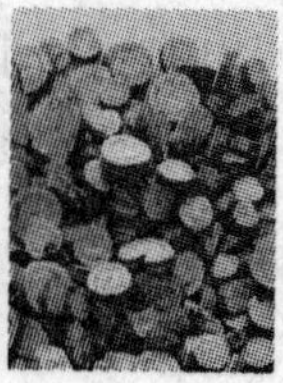
苦参

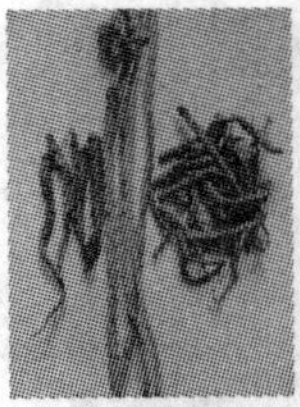
防风

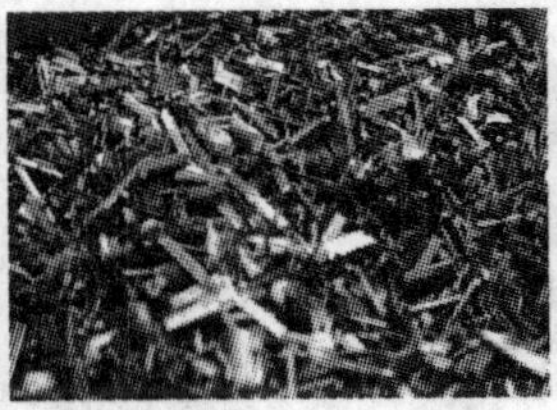
荆芥

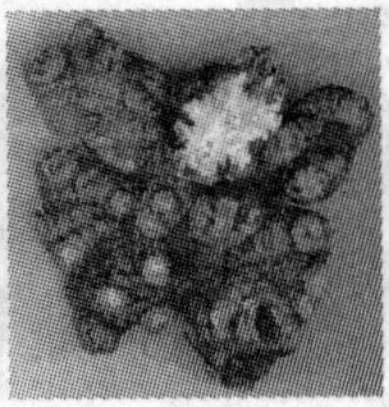
川芎

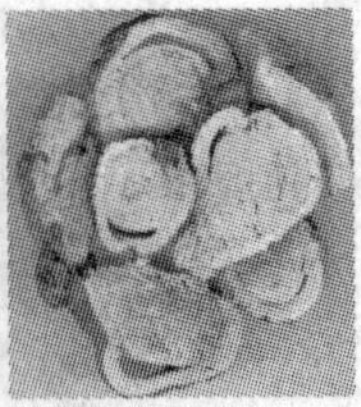
甘草

5. 海桐皮汤

出典：《医宗金鉴》

处方：海桐皮 6 克，透骨草 6 克，乳香 6 克，没药 6 克，当归 5 克，川椒 10 克，川芎 3 克，红花 3 克，威灵仙 3 克，甘草 3 克，防风 3 克，白芷 2 克。制用法：共为细末，布袋装，煎水熏洗患处。亦可内服。

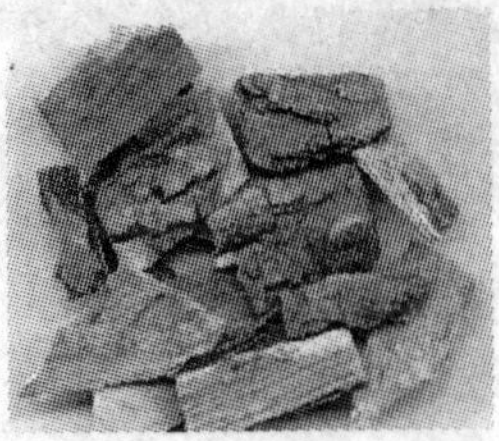
海桐皮

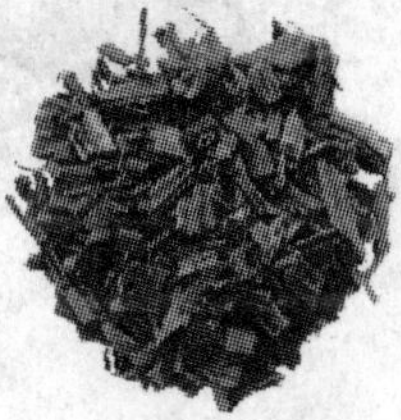
透骨草

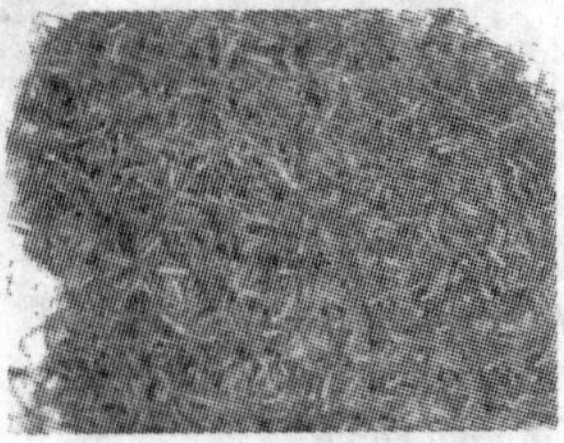
红花

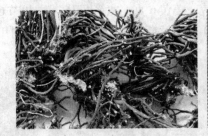

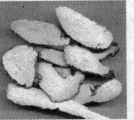

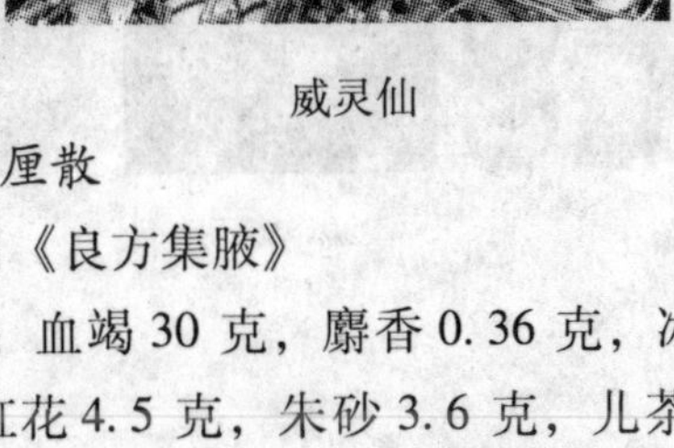
威灵仙

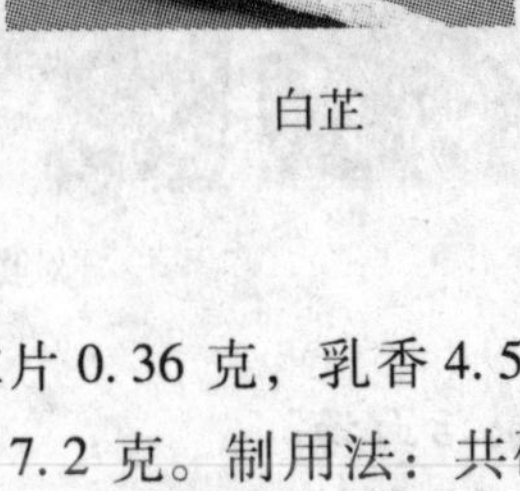
白芷

6. 七厘散

出典：《良方集腋》

处方：血竭 30 克，麝香 0.36 克，冰片 0.36 克，乳香 4.5 克，没药 4.5 克，红花 4.5 克，朱砂 3.6 克，儿茶 7.2 克。制用法：共研极细末，每服 0.2 克，日服 1 ~2 次，米酒调服或酒调敷患处。

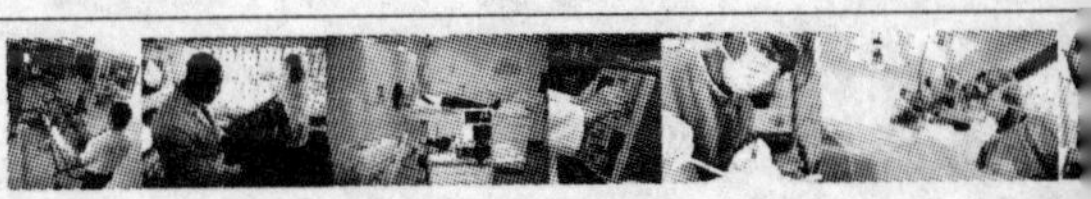

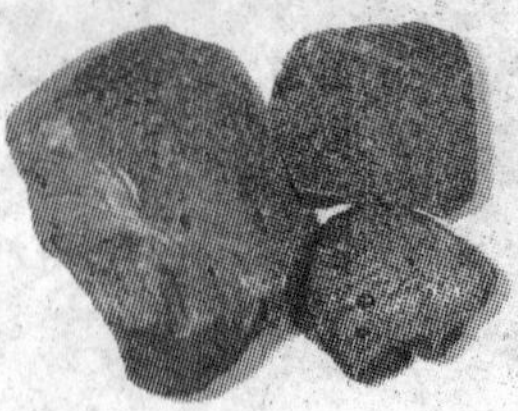

血竭

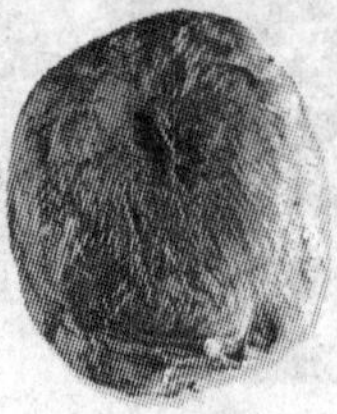

麝香

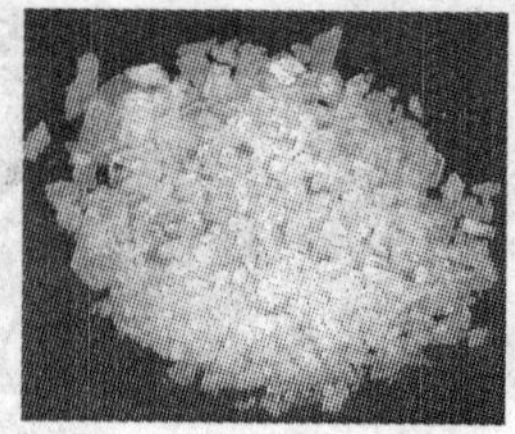

冰片

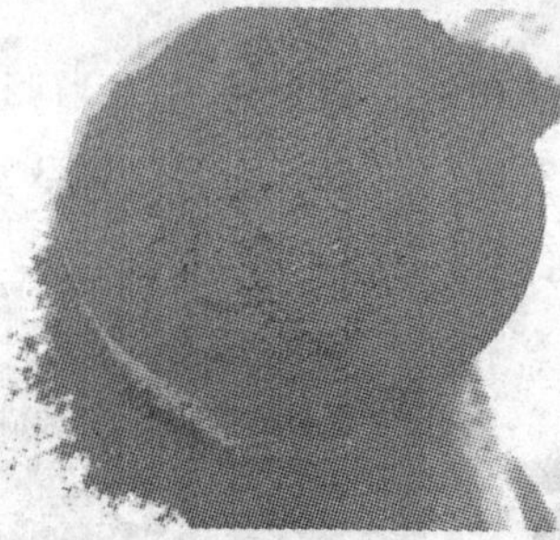

朱砂

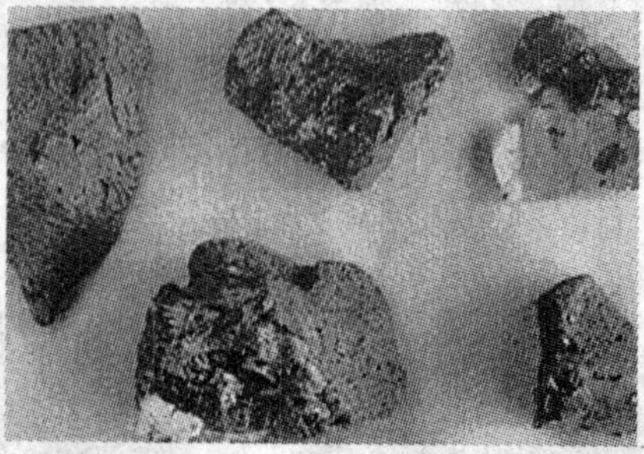

儿茶

7. 舒筋汤

出典：《外伤科学·经验方》。

处方：当归10克，白芍10克，姜黄6克，宽筋藤15克，松节6克，海桐皮12克，羌活10克，防风10克，续断10克，甘草6克。制用法：水煎服。

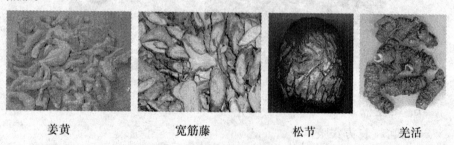

姜黄

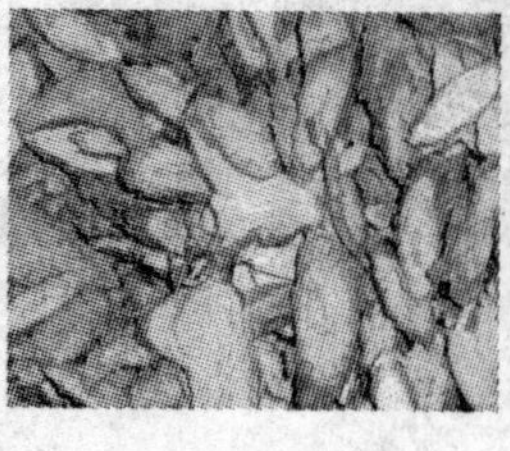

宽筋藤

松节

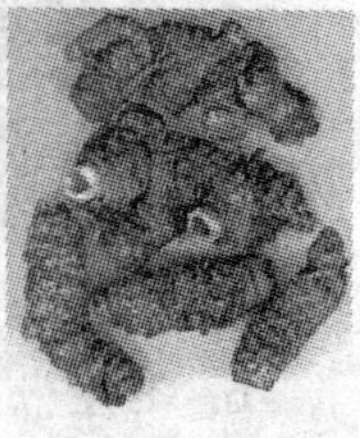

羌活

8. 舒筋活血汤

出典：《伤科补要》。

处方：羌活6克，防风9克，荆芥6克，独活9克，当归12克，续断

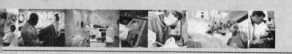

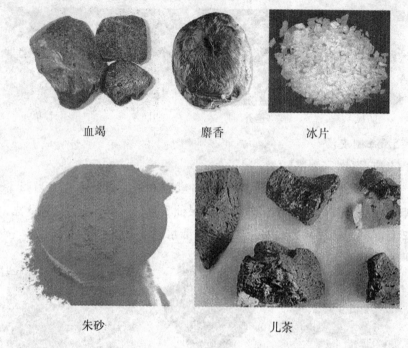

12 克，青皮 5 克，牛膝 9 克，五加皮 9 克，杜仲 9 克，红花 6 克，枳壳 6 克。制用法：水煎服。

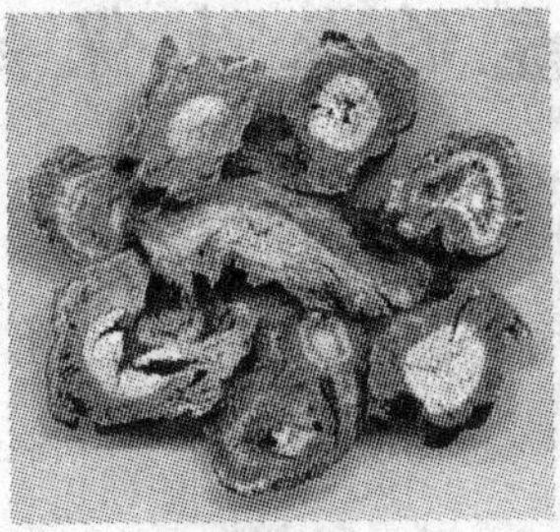

独活

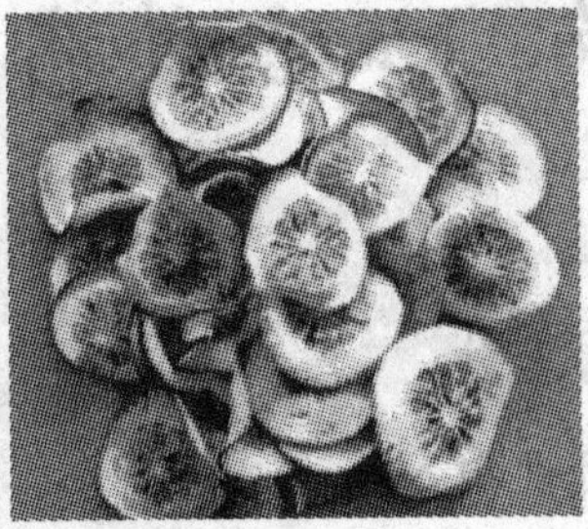

枳壳

预防措施

防止伤筋要注意几个问题：

（1）在做运动前要做充分的准备活动。

（2）加强体育锻炼，增强肌肉的力量和关节的稳定性。

（3）不宜做快速的体位改变。

（4）锻炼应循序渐进，不宜贸然行事，以防意外。

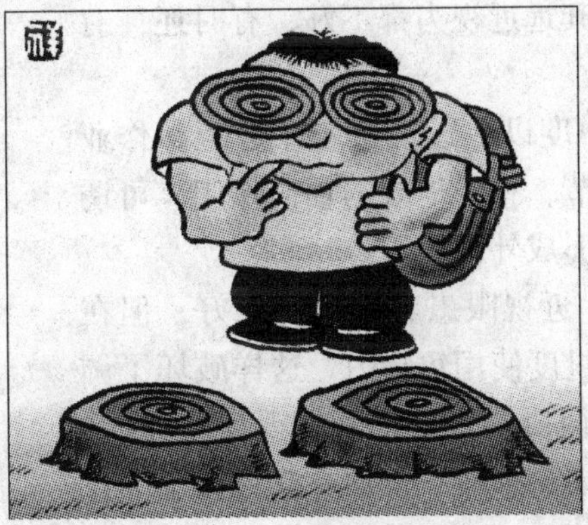

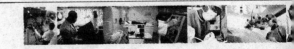

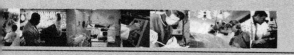

第二节　五官科病症的养生保健指导

一、眼科病

（一）近视眼

概述

近视（Myopia）是眼睛看不清远物、却看清近物的症状。在屈光静止的前提下，远处的物体不能在视网膜汇聚，而在视网膜之前形成焦点，因而造成视觉变形，导致远方的物体模糊不清。近视分屈光和轴性两类。其中屈光近视最为严重。屈光近视可达到600度以上，即高度近视。

症状表现

（1）视力减退 近视眼主要是远视力逐渐下降，视远物模糊不清，近视力正常，但高度近视常因屈光间质混浊和视网膜、脉络膜变性引起，其远近视力都不好，有时还伴有眼前黑影浮动。

（2）外斜视 中度以上近视患者在近距离作业时很少或不使用调节，相应地减弱辐揍作用，可诱发眼位向外偏斜，形成外斜视。

（3）视力疲劳 近视眼患者调节力很好，但在近距离工作时需要过度使用辐辏力，这样破坏了调节与辐揍之间的平衡协调，导致肌性视疲劳症状。其表现为眼胀、眼痛、头痛、视物有双影虚边等自觉症状。

（4）眼球突出 高度近视眼由于服轴增长，眼球变大，外观上呈现眼球向外突出的状态。

疾病病因——近视眼的形成

1. 用眼距离过近

据有关资料报道，青少年近视眼以长期用眼距离过近引起者为多见。

青少年眼睛的调节力很强，当书本与眼睛的距离达 7～10 厘米时仍能看清物体，但如果经常以此距离看书，写字就会使眼睛的调节异常紧张，从而可形成屈折性（调节性）近视，所谓的假性近视。如果长期调节过度，使睫状肌不能灵活伸缩，由于调节过度而引起辐辏作用加强，使眼外肌对眼球施加压力，眼内压增高，眼内组织充血，加上青少年眼球组织娇嫩，眼球壁受压渐渐延伸，眼球前后轴变长，超过了正常值就形成了轴性近视眼，所谓真性近视。正常阅读距离应是 30～35 厘米。

2. 用眼时间过长

有的青少年看书写字做作业，看电视等连续 3～4 小时不休息，甚至到深夜才睡觉休息，这样不仅影响身体健康，而且使眼睛负担过重，眼内外肌肉长时间处于紧张状态而得不到休息，久而久之，当看远处时，眼睛的肌肉不能放松而呈痉挛状态，这样看远处就感到模糊而形成近视。有的学生过了一个暑假视力就明显下降就是这个原因。一般主张连续看书写字或看电视 40～50 分钟就应休息片刻或向远处眺望一会儿。

3. 照明光线过强或过弱

如果光线太强，如阳光照射书面等，会引起强烈反射，刺激眼睛，使眼睛不适，难以看清字体，相反，光线过弱，书面照明不足，眼睛不能清晰地看清字体，头部就会向前，凑近书本，以上两种情况均能眼睛容易疲劳，眼睛的调节过度或痉挛而形成近视。

4. 在行车上或走路时看书

有的青少年充分利用时间，边走路边看书或在行走的车厢里看书，这样对眼睛很不利。因为车厢在震动，身体在摇动，眼睛和书本距离无法固定，加上照明条件不好，加重了眼睛的负担，经常如此就可能引起近视。

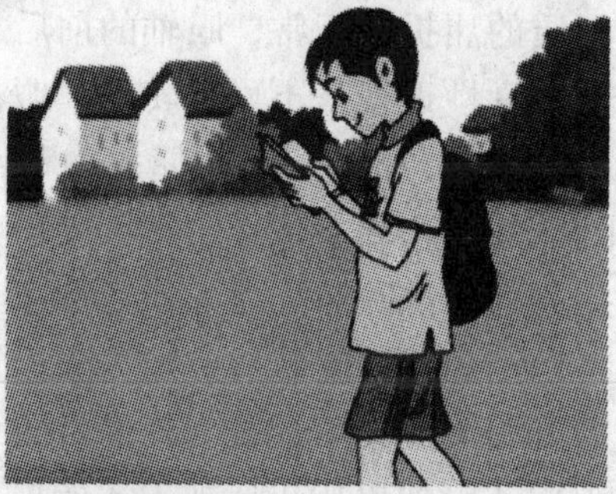

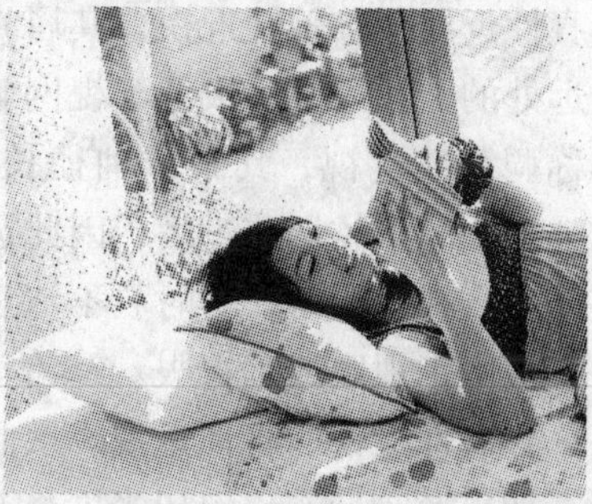

5. 躺着看书

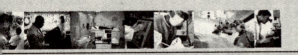

许多青少年喜欢躺在床上看书，这是一种坏习贯。因为人的眼睛应保持水平状态看书，使调节与集合（辐辏）取得一致，减少眼睛的疲劳。如果躺着看书，两眼不在水平状态，眼与书本距离远近不一致，两眼视线上下左右均不一致，书本上的照度不均匀，都会使眼的调节紧张而且容易把书本移近眼睛，这样可加重眼睛负担2～3倍，日久就形成近视。

6. 睡眠不足

当睡眠不足时，第二天精神不振，头昏脑胀，大脑没有充分休息，疲劳未能消除，加重眼睛负担，促使近视发生。睡眠不足是近视眼的形成原因中很重要的一条。

7. 课桌不符合要求，写字姿势不正确

若桌椅太低，使头前倾，脊柱弯曲，胸部受压，眼睛调节相对紧张。或桌椅过高，双脚悬空，下肢容易摆动，不能保持正确姿势，都能使眼睛发生疲劳，久而久之就容易发生近视。

8. 目前空间的射线的影响

经常看电视，尤其是信号不足，接收率不高的农村地区，没有共用天线，屏幕不清晰，雪花点也多，很易使眼肌疲劳，经常玩电子游戏机的同学更易损坏视力，商场出售的小霸王学习机，都能直接引起学生近视，当今电脑机算机是一门不可缺少的课程，过长操作引起眼的干燥和疲劳易引起近视，均需适当控制使用时间。

9. 角膜弯曲度或晶状体前后面的弯曲度变大

这种情况多为先天性改变，临床上较少见。

近视也有真假之分

真性近视也称轴性近视，其屈光间质的屈折力正常，眼轴的前后径延长，远处的光线入眼后成像于视网膜前。真性近视是不可逆转的。假性近视亦称调节性近视，其眼球轴径长度正常，但屈光间质的屈折力超出常度，一般为晶状体调节过度，因此远处的光线入眼后成像于视网膜前。一般可能出现视力异常，有时看不清远处物体。散瞳后近视的屈光度完全消失，表现为正视眼或远视眼。经治疗可以消失。用睫状肌麻痹性充分散瞳可以区别假性近视与真性近视。散瞳后无明显屈光度，视力提高者为假性近视；如果散瞳后有一定屈光度，必须用透镜加以矫正，视力才能提高者为真性近视。真性近视可以通过配眼镜、戴隐形眼镜和手术来治疗。假性近视可以通过穴位按摩、针灸，电刺激、理疗等方法来治疗恢复视力。

分类

（1）近视眼按近视程度分：轻度近视眼：小于300度，中度近视眼：300～600度，高度近视眼：大于600度。

（2）按病变性质分：单纯性近视眼：一般小于600度，病理性近视眼：进行性，伴有眼底改变。

（3）按屈光成分分：曲率性近视眼——由于角膜或晶状体表面弯曲度近强所致；屈光率性近视眼——由于屈光介质的屈光率过高所引起］轴性近视眼——是由眼球前后轴过度发展所致，大多数近视眼系轴性近视眼。

（4）动态屈光分：真性近视眼在静态屈光情况下仍为近视眼，绝大多数近视眼为真性近视眼，大部分近视其屈光在600度范围内。

治疗

1. 对假性近视眼的治疗

穴位按摩疗法，也就是眼保健操，它是根据造成近视眼的原因，综合针灸医学、经络、穴位按摩等方法设计而成的。主要是对晴明、攒竹、太阳、风池、四白等穴位进行按摩，通过按摩穴位，疏通经络，调和气血，使眼部调节痉挛和集合紧张得以缓解，达到治疗和预防近视之作用。

◆针灸疗法，是选用太阳、攒竹、承泣等穴位并配合风池，翳明等穴位进行针灸，每次选用1～2个主穴及配穴，每日一次，20～30天为一疗程。

◆电刺激疗法：选用以上穴位，连接电刺激治疗仪，进行间断或连续性电刺激，每日一次，每次10～15分钟。12次为一疗程。

◆扩瞳药物治疗：方法是用1%阿托品或2%后马托品眼液点眼，一日一次，连续三天。这类药物可使睫状肌麻痹，因而对假性近视有明显的治疗效果。

◆解痉药物治疗：目前有人主张用0.25%双星明眼液，每日滴眼一次，这类药物主要是使睫状肌痉挛放松，从而达到治疗近视的目的，但疗效较慢。

◆雾视法：又分为远雾视和近雾视两种。①近雾视法：是用+1.0～+1.5D的凸透镜，在看书写字时配戴，可减少看近的过度调节。②远雾视

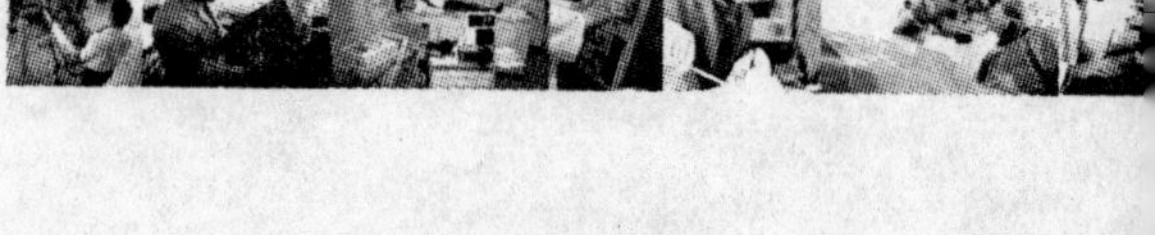

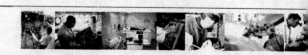

法：是用+3.0D的凸透镜注视远处，让眼调节充分放松。

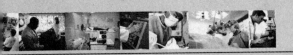

◆利用近视治疗仪中图像距离的远近变换，锻炼睫状肌的功能，以增强眼睛的调节机能。

◆其他还有理疗、如磁珠的耳穴压理，耳针、气功疗法等，这些方法主要是由于提高了视中枢及视神经细胞的兴奋性，近期内可有提高视力的作用。

2. 对真性近视的治疗

可采用手术治疗。截至目前为止，尽管近视眼治疗的非手术疗法很多，各种媒介也在不断宣传这些方法治疗近视眼的疗效，但确切的说，目前市场上作为商品的治疗近视眼仪器，大多效果都不可靠。专家们认为，配戴眼镜是治疗近视眼最好的方法，手术治疗是可供选择的另一种方法。除此之外，没有长期改变真性近视眼屈光状态的确疗法。

手术治近视误区

[误区1]：激光近视矫治手术人人适合

多数人都认为一旦眼睛近视了，等度数变高就可以去做准分子手术。这其实是一种认识误区。苏云主任表示，作为一种在最精密的器官上进行的精密手术，准分子激光近视手术其实有严格的适应条件。如果存在角膜过薄、患有眼底疾病、年龄过小（一般认为低于18岁）、近视还没有稳定甚至还在发展等情况，就不适合做准分子手术。

[误区2]：没达到1.5是医生手艺不好

很多近视患者在接受近视手术后抱怨医生“手艺不好”，没有让自己视力恢复到1.5。专家表示，每个人眼球条件不同，术后视力恢复水平也会有差异。临床上看，绝大多数近视患者接受手术后视力都能在1个月内恢复到1.2乃至1.4、1.5的良好水平，但也有极少数800度以上的患者术后视力只恢复到1.0，每年可能还有一两例患者只能恢复到0.8，这是与其眼球的生理问题相关。另外，从专业的因素分析，如果主刀医生故意不给矫正到1.5，那一定是有严格的医学考虑的。

[误区3]：激光手术后可能会反弹

准分子激光波长很短，不会产生热损伤，因此是目前矫正屈光不正最有效、很安全的方法。并且进行准分子激光近视手术前，医生需要对患者进行几十道细致的检查，慎重给出严谨科学的处方将其指令于准分子激光治疗仪，并在电脑控制追踪下进行手术。在飞秒激光近视矫正手术中，飞秒激光被用来切割角膜瓣，比传统的机械刀具切割更安全也更精准。而且在术后恢复时间方面，所需的时间也更短，也避开了角膜瓣因滑动、内嵌生长给病人造成的视觉偏差。因此，到专业、正规的眼科机构接受治疗，一般是有安全保证的。专家们表示，患者不必有“会不会反弹”的顾虑。

哪些人不宜戴隐形眼镜？

（1）过敏体质或曾患过敏性结膜炎者慎用；

（2）睑缘炎；

（3）严重干眼症；

（4）角膜上皮不健康者；

（5）经常接触有毒化学物工作者；

（6）严重沙眼；

（7）急性或明显的慢性结膜炎，分泌物较多者。应先治疗结膜炎，愈后再考虑配镜；

（8）合作能力低或自理能力差者应从严掌握；

（9）有严重神经衰弱者或不易接受者慎用。

配戴隐形眼镜需注意些什么？

（1）先仔细看说明书，严格掌握戴镜取镜的正确方法和要求。

（2）无论戴哪一种隐形眼镜，原则上都应每天摘下来按规定进行清洁消毒处理。

（3）睡觉时最好不戴眼镜，以便使角膜得到自然呼吸，减少并发症。

（4）取下镜片时动作要轻柔，勿将镜片捏成死榴，以防损坏镜片和角膜。

（5）戴镜后一旦发现眼磨疼、怕光、流泪、充血等应立即将镜片摘下来放在盒内暂时停戴，频点抗菌素眼药水，及时到医院就诊，同时将尚未清洗的镜片及镜盒带上，以便做必要的化验检查，根据化验结果选择更有效的治疗药物。

（6）暂时不用的镜片要清洁消毒后存放在装有全护理液或无菌生理盐水的镜盒中封闭保存，防止镜片污染和干燥，镜盒也应进行清洁处理。

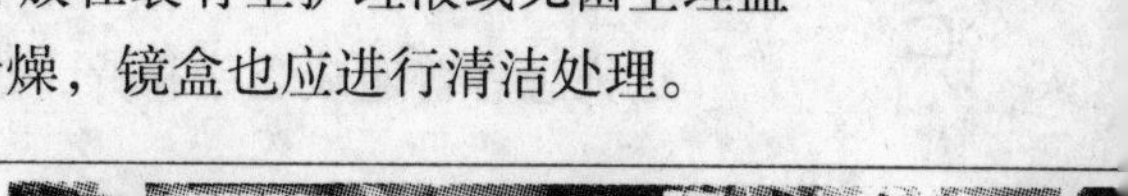

(7) 近年来已有抛弃型、频繁更换型长戴镜片；使用时间分别为1天、1周、1月抛弃，以减少感染问题，但仍需及时清洁消毒处理。

(8) 正常镜片在角膜表面应有0.5~1毫米的移动性，不引起视力波动和不适感。如果眼角膜周围环状发红有烧灼感，眨眼时更清晰，可能镜片过紧，应更换镜片。如果有镜片随瞬目动作瞬间变得模糊，然后又清晰的波动现象说明镜片太松，也应该更换。

近视发生的六大高危因素

(1) 性别：在学生中女性多于男性其比例为1∶0.8。其原因可能因女性发育较早，故女性近视停止也较男性早，但病理性近视患病率男女无差异。

(2) 年龄：对于后天性近视，随着年龄的增长，近视眼不断增加，单纯性近视多发生在10岁左右。

(3) 种族：汉族、大和民族、犹太人、阿拉伯民族比较常见；在我国，汉族患病率最高，其次为白族等，较少的有维吾尔族、哈萨克族等。

(4) 眼别：右眼似较左眼常见，也较左眼近视程度重。

(5) 地区差异：农村低于城市。

(6) 其他：照明不良；遗传；体格；全身疾病；中毒；眼部其他疾病。

近视者需要补充的营养物质

1. 蛋白质

就巩膜来说，它能成为眼球的坚韧外壳，就是由于含有多种必需氨基酸，构成很坚固的纤维组织。巩膜虽有一定的坚韧性，但在眼轴前后径部位仍比较弱。肉、鱼、蛋、奶等动物性食物不仅含有丰富的蛋白质，而且含有全部必需氨基酸。

2. 钙

钙是骨骼的主要构成成分，也是巩膜的主要构成成分。钙的含量较高对增强巩膜的坚韧性起主要作用。食物中牛骨、猪骨、羊骨等动物骨骼含钙丰富，且易被人体吸收利用。其他如乳类、豆类产品、虾皮、虾米、鸡蛋、油菜、小白菜、花生米、大枣等含钙量也较多。

3. 锌

近视患者普遍缺乏铬和锌，近视患者应多吃一些含锌较多的食物。食物中如黄豆、杏仁、紫菜、海带、黄鱼、奶粉、茶叶、肉类、肝类等含锌和铬较多，可适量增加。补锌最好服用蛋白锌，如新稀宝片。

4. 维生素

是人体必需的营养物质。虽然人体对它们的需求量很小，但它们在人体物质和能量代谢中起着极为重要的作用。用食疗方法治疗近视时，应适当多补充些维生素 A、B1、B2、C、及 E。富含维生素的食品有蛋、奶、肉、鱼、肝脏和新鲜的蔬菜、水果。

5. 叶黄素和玉米黄质

这两样是视网膜黄斑的主要成份。所以必补无疑。

近视眼的预防

一般青少年的近视眼，多数属于“假性近视”。由于用眼过度，调节紧张而引起的一种功能性近视。如果不及时进行解痉矫治日久后就发展成真性近视。

预防措施：必须从小培养良好的卫生习惯。

(1) 培养他们正确的写字、读书姿势，不要趴在桌子上或扭着身体。书本和眼睛应保持一市尺。学校课桌椅应适合学生身材。

(2) 看书写字看电视时间不宜过久，持续 1～1.5 小时后要有一个短时间的休息眼睛向远眺，做眼保健操。（现在的手持设备还有电脑的使用距离与读书写字差不多，所以也要注意使用时间）

(3) 写字读书要有适当的光线，光线最好从左边照射过来。不要在太暗或者太亮的光线下看书、写字，减轻学生负担，保证课间 10 分钟休息，减轻视力疲劳。

(4) 积极开展体育锻炼保证学生每天有一小时体育活动。

(5) 教导学生写字，不要过小过密，更不要写斜、草字。写字时间不要过长。

(6) 认真做好眼保健操。

(7) 看电视时要注意高度应与视线相平；眼与荧光屏的距离不应小于荧光屏对角线长度的 5 倍；看电视时室内应开一盏支光小的电灯，有利于保护视力。

(8) 应多吃些含维生素较丰富的食物各种蔬菜及动物的肝脏、蛋黄等。胡萝卜含维生素 B，对眼睛有好处；多吃动物的肝脏可以治疗夜盲。

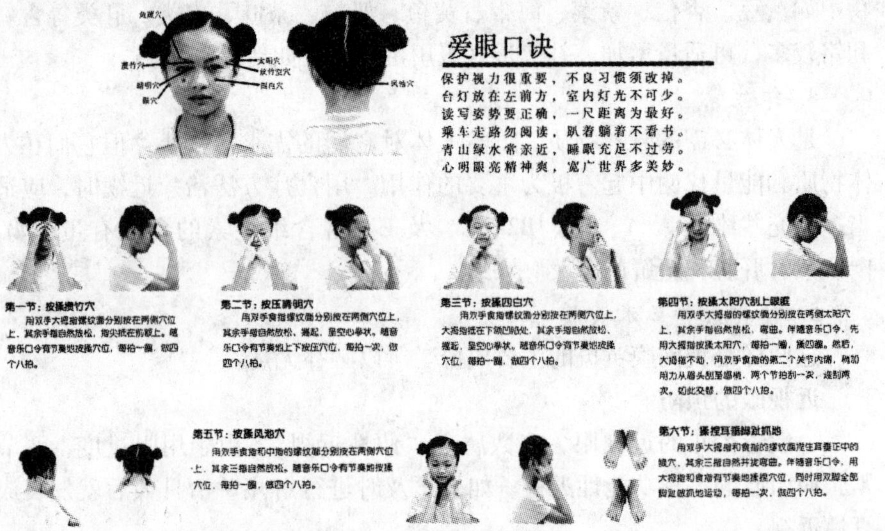

眼睛保健操

近视患者普遍缺乏铬和锌，近视患者应多吃一些含锌较多的食物。食物中如黄豆、杏仁、紫菜、海带、羊肉、黄鱼、奶粉、茶叶、肉类、牛肉、肝类等含锌和铬较多，可适量增加。补锌最好服用蛋白锌，如新稀宝片。

对近视要分档防治，抓早抓小。积极矫治和防止深度发展。如果已发生近视，要到医院去验光，配戴适宜的眼镜。假性近视可采用远雾视法、推拿操或晶体操以及物理疗法、药物等进行矫治。

眼睛保养的七种方法

(1) 切忌“目不转睛”，自行注意频密并完整的眨眼动作，经常眨眼可减少眼球暴露于空气中的时间，避免泪液蒸发。

(2) 不吹太久的空调，避免座位上有气流吹过，并在座位附近放置茶水，以增加周边的湿度。

(3) 多吃各种水果，特别是柑桔类水果，还应多吃绿色蔬菜、粮食、鱼和鸡蛋。多喝水对减轻眼睛干燥也有帮助。

(4) 保持良好的生活习惯，睡眠充足，不熬夜。

(5) 避免长时间连续操作电脑，注意中间休息，通常连续操作 1 小时，休息 5～10 分钟。休息时可以看远处或做眼保健操。

(6) 保持良好的工作姿势。保持一个最适当的姿势，使双眼平视或轻度向下注视荧光屏，这样可使颈部肌肉轻松，并使眼球暴露于空气中的面积减小到最低。

（7）调整荧光屏距离位置。建议距离为50～70厘米，而荧光屏应略低于眼水平位置10～20厘米，呈15～20度的下视角。因为角度及距离能降低对屈光的需求，减少眼球疲劳的几率。

（8）如果你本来泪水分泌较少，眼睛容易干涩，在电脑前就不适合使用隐形眼镜，要戴框架眼镜。在电脑前佩戴隐形眼镜的人，也最好使用透氧程度高的品种。

如果出现眼睛发红，有灼伤或有异物感，眼皮沉重，看东西模糊，甚至出现眼球胀痛或头痛，休息后仍无明显好转，那就需要上医院了。

（二）眼外伤

概述

眼外伤是由于机械性、物理性、化学性等因素直接作用于眼部，引起眼的结构和功能损害。

分类

（1）眼外伤通常分为机械性眼外伤和非机械性眼外伤两种。

机械性眼外伤常见的为锐器伤及钝器伤，包括眼球表面异物及眼擦伤、挫伤、裂伤等。非机械性眼外伤一般包括眼化学伤（包括酸、碱烧伤）、热烫伤（包括铁水、钢水烫伤），以及辐射性眼伤（离子放射线损伤）。

（2）化学性眼外伤在日常工作、生活中并不少见。在化学性眼外伤中，常见的化学致伤物种类繁多，不外乎腐蚀性致伤物，包括酸性致伤物、碱性致伤物、细胞毒素类物质，可因眼部组织和化学物质直接接触引起，也可通过皮肤、肺、消化道的全身吸收后而影响于眼、视路和视中枢所致。

（3）热烧伤可分为火烧伤和接触烧伤两大类。直接接触高热液体致伤称为烫伤。在临床上以火烧伤及烫伤多见。

（4）辐射能所致的眼外伤称辐射性眼外伤。辐射能可致眼部损伤有：赫兹波中的微波透热线、红外线、紫外线、X线、α射线、β射线、γ射线及中子、激光。辐射能可致眼睑、结膜、角膜、晶体、葡萄膜和视网膜的损害。

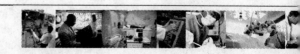

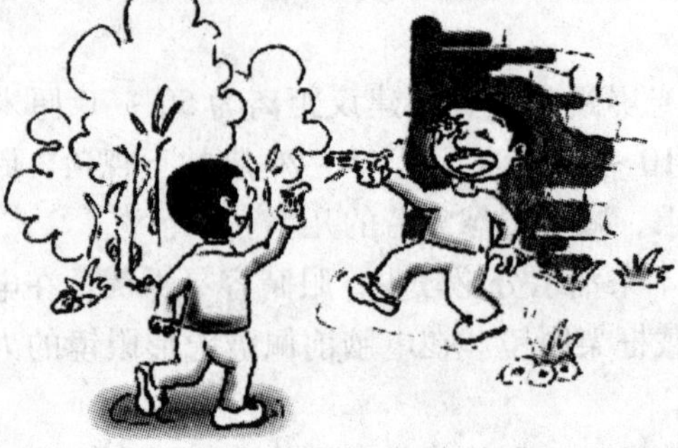

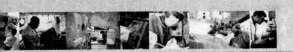

诊断检查

(1) 详询致伤原因，致伤物种类、方向、速度和距离，致伤时间。鉴别为机械性或非机械性外伤，如为机械性伤，则进一步分清眼球挫伤、眼球穿通伤或附属器伤，有无眼球内或眶内、眼睑内异物存留，如为非机械性伤，则应区分为物理性、化学性等。

(2) 必须注意全身情况，如休克、颅脑外伤、感染等。合并全身外伤者，应请有关科诊治。对局部检查必须轻巧，不可压迫眼球，必要时滴表面麻醉剂。如合并颅脑外伤时，未经神经科检查前不要散瞳。

(3) 检查眼球表面异物时，应特别注意角膜、睑板下沟及穹窿结膜。

(4) 对眼挫伤患者，应详查眼附属器及眼球前后各部。对眼球穿通伤患者，应详查伤口的大小、部位、深度，有无眼球内容物脱出、眼球运动障碍或异物存留，必要时绘图说明。热及化学烧伤应描述其范围和程度，磷烧伤时注意创面有无磷臭味，并应在暗处检查有无磷光。

(5) 检查每眼的视力及功能，除有明显眼球穿通伤外，应尽可能检查眼底，必要时散瞳检查。

(6) 凡疑有眼眶骨折或球内异物者，应做 X 线摄影、CT 或超声检查。发现有异物存留时，应行异物定位。

(7) 注意健眼视力、眼球前后各部情况，有无交感性眼炎。

治疗方案

眼外伤应作为急症处理。对眼部化学伤，应立即用清洁的水充分冲洗，然后再进一步详检。凡创口污染或创口较深者，应使用适量抗生素和注射破伤风抗毒素。

1. 眼部浅层损伤及表面异物处理

（1）对眼球表面异物，可先冲洗结膜囊。如异物仍未去除，应在表面麻醉下用无菌操作方法取除，取时尽量勿伤周围及深部组织，滴入的荧光素等必须无菌，严防绿脓杆菌等污染。角膜深层异物，应作好内眼手术准备，必要时可由前层取出。多发性异物，原则上应分期将突出表面的挑出。

（2）对眼睑或结膜撕裂伤，要彻底清洁，细致缝合，尽量保存皮肤和组织，不可随便切除。术后第5天拆线。

（3）术后结膜囊内涂抗生素眼膏或磺胺眼膏，包盖伤眼，必要时包盖双眼。

（4）疑有感染者，应予抗感染治疗。

2. 眼挫伤处理

（1）伤情重者卧床休息，进半流食。

（2）包扎伤眼。

（3）眼睑结膜裂伤及角膜浅层擦伤处理同眼部浅层损伤，眼睑皮下出血初期冷敷，48h改湿热敷。

（4）泪小管断裂伤，对内眦部眼睑撕裂伤，应注意泪小管，如有断裂，须及时修复。

（5）前房出血，半卧位休息，可内服云南白药或维生素C、安络血等止血药内服或肌肉注射。有眼压升高或大片血凝块时，应使用降眼压药，必要时作前房穿刺及冲洗。

（6）虹膜离断时可滴散瞳剂，范围太宽或有单眼复视时，可行手术治疗（虹膜根部缝合术）。

（7）晶体脱位分：①晶体部分脱位：如无明显症状，可不处理；如复视严重，无法解除，可考虑择期行摘除术。②晶体全脱位：前脱位，应手术摘除。后脱位，脱入到玻璃体内，可行玻璃体手术。

（8）外伤性青光眼有①由于前房出血及晶体破裂或脱位引起者，行病因治疗。②挫伤性青光眼可先行药物治疗，口服降眼压药和应用可的松等消除虹膜和睫状体外伤性炎性反应；若反应消退后眼压仍不下降（一般3~6个月），可先考虑减压手术或激光治疗。

（9）外伤性低眼压可散瞳及皮质类固醇治疗，如有器质性损伤，针对

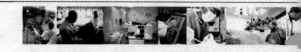

损伤情况手术，如睫状体分离缝合术。

(10) 眼底及玻璃体出血，应卧床休息，注意眼压，早期应用止血剂。长期不吸收，可考虑行玻璃体手术。

(11) 视网膜震荡，应滴散瞳剂，卧床休息，应用维生素 B1、B12、C，皮质类固醇等。

(12) 视网膜脱离，考虑手术治疗；如系玻璃体内机化物的牵引所致，可行玻璃体切割术及巩膜环扎术。

(13) 眼眶挤压综合征，如①合并颅底骨折、脑脊髓液鼻漏者，或合并全身挤压伤者，应请有关科会诊，先抢救患者生命，并防止由鼻窦或创口导入感染。②注意有无眶壁骨折，如经 X 线摄片、CT 或 B 超证明有眶骨骨折碎片或血肿压迫视神经而使视力锐降者，可酌情采取药物治疗或施行视神经减压手术。③对无明显骨折，而以眼眶组织水肿及眼底缺血病变为主者，早期行脱水及皮质类固醇治疗，并用血管扩张剂和神经营养药物。

(14) 眼眶骨折，应请耳鼻喉科、颌面外科及神经外科共同处理。有眼睑皮下气肿时，前筛窦受伤，可用绷带加压包扎。

3. 眼球穿通伤处理

(1) 急症手术，详查创口，如有异物嵌顿，立即取出；如有虹膜脱出，时间短、创口小而清洁者，可经稀释的抗生素液冲洗后还纳，否则应将脱出部稍拉出后剪除。如有睫状体和脉络膜组织脱出，应经抗生素液冲洗后送回。

(2) 角膜创口小于 3mm 且无眼内容物嵌顿者，可不缝合；创口大者，应直接缝合。位于睫状体区以后的巩膜创口缝合后，为预防视网膜脱离，须在创口周围行凝固术或预防性巩膜外加压术。

(3) 外伤性白内障①抗生素预防感染，滴散瞳剂，预防虹膜粘连，滴皮质类固醇液减轻炎症反应。②晶体局限性混浊，无并发症，可暂不手术；如果全部混浊，可作白内障手术。③皮质大量脱出，应早期手术，作角膜缘切口将晶体摘除。

(4) 眼球壁有较长裂伤和眼球破裂，应作伤口缝合术。眼压过低者可向玻璃体腔内注入消毒空气或粘稠剂。不提倡初期眼球摘除术。伤后无光感和预防交感性眼炎（发生率约 0.2%），不应成为初期眼球摘除的理由。

若眼球已无法修复，可考虑作眼球摘除。

(5) 复杂眼球穿通伤通常以采取二次手术为宜。初期伤口修复，应以恢复眼球完整性为主要目的。对各种并发症的处理可考虑行二期手术，如感染性眼内炎、脉络膜大出血、晶体破裂或脱入前房、球内铜质或铁质异物、视网膜破孔、视网膜脱离（直接损伤或牵拉性）、玻璃体出血等。根据病情，二期手术宜在伤后1~2周进行。在初期缝合后，应行眼部超声检查和视觉电生理检查，为再次手术作准备。

(6) 局部和全身应用抗生素及皮质类固醇。

4. 眼球内异物处理

(1) 眼球内异物应尽早取出。

(2) 磁性异物应根据X线片或CT定位，可选择巩膜外磁铁吸出或玻璃体手术摘除。后者适用于眼后节及后球壁异物、非磁性异物，同时可处理玻璃体、视网膜并发症。

(3) 如属铜质异物，在前房角或虹膜表面者可由角巩缘切口用镊子挟出；嵌在虹膜中者，可用镊子挟出或连同虹膜一起切除；在晶状体内者，可连同作白内障囊内摘除术；在玻璃体内者，在手术显微镜下作玻璃体手术取出。

(4) 眼球内玻璃异物，应用玻璃体手术取出。如果异物已嵌入眼球壁机化包裹或异物性质不活泼，无并发症，应权衡利弊，不勉强取出。

5. 交感性眼炎处理

(1) 用1%阿托品滴眼散瞳，3/d。

(2) 全身及局部用大量皮质类固醇药物，如强的松或地塞米松等。

(3) 全身或局部应用抗生素；口服消炎痛。

(4) 发病后摘除诱发眼，并不能缓解病情，已不提倡作伤眼的摘除术。

6. 眼部热烧伤处理

(1) 较重者应卧床休息进半流食或普食，全身抗休克及抗感染。

(2) 局部处理：①防止感染，滴抗生素液及涂抗生素眼膏。②清理创面：眼睑有坏死时，应进行中厚皮片游离植皮。角膜表面坏死，可用湿棉签轻轻拭除。戴软性角膜接触镜遮盖全角膜。角膜有穿孔时，可作结膜遮盖或角膜移植术。球结膜大片坏死，可以切除，行粘膜移植术或球结膜移植。③散瞳：用1% ~4%阿托品液滴眼，4 ~5/d。④抑制炎症反应和角膜血管新生：滴0.5%可的松溶液等。⑤疼痛时可滴0.5%地卡因或口服镇痛剂。⑥结膜下注射维生素C，口服维生素AD、B1、C。⑦防止睑球粘连：结膜囊内涂抗生素眼膏，每日用玻璃棒分离。创面大者可用塑料胶隔膜嵌入结膜囊内，或用鸡蛋膜、粘膜等覆盖创面。⑧自血疗法：用患者全血或血清滴眼，4 ~6/d或结膜下注射，每日或隔日一次。⑨眼睑畸形或睑球粘连等晚期病变，按整形手术处理。角膜白斑可行角膜移植术。

7. 眼部化学伤处理

（1）立即用大量水不断冲洗，然后用生理盐水或中和液冲洗（酸性伤用2% ~4%碳酸氢钠液，碱性伤用3%硼酸水，至少冲洗15min）。彻底除去残留于睑结膜、上下穹窿结膜、半月皱襞及角膜上的化学颗粒。

（2）石灰烧伤应争取在24h内用0.37%依地酸二钠溶液充分冲洗，然后用0.5% ~2.5%依地酸二钠溶液滴眼，l/h。

（3）碱性烧伤可用维生素C50 ~100mg，加适量2%普鲁卡因溶液作结膜下注射，每次lml，可反复注射。

（4）严重碱性烧伤，于伤后4 ~8h内放射状切开球结膜，作结膜下冲洗，或按热烧伤清理创面，亦可作前房穿刺。

（5）磷烧伤大量流水冲洗，并在暗处仔细检查有无磷块残存。皮肤创面可涂5%硫酸铜溶液，结膜囊滴0.5% ~1%硫酸铜溶液，亦可使用2%碳酸氢钠溶液湿敷。禁用软膏和油剂，以免促进磷的溶解和吸收。

（6）伤后疼痛较剧者，局部可滴0.5%地卡因。

（7）其他治疗参照烧伤。

8. 电光性眼炎及雪盲处理

（1）涂0.5%地卡因眼膏或滴人乳。

（2）滴抗生素溶液或涂抗生素眼膏预防感染。亦可酌情加用皮质类固醇眼药水。

（3）必要时戴有色眼镜。

眼外伤家庭急救

发生眼外伤后，伤员本人及救助者首先要判明受伤的部位、性质和程度，然后根据不同的情况给予相应的处理。

颜面部由于受到钝性打击，仅引起眼眶周围软组织肿胀而无破口的，因眼眶周围组织血管分布丰富，皮下出血后往往肿起大块青紫，故受伤后切不可按揉或热敷以免加重皮下血肿。而应立即冰袋或凉手巾进行局部冷敷，以期消肿止痛。24 小时后可改为热敷，以促进局部瘀血的吸收。

凡是仅为眼外部皮肤破裂而眼球无损伤者，必须注意保持创面清洁，不可用脏手或不洁的布块擦捂伤口，以免引起感染累及眼球而影响视力。用干净的敷料包扎后，尽快送往医院眼科进行清创缝合，减少日后流下较大疤痕的机会。

如果眼球受到钝性撞击或擦伤后，伤员可出现眼内异物感、畏光、流泪、若损伤角膜还会出现剧痛。此时，如有氯霉素眼药水，可用来点眼以预防感染。而后用干净的纱布或手绢遮盖眼睛后去医院治疗。

若是眼部受伤时，有异物直接刺入或划过眼球，导致眼球破裂，伤员自觉有一股“热泪”涌出，随即视物不清并伴有疼痛。此时救助者要让伤员立即躺下，严禁用水冲洗伤眼或涂抹任何药物，只需在伤眼上加盖清洁的敷料，用绷带轻轻缠绕包扎即可，严禁加压。包扎的目的仅在于限制眼部活动和摩擦加重的损伤、并减少光亮对伤眼的刺激。所有眼部外伤均需双眼包扎，以免健眼活动带动伤眼转动而造成摩擦，使伤情加重。然后迅速将伤员送注医院抢救，不得耽误片刻，尽管有时仅为一眼，若得不到及时的治疗处理，另一眼也将会受到影响而失明。

有时小孩手握竹筷或铅笔奔跑不慎跌倒，竹筷或铅笔扎入眼内，造成眼球贯通伤，对于插入眼球里的异物原则上不应将其硬行拉出。有的伤口会有一团黑色的虹膜或胶胨状的玻璃体等眼内容物冒出，此时绝不可将其推回眼内，以免造成感染，只需让患儿躺下，在伤眼上加盖清洁敷料后即可抬送医院抢救。途中劝阻患儿哭闹，尽量减少颠簸以减少眼内容物的涌出。

眼外伤急救的对与错

眼外伤的致伤原因很多，处理也不尽相同，同时，人们在眼睛受伤后的一些下意识举动往往是错误的，会加重病情。下面就按致伤的原因分别从正反两方面叙述一下应急的处理方法。

1. 机械性眼外伤

挫伤拳头、石块及球类打击、跌撞、交通事故是眼挫伤的常见原因。眼眶周围组织血管分布丰富，颜面部由于受到钝性打击，易造成皮下出血而出现青紫肿块。此外，钝力在眼球和球壁的传递也会引起多处间接损伤，引起眼内出血，眼眶骨折，角膜、巩膜破裂，视网膜脱落等。

[常见错误]：马上热敷。如果是一般的眼睑淤血或出血，受伤后切不可按揉或热敷，以免加重皮下血肿。

[正确做法]：眼挫伤后应先行冷敷，每天3~4次；出血停止后48小时开始热敷，每天3~4次，每次15分钟。若出血的眼角有气肿，切忌擤鼻涕。如果发现患眼内有出血，或采取上述措施后疼痛不减轻、视力下降，就应该及时到医院进行全面的检查。

2. 眼球穿通伤

穿通伤大多由于儿童放鞭炮，以及刀剪、弹弓、玻璃等直接刺伤引起。可造成眼内组织损伤甚至脱出。特别是一些异物造成的角膜穿通伤，将大量细菌带入眼内，会发生眼内炎、全眼球炎甚至颅内感染，危及生命。发生这类损伤应立即送往医院。由于穿通伤常有眼内容物脱出的情况，此时，很容易出现一些急救误区。

[常见错误]：把内容物送回眼眶，或者用水冲洗。这两种方法都是不可行的，只会加重损伤或引起感染。

[正确做法]：应用大小合适的盖子，经开水等消毒后，盖住脱出的伤眼并包扎，迅速送医院急诊。同时伤员应尽量避免颠簸及低头动作，防止眼内容物进一步脱出。

3. 异物伤

异物伤眼异物伤也很常见。异物入眼后，伤眼有异物感、疼痛、畏光、流泪、视力下降、结膜充血等，严重的可有角膜穿孔。

[常见错误]：用手揉搓。这样会加重损伤。

[正确做法]：用消毒的棉签浸生理盐水轻轻地搽去异物，然后点抗生素眼药水。若异物较深不能除去，则应请眼科医生进行治疗。

4. 眼部化学伤

化学伤由化学物品的溶液或气体接触眼部所致。可分为酸性和碱性损伤两类。碱性损伤常由氢氧化钠、生石灰、氨水等引起，由于碱能溶解脂肪和蛋白质，使化学物质很快浸入深层眼内，后果较酸性烧伤严重。

[常见错误]：捂住双眼，用手揉搓。

[正确做法]：无论酸、碱伤都应争分夺秒地现场冲洗眼部，用大量的

清水或其他水源反复冲洗。有条件的，酸性烧伤用3%的小苏打水冲洗，碱性烧伤用3%的硼酸水冲洗。冲洗的时候应翻开眼睑，转动眼球，至少冲洗30分钟。也可将伤员头部泡入盆中，反复睁眼、闭眼，将异物洗净。冲洗后及时送往医疗单位。

以上是处理眼外伤的几种常见错误以及正确方法。总的来说，大家应该首先强化保护眼睛的观念，同时，学习眼保护和急救的基本知识。在发生眼外伤时应沉着冷静，运用学到的急救知识自救，并及时到有条件的眼科医院进行全面检查和正规的处理，减少感染和致盲等并发症。

（三）斜视

概述

斜视是指两眼不能同时注视目标，属眼外肌疾病。可分为共同性斜视和麻痹性斜视两大类。前者以眼位偏向颞侧，眼球无运动障碍，无复视为主要临床特征；麻痹性斜视则有眼球运动受限、复视，并伴眩晕、恶心、步态不稳等全身症状。斜视病因复杂，现代西医学除针对病因及手术治疗，对病因不明者，尚无理想方法。

主要症状

儿童轻度的内、外隐斜视不会引起眼睛不舒服，斜度高的才有眼睛不适垂直性隐斜视有较明显的眼睛不舒服，旋转性隐斜视引起眼睛及全身不适症状很明显。隐斜视的症状也与全身健康情况、精神状态等因素有关。隐斜视常出现以下症状：

（1）久视之后常出现头疼、眼酸疼、畏光，这是由于持续使用神经肌肉的储备力而引起眼肌疲劳。

（2）阅读时出现字迹模糊不清或重叠、串行，有时可出现间歇性复视，间歇性斜视，如果用单眼看反而觉得清晰、省力等，甚至发生双眼视觉紊乱。

（3）立体感觉差，不能精确地判定空间物体的位置和距离。隐斜视还可出现神经放射性症状，如恶心、呕吐、失眠、结膜和睑缘充血等症状

分类

1. 隐斜视

眼球仅有偏斜趋向，但能被大脑融合机能所控制，使斜视不出现，并保持双眼单视。这种潜在性眼位偏斜，称为隐斜视。绝对正位眼很少，约

占10%，90%的人有隐斜，多为轻度水平性隐斜而无症状。根据眼位元潜在性偏斜方向分为：内隐斜、外隐斜、垂直性隐斜和旋转性隐斜。其中内隐斜和外隐斜（两者亦称为水平性隐斜）在临床上最为常见，垂直性隐斜和旋转性隐斜少见。其病因可能与解剖异常、屈光不正或神经源性因素有关。临床上主要表现为视力疲劳。

2. 共同性斜视

包括共同性内斜视、共同性外斜视、恒定性外斜视和继发性外斜视。

3. 非共同性斜视

包括麻痹性斜视和特殊类型斜视。

诊断斜视常常需要以下检查

（1）眼外观检查　注意眼位偏斜的方向和程度，睑裂是否等大，颜面是否对称，有无内眦赘皮、解剖异常造成的假性斜视，有无代偿性头位。

（2）视力检查及屈光检查　详细检查患者的远、近视力及矫正视力。对于高度近视和散光者，以及青少年患者，必须用1%阿托品扩瞳，在调节麻痹后进行屈光检查。

（3）遮盖试验　相对而坐，距离为1/2米，取一宽5厘米，长15厘米之硬纸板作为遮盖板，分别检查注视33厘米和5米以外的目标时的眼位情况。遮盖的方法有两种：一种是检查时总有一只眼被遮盖的单眼遮盖法，又称交替遮盖法或连续遮盖法；另一种是检查时先遮一只眼，然后去掉遮盖板观察两眼能否同时向前注视一目标及眼球复位速度，这种方法可称为遮与不遮法。遮盖试验可以简单而又确切地对斜视进行定性。

（4）检查眼球的运动　观察6个主要运动方向，以确定每条眼肌的功能有无异常。

（5）斜视角检查法　斜视角分为主斜角（第一斜视角）和副斜角（第二斜视角）。健眼固视时，斜眼偏斜的角度称为主斜角；当斜眼固视时，健眼偏斜的角度称为副斜角。测量主、副斜角可以协助斜视的诊断，临床上常用的测量斜视角的方法有以下几种：

①角膜反光点位置测定法　可以粗略估计斜视度。检查者与患者对坐，在病人面前33厘米处，持一去掉灯罩的电筒，将灯光照在患者的角膜表面，注意角膜上光点的位置。如两眼位置正常，则光反射必位于两眼角膜的中心，斜视度为0°；如一侧映光点在角膜中央，另一侧映光点偏向角

膜鼻侧为外斜视，如偏向角膜颞侧为内斜视。自瞳孔中心至角膜缘连线分成三等分。每份约15°，可根据映光点的位置估计斜视度。

②同视机检查法　将患者的头额固定，在调整好高低及瞳孔距后，在两眼前各加同时知觉片，健眼镜筒放于“0”位置，然后转动偏斜眼镜筒，使两眼画片重合，此时镜筒所指数即为主觉斜视角。如果交替开关两个镜筒的光源，并移动镜筒至其反光点位于角膜中央，两眼不移动时，此时的度数为他觉斜视角。

③三棱镜配合遮眼法　是一种比较准确的斜度测定法。当遮盖注视眼时，斜视眼就朝着注视目标的方向移动。如果在斜视眼前放上度数逐渐增加的三棱镜，那么该眼的复位移动就不再产生，则用以消除复位移动的三棱镜度数就代表了该眼的斜视程度。

此外，还有斜视计测量斜视角法，马氏杆加三棱镜检查法、视野计测量法等。

通过以上各项检查，对斜视眼的诊断基本上也可以确立了。

治疗

1. 依据程度采用的治疗方法

（1）对于无症状的隐斜视，因儿童的融合和辐辏能力较强可不作任何治疗，但有的患隐斜儿童近距离工作后有眼胀、眼眶酸痛、头痛等视疲劳症状，可适当治疗。内隐斜要散瞳、验光，远视者配合适眼镜，外隐斜可作辐辏训练以加强双眼内转肌的力量克服外隐斜，若效果不佳，还可配戴三棱眼镜，对看近大于10°（20Δ）的外隐斜，可考虑手术治疗。

（2）间歇性内斜视多为远视，一旦发现应散瞳验光配足量远视眼镜矫正，戴镜后多能使间歇性内斜完全正位。

（3）间歇性外斜视的儿童应作斜视度及同视机检查了解其双眼视功能情况，在双眼视功能未丢失以前尽早手术治疗。如双眼视功能丧失，7岁前手术矫正仍有恢复正常的可能。如斜视度数很小，可以戴负镜及辐辏训练，但只能减轻症状，不易治愈。

对于显性斜视除了调节性内斜视外，多需早期手术治疗。

2. 依据病因采用的治疗方法

（1）共同性斜视中先天性内斜视虽与眼的调节无关，但对双眼视功能发育影响很大，最好的治疗是在2岁视功能发育初期做手术矫正。2～3岁以后发生的内斜多与远视眼引起的调节辐辏过度有关，这种斜视要充分散瞳后验光，有远视者配足量眼镜，坚持戴镜3~6月使斜视矫正或部分矫正后，再对于残存的内斜手术治疗。戴镜后内斜无改变的，只有手术治疗。斜视完全矫正的继续戴镜，若远视度数很高，也可通过手术矫正斜视而降低戴镜度数。

（2）对于显性外斜视者，排除明显的屈光不正后治疗原则也是早期手术。若视力不良也需充分散瞳、验光，若外斜是经常不用调节引起的应配戴合适的近视眼镜，外斜有可能获得矫正。如果是远视合并弱视，应按矫最好的视力较低度数配镜，并作弱视训练，如仍存在外斜者，则需手术治疗。

（3）麻痹性斜视多由先天发育异常、产伤和出生后数月内患病引起，应首先寻找病因，并请耳鼻喉科、神经内科、脑外科、小儿科等会诊，排除眼周鼻窦、脑神经和颅内肿瘤等疾病，准确地诊断原发病，防止延误治疗时机。治疗麻痹斜视除针对病因治疗同时可予口服和肌注维生素B1、B12、肌苷、辅酶A、ATP等。还可作针灸、理疗促进麻痹肌的恢复。治疗半年后不能恢复，可考虑手术治疗。但儿童麻痹性斜视多为先天性，仍以手术治疗为主，因为先天性麻痹性斜视形成弱视机会不多，单视功能往往因为代偿头位而保持；即使双眼单视功能不健全或丧失，只要手术时间早，手术作的合适，眼位得以矫正，代偿头位很快全消失，双眼视功能也会很快恢复，达到功能性治愈目的。

斜视的预防

据临床观察，引发儿童出现看电视时歪头性斜视的主要眼病是单眼性内斜，即注视眼固定于一侧，多因两眼视力相差悬殊，经常用视力较好的眼注视，视力差的眼则沦为内斜。

预防斜视要从婴幼儿时期抓起，家长要注意仔细观察孩子的眼睛发育和变化。婴幼儿在发热、出疹、断奶时，家长应加强护理，并经常注意双眼的协调功能，观察眼位有无异常情况。要经常注意孩子的眼部卫生或用眼卫生情况。如灯光照明要适当，不能太强或太弱，印刷图片字迹要清晰，不要躺着看书，不可长时间看电视及打游戏机与电脑，不看三维图等。对有斜视家族史的孩子，尽管外观上没有斜视，也要在2周岁时请眼科医生检查一下，看看有无远视或散光。孩子看电视时，除注意保持一定距离外，不能让小孩每次都坐在同一位置上，尤其是斜对电视的位置。应时常左中右交换座位，否则孩子为了看电视，眼球老往一个方向看，头也会习惯性地向一侧歪，时间久了，6 条眼肌的发育和张力就不一样，失去了原来调节平衡的作用，一侧肌肉老是处于紧张状态，另一侧则松弛，就会造成斜视。

哪些斜视需要手术治疗

临床上除了完全由远视眼调节过度、辐辏过强引起的调节性内斜，戴镜可以使斜视全部矫正外，其他各类斜视基本都需要手术矫正。

斜视手术后获得一定程度的融合功能将有利于维持眼球正位，眼球正位可使部分病人恢复正常的或一定程度的立体视，特别是间歇性或新近发病患者可望获得良好的双眼单视功能。故不论何种斜视，用保守方法及训练疗法无效时，如手术可使眼肌恢复正常协调一致的功能，斜视不但在原位时变为正位，而且各方向运动时同步一致，能双眼单视，有立体视，手术无不良并发症者，都可手术。

隐斜或间歇性斜视的患者，常述眼疲劳，严重影响工作，一旦保守治疗（如戴负镜片或三棱镜等）失败，也可考虑手术治疗。手术矫正眼位能够减少过度集合，消除过度调节，使视疲劳症状减轻、消失。

有些患者为了消除复视或提高视力，常表现出代偿头位。头位偏、斜颈较重，影响美观，如手术能解决代偿头位且无并发症，也可作为斜视手术适应症。

麻痹性斜视或其他非共同性及共同性斜视时，患者常诉有复视，经戴镜及保守疗法半年以上无效时，可通过斜视手术消除复视，恢复一个或多个诊断眼位的双眼单视。如斜视手术仅能使眼位正位或基本正位，达到一定的美容目的，且术前病人已理解的，也可作为斜视手术适应症。

斜视手术后注意事项

斜视出院后注意事项：避免全身感染。病人及家属应学会正确点眼药水的方法。首先家属或病人将手洗干净，然后病人取仰卧位，嘱其眼睛向上看，家属或病人左手拇指食指分开上下睑，拇指向下轻拉下睑，右手持眼药瓶，将眼药点于下穹窿部，嘱其轻转眼球后闭目 1 ~ 2 分钟，用吸水纸拭去流出的药液。点眼药时瓶口距眼睑 1 ~ 2 厘米，勿触及睫毛，同时点两种药物以上者每种药间隔 3 ~ 5 分钟，每次点 1 ~ 2 滴，混悬药液如氟美龙

用前要摇匀。

注意用眼卫生，不要过度用眼，揉眼，避免眼睛过度疲劳，保证充足睡眠。饮食上注意营养摄入要均衡，忌烟酒和辛辣刺激性食物。对有屈光不正的患者，术后需及时配镜治疗。对于部分调节性内斜视的儿童，术后应带原矫正眼镜，且尽量不用近距离视力，以免调节而至内斜视的复发。如有弱视，需在医生指导下进行弱视训练。定期复查。

二、耳鼻咽喉科病

（一）中耳炎

概述

中耳炎是累及中耳（包括咽鼓管鼓室鼓窦及乳突气房）全部或部分结构的炎性病变，绝大多数为非特异性安排炎症，尤其好发于儿童。可分为非化脓性及化脓性两大类。非化脓性者包括分泌性中耳炎和气压损伤性中耳炎；化脓性者有急性和慢性之分。常见有分泌性中耳炎、急性化脓性中耳炎、及胆脂瘤型中耳炎和气压损伤性中耳炎。

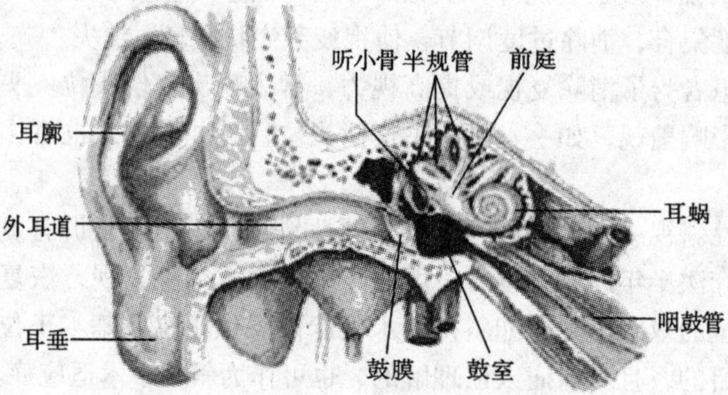

分类

中耳炎包括以下几种：

（1）慢性中耳炎；

（2）急性非化脓性中耳炎；

（3）急性化脓性中耳炎；

（4）慢性化脓性中耳炎；

（5）骨疡型中耳炎；

(6) 胆脂瘤型中耳炎；

(7) 航空性中耳炎；

(8) 急性中耳炎；

(9) 粘连性中耳炎；

(10) 浆液性中耳炎。

症状

中耳炎以耳内闷胀感或堵塞感、听力减退及耳鸣为最常见症状。常发生于感冒后，或不知不觉中发生。有时头位变动可觉听力改善，有自听增强。部分病人有轻度耳痛。

(1) 听力减退：听力下降、自听增强。头位前倾或偏向健侧时，因积液离开蜗传，听力可暂时改善（变位性听力改善）。积液粘稠时，听力可不因头位变动而改变。如一耳患病，另耳听力正常，可长期不被觉察，而于体检时始被发现。

(2) 耳痛：急性者可有隐隐耳痛，常为患者的第一症状，可为持续性，亦可为抽痛。慢性者耳痛不明显。本病常伴有耳内闭塞或闷胀感，按压耳屏后可暂时减轻。

(3) 耳鸣：多为低调间歇性，如"劈啪"声，嗡嗡声及流水声等。当头部运动或打呵欠、擤鼻时，耳内可出现气过水声。

检查

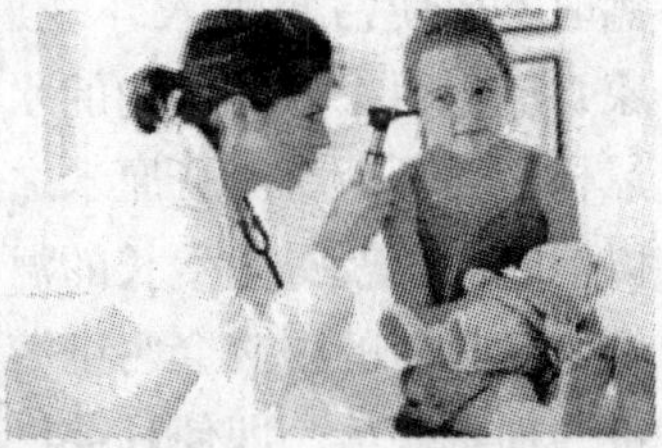

医生会使用耳镜来检查患儿的耳朵。假如耳内有渗出物，那么可收集它们，以鉴别引发症状的微生物；还可能会让患儿服用一个疗程的抗生素；在发生中耳炎的 3 个月后，医生会复检患者的听力，以确认是否恢复正常。假如听力仍然有问题，那么其病因可能就是湿耳。

治疗

(1) 积极治疗上呼吸道病灶性疾病，如慢性鼻窦炎、慢性扁桃体炎。

(2) 药物治疗：单纯型以局部用药为主，可用抗生素水溶液或抗生素与类固醇激素类药物混合液，如 0.25% 氯霉素液、氯霉素可的松液、氧氟沙星滴耳液等。

(3) 局部用药注意事项：①用药前先清洗外耳道及中耳腔内脓液，可用3%双氧水或硼酸水清洗，后用棉花签拭净或以吸引器吸尽脓液，方可滴药。②脓量多时用水剂，量少时可用硼酸酒精。

（4）滴耳法：病人取坐位或卧位，患耳朝上。将耳廓向后上方轻轻牵拉，向外耳道内滴入药液3～4滴。然后用手指轻按耳屏数次，促使药液经鼓膜穿孔流入中耳。数分钟后方可变换体位。注意滴耳药液应尽可能与体温接近以免引起眩晕。

（5）鼓膜大穿孔影响听力，在干耳后2个月左右可行鼓膜修补术或鼓室成形术。

（6）骨疡型中耳炎，引流通畅者，以局部用药为主，但应注意定期复查。引流不畅或疑有并发症者及胆脂瘤型中耳炎，应及早施行改良乳突根治术或乳突根治术，彻底清除病变，预防并发症。

治疗后观察

耳朵渗出的汁液有时可能会在耳内留存长达3个月，所以患儿仍然可能会有部分听力丧失。耳膜裂开大约一个星期左右就可以痊愈。耳咽管会随着孩子的长大而日渐加宽，这样汁液更容易排出。因而，中耳也就更不容易发生感染了。在孩子七八岁之后，就不太可能再发生中耳炎了。

预防

（1）因为患化脓性中耳炎，鼓膜必然穿孔，所以平时洗脸、洗头、洗澡时不要使污水进入外耳道内。每当你弄湿耳朵，不论是否有感染的迹象，应记得去除耳朵内的水分。将外耳向上及向外拉，使耳道伸直。让吹风机距离耳朵5～10厘米之远，向耳内吹。以暖风或冷风吹30秒。如此可以消除细菌及霉菌生长的温湿环境。化脓性中耳炎的病人也不能游泳，否则不仅耳内的脓液会污染游泳池的水，有碍公共卫生，而且污水灌入耳内也会加重病情。即使耳朵已不流脓，也需经过医生检查，证明鼓膜确实已完全修复，才可游泳，否则进水极易复发。

（2）伤风感冒并发急性鼻炎很难避免。应当注意拧鼻的方法，即用手指压住一侧鼻孔，稍用力向外吹气，对侧鼻孔的鼻涕即可擤出。一例拧完，再拧另一侧。或者将手帕、卫生纸放在鼻前方，不压鼻孔，用手轻轻扶放在鼻两侧，只是用力由鼻孔向外吹气，将鼻涕拧在卫生纸或手帕中。如果鼻涕过于粘稠，不易拧出时，可以滴用麻黄素药液，使鼻腔粘膜血管收缩，鼻道增宽，然后再拧，就容易将鼻涕拧出了。

(3) 平时要加强身体锻炼，提高身体的抵抗力。避免伤风感冒，不要过度疲劳。烟酒过度也是复发的原因之一。

护理

1. 使用止痛药

如果耳朵痛，在你看医生前，可先用阿司匹林止痛。

2. 热敷

用一块清洁的毛巾热敷耳部，或用热敷垫，皆可缓解耳朵痛。

3. 勿经常清除耳垢

耳垢有若干用途，包括提供良性菌栖身处。这是耳内天然的防御措施，勿用棉花棒挖除。此外，被耳垢覆盖的耳道有防潮功效。

4. 使用家庭配方

你若经常发生中耳炎或经常与水为伍，应记得在每次弄湿耳朵后，使用干燥剂。消毒酒精、白醋、矿物油都是很好的干燥剂。将头偏一边，使耳朵朝上。将耳朵向后上方拉，使耳道伸直。滴入数滴干燥剂，晃动头部，使酒精抵达耳道的底部，再将头偏向另一边，使酒精排出来。

5. 从鼻孔喷入溶液

如果耳鸣，可用500毫升的温水加1茶匙盐及1茶匙甘油，配成溶液，然后装入喷鼻瓶中，喷人鼻孔直到此溶液由喉咙后面流下。

6. 使用抗生素

严重时，则需要开刀处理，并使用抗生素。

7. 补充营养素

(1) 每天补充10毫克，耳部疾病通常与缺乏锰有关。

(2) 维生素A及E乳剂 维生素A25000IU，维生索E6OOIU，可控制感染。小孩可使用一茶匙鱼肝油代替。

(3) 维生素C 每天3000～7000毫克，分成数次。

(4) 维生素D群 每天3次，各50毫克。可以满足原组织及免疫系统每天所需，并能减轻耳朵压力。

8. 危险讯号

如果你或你的孩子出现下列情况，应去医院就诊。

(1) 高烧39℃以上，这可能是一个更严重的感染讯号。

(2) 中耳炎反复发作，可能会造成听力丧失或更严重的并发症。

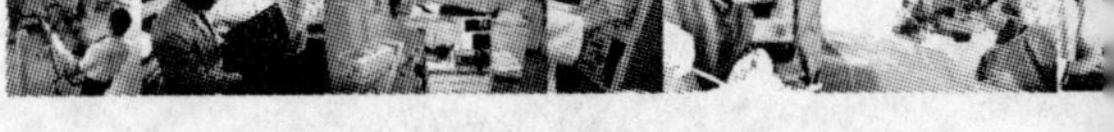

(3) 出现听力障碍。

注意事项

(1) 飞机起飞或下降时，可吃零食，使用吞咽、软腭运动、下颌活动等动作来减少得病机会。

(2) 得病后，可以做自我耳咽管吹张术，不拘时间和次数。

(3) 尽量多休息，保持周围环境的安静。

(4) 保持情绪稳定，并注意按时服药。

(5) 如有鼓膜损伤，则要注意保持外耳道的洁净与干燥，也可用消毒药棉松松地堵塞在外耳道口。

(6) 如有鼓膜损伤者，注意淋浴、洗发时防止水液侵入。游泳是例所禁忌。

防治误区

[误区一]：没有耳痛、耳道流脓，就不是中耳炎

专家观点：并非所有中耳炎都有耳痛和耳道流脓。

专家分析：中耳炎包括急性、慢性细菌性（化脓性）中耳炎，卡他性（分泌性）中耳炎，胆脂瘤型中耳炎等类型。耳道溢脓，急性期有耳痛是化脓性中耳炎的主要症状。分泌性中耳炎一般无耳道流脓症状，也较少出现耳痛，可仅有耳闷、听力下降等问题。部分胆脂瘤型中耳炎也可无耳道流脓症状。由于分泌性中耳炎症状轻微，一般不出现耳痛和化脓，故易被漏诊、误诊。

[误区二]：非化脓性中耳炎发病率低、危害小

专家观点：非化脓性中耳炎的危害不亚于化脓性中耳炎。

专家分析：非化脓性中耳炎由于症状不明显，常在"不知不觉"中导致不同程度的听力损害，与"显而易见"的化脓性中耳炎相比，患者的早期就诊率低，治疗不当或延误治疗容易发展成慢性中耳炎，危害更大。隐匿性胆脂瘤型中耳炎还会引起面瘫、脑膜炎、脑脓肿等并发症，严重时可危及生命。

[误区三]：只要有耳道"出水、流脓"，就是中耳炎

专家观点：耳道"出水、流脓"，原因很多。

专家分析：除中耳炎外，不少耳科疾病也有"出水"症状。比如外耳道炎，有时可表现为耳道"出水"，伴细菌感染时，会有流脓。其与中耳

炎的主要区别是前者鼓膜完整，无穿孔。此外，外耳道毛囊疖肿破溃、外耳道肿瘤继发细菌感染时，也可有流脓的表现。

[误区四]：耳道流脓时，不宜手术

专家观点：耳道流脓时手术不影响手术效果。

专家分析：以前，由于受医疗技术水平的限制，大多数慢性中耳炎和胆脂瘤型中耳炎患者均采用药物保守治疗。若确实需要手术，必须在停止流脓半年以上才能实施，否则会影响手术效果。如今，由于耳科显微技术的发展，反复发作的慢性中耳炎患者即使在化脓期也可以接受手术，不必顾虑流脓是否会影响手术效果这个问题。

[误区五]：中耳炎手术可以完全恢复听力并消除耳鸣

专家观点：期望手术后听力马上恢复正常、耳鸣马上消失是不太现实的。

专家分析：中耳炎病程多较漫长，长期的炎性刺激会影响内耳系统，患者可有不同程度的感音神经性听力损害及耳鸣。中耳炎鼓室成形手术虽可完全清除病灶和重建听骨，但仅能部分或大部分恢复因听骨损害、鼓膜穿孔引起的听力下降，对感音神经性听力损害无效，也不能直接减轻耳鸣症状。不过，病灶的清除对耳鸣的间接恢复还是有帮助的。

[误区六]：治疗中耳炎，只要吃抗生素就可以了

专家观点：抗生素仅是中耳炎的治疗方法之一。

专家分析：这种观点比较片面，中耳炎的治疗方法很多，并非吃吃抗生素那么简单。比如，分泌性中耳炎患者主要针对病因（如鼻炎、鼻窦炎、上呼吸道感染等）进行治疗，可选用滴鼻剂、中成药、抗生素等药物；急性中耳炎患者除用抗生素外，有耳痛的患者还需要用滴耳剂；慢性中耳乳突炎反复发作者、胆脂瘤型中耳炎患者应尽早手术。

[误区七]：中耳炎屡治屡发，无法根治

专家观点：部分中耳炎可被根治。

专家分析：中耳炎反复发作、迁延不愈的主要原因是药物治疗不能彻底清除炎性病灶，鼓膜未修复导致中耳鼓室进水、继发炎症。随着耳科显微技术的发展，部分中耳炎，如慢性中耳乳突炎和胆脂瘤型中耳炎，可通过手术达到根治的目的。

[误区八]：预防中耳炎，只要耳道防水就可以了

专家观点：预防耳道进水仅对鼓膜穿孔者有效。

专家分析：预防耳道进水仅对慢性中耳炎、鼓膜穿孔者有一定效果，对其他类型的中耳炎效果甚微。比如，分泌性中耳炎和急性细菌性中耳炎，由于其发生与连通鼻子和耳朵的结构——咽鼓管的阻塞有关，故一切易导致咽鼓管阻塞的疾病均需防治，如鼻炎、鼻窦炎、鼻息肉、急性上呼吸道感染、鼻腔肿瘤、儿童增殖体肥大等。另外，感冒鼻塞时尽量不要频繁、用力回吸鼻涕，气压急剧变化（如飞机下降时）时向耳内鼓气、嚼口香糖等，对预防中耳炎的发生也有帮助。

（二）耳外伤

概述

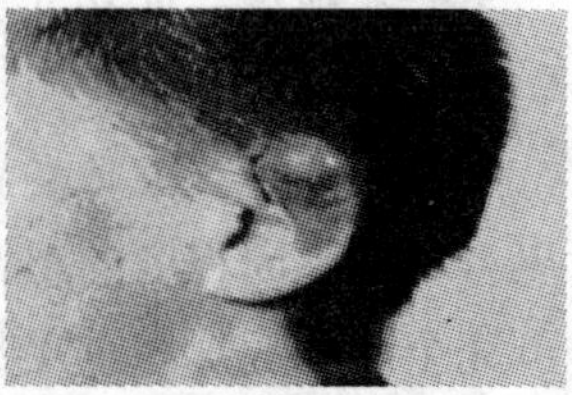

耳廓暴露于头颅两侧，易遭外伤。常见的耳廓外伤有挫伤、切伤、咬伤、撕裂伤、冻伤和烧伤。鼓膜外伤常见的原因是挖耳（火柴杆、发夹和毛线针等）和外耳道压力急剧变化（如炮震、高位跳水、打耳光等）。颞骨骨折多由车祸、坠跌、打击颞枕部或战伤等引起。

临床表现及诊断

（1）耳廓挫伤有皮下瘀血、血肿，撕裂伤有皮肤撕裂，软骨破碎，部分或完全切断。早期伤口出血，局部疼痛。合并感染后出现急性化脓性软骨膜表现。

（2）外耳道外伤后皮肤肿胀、撕裂、出血，软骨或骨部骨折可致外耳道狭窄。

（3）耳外伤常合并颅脑外伤，颌面外伤等。应注意神志、呼吸、心跳、脉搏、血压、瞳孔，其他神经系统及颅颌面伤情、全身情况等。

（4）中耳外伤有流血、耳聋、耳鸣、耳痛，偶有眩晕。鼓膜呈不规则穿孔，穿孔边缘有血迹，有时可见听小骨损伤脱位。

（5）内耳外伤，轻者迷路震荡及爆震聋，主要表现为感音耳聋、耳鸣、眩晕、恶心、呕吐、眼震及平衡障碍。严重者合并岩骨骨折，表现为耳内出血，如鼓膜未穿破，则鼓室内积血使鼓膜呈蓝色，鼓膜破裂有脑脊液耳漏，流出淡红色血液，或清亮液体。有时合并面瘫。

治疗原则

（1）耳廓挫伤后，24 小时内先行冷敷。血肿较大时，应在严密消毒下穿刺抽血，局部加压包扎。撕裂伤应及早清创缝合。冻伤应保护耳廓，逐步复温，重建血循环。烧伤的治疗原则是控制感染，防止粘连，尽量减轻愈合后的畸形。

（2）鼓膜外伤后外耳道严禁冲洗和滴药，禁止用力擤鼻，全身使用抗生素预防感染。鼓膜穿孔如长期不愈合可修补。

（3）3 周后，如病情允许，可用颞肌筋膜修补。全身情况稳定或好转后，如有手术适应征，可行鼓室成形术或面神经手术。

紧急处理措施与治疗

耳外伤出现感染如细菌增减结果未出前抗感染治疗宜联合用药。

1. 耳廓外伤的紧急处理

耳廓借韧带、肌肉、软骨和皮肤附着在头颅两侧，显现于外，易遭受各种外伤，其中以挫伤和撕裂伤多见。

（1）挫伤

多因钝物撞击所致。轻者，仅感局部微痛，轻度红肿，软骨与软骨膜之间无渗血，组织损伤不显著，一般多可自愈。重者，耳廓受伤处常形成血肿，血积于软骨膜下或皮下，呈半圆形紫红色，局部胀痛明显。因耳廓皮下组织少，血循环差，血肿不易自行吸收，如不及时处理，血肿机化可致耳廓增厚变形；大的血肿还可继发感染，形成化脓性耳廓软骨膜炎，引起软骨坏死，导致耳廓畸形。处理方法：血肿小者，应在严格无菌操作下先用粗针头抽出积血再用纱布敷料加压包扎 48 小时；其后，若血肿又起，可再次抽吸；若血肿较大者，应行手术切开，吸净积血，清除血块，局部用碘伏纱条填塞或缝合切口后加压包扎；同时给予抗生素治疗如青霉素 80 万单位，每日 2 次，肌肉注射，连用 3 ~ 5 日，以防感染。

（2）撕裂伤

有不同程度的耳廓组织损伤，轻者为裂口，重者耳廓局部缺损，甚至耳廓部分或完全断离。处理时对耳廓部分撕裂者先用 3% 双氧水冲洗局部，再用碘酒、酒精或生理盐水消毒；在清创时尽量保留皮肤，然后对位准确用小细针线缝合，轻松包扎；同时静脉滴注抗生素如头孢霉素、青霉素类以防感染。对于已经完全断离的耳廓应及时清洗并用肝素将其动脉冲洗后，抓紧时间对位缝合进行耳廓再植；术后注意应用抗生素。若发现水泡或血泡，应在无菌条件下切开排液。

2. 鼓膜外伤的护理

鼓膜虽位于耳道深部，又由耳郭保护着，但因其菲薄，仍易因受直接或间接的外力冲击而破裂。当异物刺入外耳道、掌击耳部、头部外伤及爆震时均可伤及鼓膜而致破裂。表现为受伤刹那间突感耳痛、耳鸣及听力下降，但耳痛、耳鸣可在数小时或数日后缓解。发生鼓膜外伤时，保持外耳道清洁十分重要。在去医院就诊前，可用消毒棉球堵塞外耳道，切忌自行洗耳及外耳道滴药。防止因水流入耳内，而使中耳继发感染。暂勿擤鼻涕，必要时可将鼻涕入咽部再经口腔吐出。若外伤2～3周后听力不见改善，可能为鼓膜穿孔未愈所致则需及时送至医院进一步治疗。戒除挖耳习惯。如预知有爆炸时应将嘴张大，或用双手紧按双耳，或配戴耳塞，以防止或减少鼓膜外伤的发生。

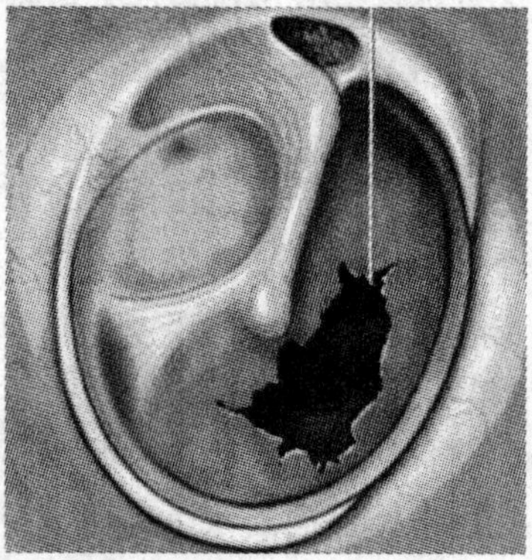

鼓膜（耳膜）上的破裂口

鼓膜位于外耳道深部，由于菲薄，易受外伤而破裂。产生耳痛、耳聋、耳鸣，偶尔有短暂眩晕；外耳道有少许鲜血流出，但片刻即止；如有颅底骨折，则血量较多。耳镜检查时发现外耳道或鼓膜上有血迹，鼓膜穿孔多呈不规则裂孔形（如因感染而化脓则穿孔变圆形）。若为直接外伤（如火柴棒、毛衣针刺伤）引起的穿孔一般位于鼓膜的后下方；若为间接外伤（如炮震、爆炸、掌击耳部时气压骤变使鼓膜破裂）引起者多位于鼓膜前下方。一旦发现鼓膜破裂，宜采用干燥疗法。以酒精消毒外耳道后，取出外耳道内的异物或耵聍，对附于鼓膜上的血块可不予取除；以酒精再次消毒外耳道后，用消毒棉球轻塞外耳道口。注意这一时期不宜进行外耳道冲洗或滴药，以免将病菌带入中耳而引起感染。另外，嘱病人暂勿擤鼻涕，必要时可将鼻涕吸入咽部吐出。同时全身应用磺胺类或抗生素类药物如青霉素、红霉素、复方新诺明等。如受伤环境不洁，须注射破伤风抗毒素。如无继发感染，鼓膜多能自行愈合；如穿孔长期不愈合，日后可行鼓膜修补术。

专家提示

耳廓撕裂伤易感染，且耳廓供血差，感染后难愈合，往往导致软骨坏死、耳廓变形。故伤后应严格清创，缝合时勿穿过软骨，以免软骨感染坏死。鼓膜外伤切勿用滴耳剂滴耳，否则易将外耳道细菌带入中耳引起中耳炎。颞骨骨折首先应注意有无合并危及病人生命的颅脑损伤。

（三）耳鸣

概述

耳鸣是指人们在没有任何外界刺激条件下所产生的异常声音感觉。其声响有高低、音调有多样，或如蝉鸣，或如风声，或如流水声夹杂蟋蟀的叫声。耳鸣可以短暂或持续性存在．严重的耳鸣可以扰得人一刻不得安宁，令人十分紧张。如果是短暂性忽来忽去的耳鸣，一般是生理现象，不必过分紧张，可听之任之。如果是持续性耳鸣，尤其是伴有耳聋、眩晕、头痛等其他症状，则要提高警惕，尽早就医。

分类

包括神经性耳鸣、突发性耳鸣、血管性耳鸣、噪音性耳鸣、耳彻康耳鸣、顽固性耳鸣、病毒性耳鸣、爆震性耳鸣、感音神经性耳鸣、混合性耳鸣

病因

耳鸣的病因比较复杂，一般可分为两大类：①耳源性疾病（即与耳部疾病相关）往往伴有听力下降，如由耳毒性药物中毒、病毒感染、内耳供血不足等引起。②非耳源性疾病，这类病人除了有耳鸣外，常伴有相应疾病的其他症状，如心血管疾病、高血压病、糖尿病、脑外伤等。可以将耳鸣的原因归纳为下面几个方面：

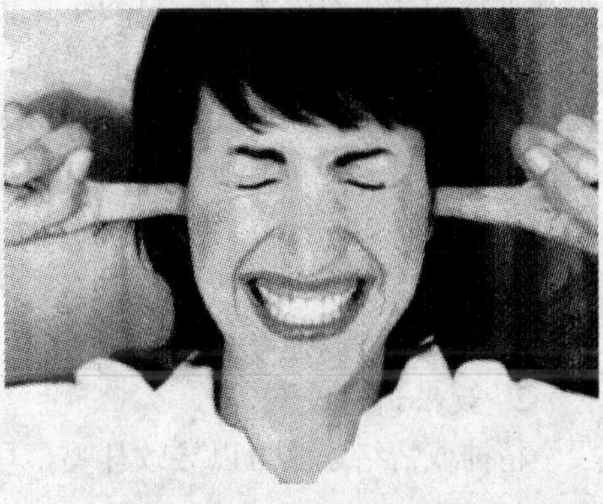

（1）主要是耳部的疾病，如外耳疾病：外耳道炎、耵聍栓塞、外耳异物等，中耳的急慢性炎症、鼓膜穿孔、耳硬化症及内耳的美尼尔氏综合症、听神经瘤，都能引起耳鸣。

（2）血管性疾病也会发生耳鸣，如颈静脉球体瘤、耳内小血

管扩张，血管畸形、血管瘤等，来自静脉的耳鸣多为嘈杂声，来自动脉的耳鸣与脉搏的搏动相一致。

（3）其它一些全身性疾病也能引起耳鸣：植物神经紊乱、脑供血缺乏、中风前期、高血压、低血压、贫血、糖尿病、营养不良。

（4）另外，过量使用了对耳有毒性作用的药物如庆大霉素、链霉素或卡那霉素等，也可出现耳鸣和听力下降，且耳鸣比听力下降出现得早。

（5）过度疲劳、睡眠不足、情绪过于紧张也可导致耳鸣的发生。

症状——耳鸣自测

耳鸣是听觉功能紊乱而出现的一种症状，多为病人自觉听到的声音，如嗡嗡声、蝉鸣声，或有似铃响、虫鸣、鸟叫、流水、刮风的声音，而外界并无这些声音，这就叫耳鸣。在安静的环境中更为明显。耳鸣是听觉器官对声响或虚构声音的幻觉。耳鸣有持续性，也有间断性。

治疗

治疗耳鸣，首先要判断耳鸣的病因。目前大多数耳鸣主要有两个原因：耳神经受损、耳脉紊乱。因此治疗耳鸣就要针对耳病病因，对症下药。目前耳鸣的治疗方法主要有药物治疗、掩蔽疗法和心理疗法等。

1. 耳鸣不全掩蔽

用外界噪声掩蔽耳鸣称为耳鸣掩蔽疗法。常用的外界噪声发生装置有耳鸣掩蔽器和助听器、随身听、家用录放机等，所发出的噪声可以是各种频率成分都有的白噪声，也可以是有中心频率的窄带噪声。后者的掩蔽效果最好。但由于许多人的耳鸣音调难以匹配，所以，耳鸣掩蔽器产生的噪声多为白噪声。不全掩蔽是指用低强度噪声不完全掩蔽耳鸣，噪声强度以刚刚听到为准，不要太大。目的是让患者逐渐习惯和适应与耳鸣相似的外界噪声，并避免噪声加重或造成新的损害。建议每天最少掩蔽 6 小时以上，每次掩蔽时间不超过 1 小时，休息 10～20 分钟后再进行下一次掩蔽。由于噪声强度非常低，所以，工作、学习和其他活动时都可以掩蔽。

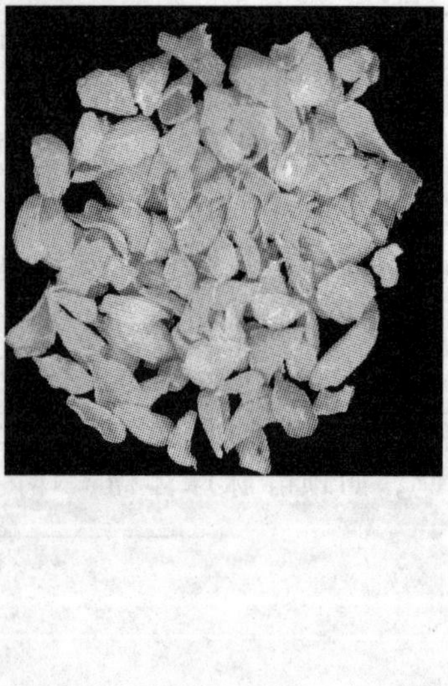

2. 放松训练

精神或情绪紧张可以导致耳鸣，耳鸣也

可以加重情绪紧张。耳鸣患者常常伴有紧张、焦虑或抑郁等情绪。耳鸣习服疗法强调放松训练，目的是让患者得到身心松弛，因此，又称松弛疗法。方法是：闭目静坐或平卧，用意念控制神经和肌肉的紧张性，先从头皮、额部、面部肌肉开始放松，逐渐将上下肢、胸部乃至全身的肌肉放松。

3. 自然疗法

百合散治耳鸣

取百合 90 克研成粉末，每次用温水冲服 9 克，每日两次，对阴虚火旺所致的耳鸣及听力减退疗效较好。

4. 自我疗法

（1）屏气法。定息静坐，咬紧牙关，以两指捏鼻孔，怒睁双目，使气窜入耳窍，至感觉轰轰有声为止。每日数次，连做 2~3 天。

（2）搓掌法。坐定搓掌心 50 次，趁掌心热时紧按双侧耳门。如此 6 次，连做 2~3 日，治疗时要心情淡然清净，方能奏效。

（3）塞耳法。麝香 0.5 克、金蝎 14 条，共研细末，贮于有盖瓶内。临用时，采鲜荷叶一张轻揉后，包少量药粉塞患耳一夜，翌晨取出，有一定疗效。

（4）摩、扣耳门法先用大拇指顺时针方向按摩耳门 12 下，再逆时针方向按摩耳门 12 下，然后用食指和中指并拢扣耳门两下，大拇指按一下，两初一按为一次，连续 12 下，每天早晚各做 1 次。聪耳枕：用荷叶、苦丁茶、菊花、夏枯草、蔓荆子、石菖蒲各等分，制成枕芯，经常枕之，有消除耳鸣、增强听力、明目之功效。

耳鸣应注意饮食

耳鸣虽然没有非凡的预防及护理，但按中医传统，从饮食方面加以注重或以将耳鸣“吃掉”。要注重减少肥甘饮食，以防积滞成痰，加重病情。对肾虚耳鸣耳聋者，尤要注重作息时间，减少温燥食物，脾虚病人尤要注重饮食调理，并须忌饮浓茶、咖啡、可可、酒等刺激性饮料。

以下是一些预防和减少耳鸣的饮食指南。

1. 要减少脂肪的摄入

大量摄入脂类食物，会使血脂增高，血液黏稠度增大，引起动脉硬化。内耳对供血障碍最敏感，出现血液循环障碍时，会导致听神经营养

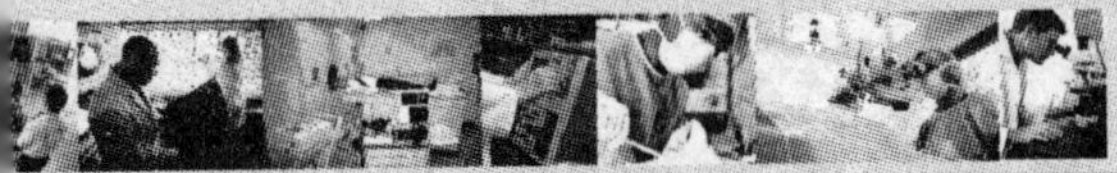

缺乏，从而产生耳聋。应少吃各种动物内脏、肥肉、奶油、蛋黄、鱼子酱、油炸食物等富含脂类的食物。

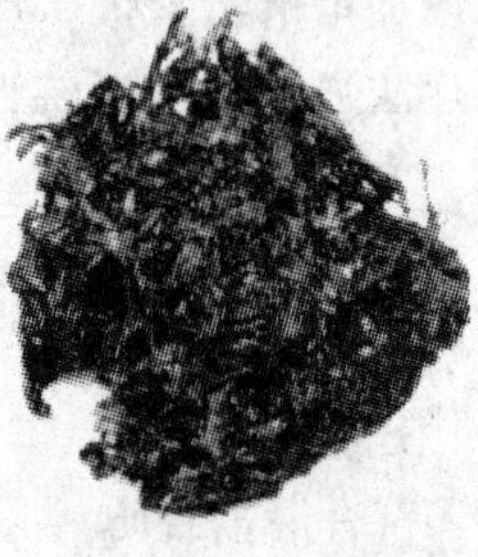
紫色

2. 多吃含铁丰富的食物

缺铁易使红细胞变硬，运输氧的能力降低，耳部养分供给不足，可使听觉细胞功能受损，导致听力下降。补铁，则能有效预防和延缓耳鸣、耳聋的发生。常用食品中紫菜含铁量较多，每百克紫菜含 46.8 毫克铁，虾皮 16.5 毫克、海蜇皮 17.6 毫克、黑芝麻 26.3 毫克、黄花菜 12.6 毫克、黑木耳 11.9 毫克、苋菜 10.5 毫克，香菜、木耳菜含铁量仅次于苋菜，豆制品平均含铁量约占 4 至 6 毫克。

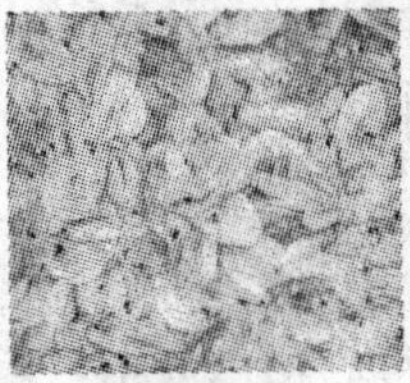
虾皮

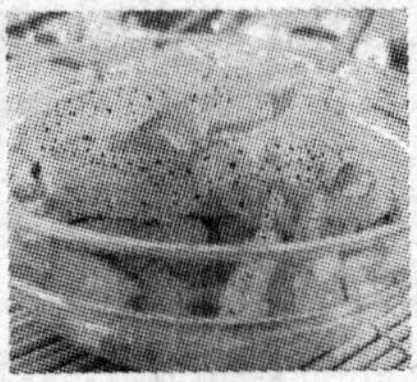
海蛰皮

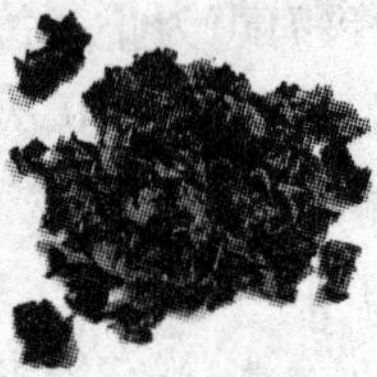
黑木耳

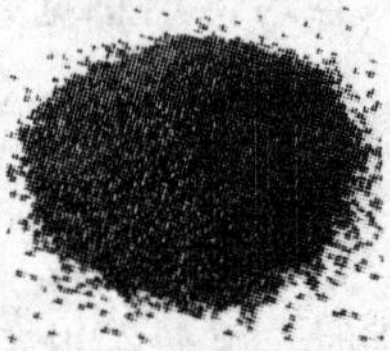
黑芝麻

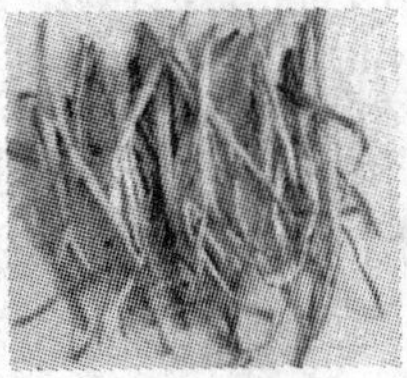
黄花菜

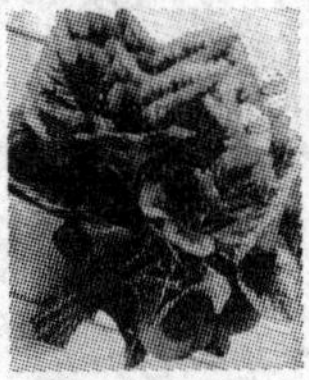
苋菜

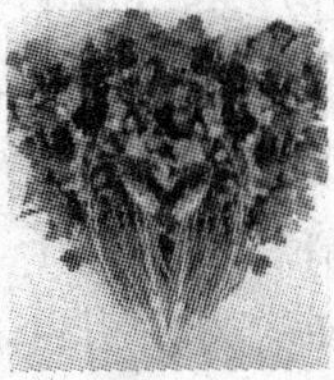
香菜

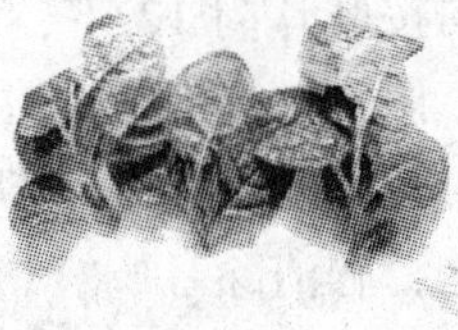
木耳菜

3. 多食含锌食物

导致耳鸣、耳聋的因素很多，缺锌是一个重要原因。耳蜗内锌的含量大大高于其他器官。天天应多吃含锌丰富的食物如，鱼、牛肉、鸡肉、鸡蛋、各种海产品、苹果、橘子、核桃、黄瓜、西红柿、白菜、萝卜等。

4. 常吃有活血作用的食物

活血化瘀能扩张血管，改善血液黏稠度，有利于保持耳部小血管的正常微循环。可常食用黑木耳、韭菜、红葡萄酒、黄酒等。

5. 养成喝牛奶的习惯

牛奶中几乎含所有已知的维生素，以维生素 A、维生素 D、维生素 B1、维生素 B2、维生素 B6、维生素 B12、维生素 E 和胡萝卜素。

上述这些维生素与钙的吸收利用，对防治改善血液循环和耳鸣症状很有帮助。

饮食禁忌

（1）禁食辛辣、香燥之物避免耗散精血，损伤肝肾；有避免助热化火，加剧阳亢之耳鸣，如：韭菜、葱、蒜、花椒、咖喱等；

（2）禁食咸寒、甜腻之物避免酿湿化痰，上扰清窍，加重耳鸣，如：海鲜、肥肉、甜点等。

（3）烟中有害物质可损伤循环系统，加重耳内神经、血管缺氧、加剧耳鸣，故应戒烟。

生活提示

（1）长时间的噪声接触，会导致耳鸣，减少噪声源或佩戴防护耳罩、耳塞等保护耳鸣患者的听力。注意不要长时间、大音量使用随身听耳机。

（2）长期处于精神高度紧张和在身体疲劳状态时也容易使耳鸣加重。因此适当调整工作节奏，放松耳鸣患者的情绪，转移对耳鸣的注意力都是有益的。

（3）耳鸣患者由于其他疾病就诊时，不要忘记告诉医师患有耳鸣，因为有些药物会使已有的耳鸣症状加剧。

（4）如果因耳鸣无法入睡时，试着打开收音机，听一段优美的音乐，可以掩盖有害声音。听一听自然音如潺潺流水声，亦可减轻耳鸣。

危害

（1）影响听力：非常响的耳鸣能够干扰所听的内容，常常听到声音但分辨不清别人在说什么。

（2）影响睡眠：耳鸣尤其在夜深人静时响的厉害，使人入睡困难。即使入睡，也特别浅。有人诉说，睡眠不深时可以被耳鸣吵醒（耳鸣如同外界声音一样能够吵醒主人）。因为半夜醒来后，耳鸣仍然响个不停，所以使人烦躁不安，辗转难眠。

（3）影响情绪：长期严重耳鸣可以使人产生心烦意乱、担心、忧虑、焦急、抑郁等情绪变化。有的人宁愿听不见了也不要耳鸣，达到难以忍受的程度。更有的人，因为到处求医均被告之“不好治”、“没有好办法”等，则想到自杀。

（4）影响工作：因为听不清别人尤其领导和老师的讲话，而且自己忍受着耳鸣带来的巨大痛苦，却常常不能被人理解，所以工作效率下降，对工作和学习也渐渐失去兴趣。

（5）影响家庭生活：因为耳鸣而长期求医吃药，带来经济损失甚至导致巨大经济压力。如果不被家庭成员所理解，则影响家庭和睦。

（四）鼻出血

概述

鼻出血（epistaxis）又称鼻衄，是临床常见症状之一，多因鼻腔病变引起，也可由全身疾病所引起，偶有因鼻腔邻近病变出血经鼻腔流出者。鼻出血多为单侧，亦可为双侧；可间歇反复出血，亦可持续出血；出血量多少不一，轻者仅鼻涕中带血，重者可引起失血性休克；反复出血则可导致贫血。多数出血可自止。

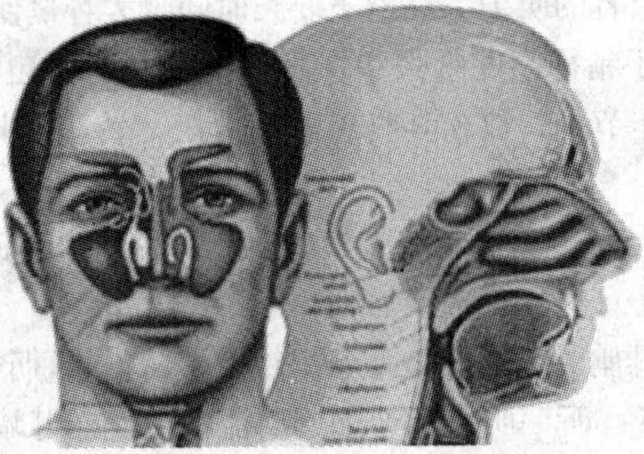

鼻出血

病因

病因可归纳为局部原因和全身原因。

1. 局部原因

（1）鼻部受到外伤撞击或挖鼻过深或挖鼻过重。

（2）鼻中隔弯曲或有嵴、距状突，因局部粘膜菲薄，受空气刺激后易于出血。

（3）患急性鼻炎、萎缩性鼻炎者易出血。

（4）少数病例是由鼻腔、鼻窦或鼻咽部肿瘤引起出血，如血管瘤、恶性肿瘤等。

2. 全身原因

（1）动脉压过高，如高血压、动脉硬化。

（2）静脉压升高，如二尖瓣狭窄、肺水肿等。

（3）患急性发热性传染病，如上呼吸道感染、流感等。

（4）血液疾患，如白血病、血友病、各种紫癜等。

（5）肝、脾疾患及风湿病。

（6）磷、砷、苯等中毒可破坏造血系统功能引起出血。

鼻出血多数发生于鼻中隔前下部位，该处有扩张的血管形成血管丛，称为鼻中隔易出血区，少数病例出血部位在鼻腔后方或其他部位。鼻出血大多数为一侧性，出血量可以很少，亦可为动脉性大量出血，甚至发生休克。

症状

出血可发生在鼻腔的任何部位，但以鼻中隔前下区最为多见，有时可见喷射性或搏动性小动脉出血。鼻腔后部出血常迅速流入咽部，从口吐出。一般说来，局部疾患引起的鼻出血，多限于一侧鼻腔，而全身疾病引起者，可能两侧鼻腔内交替或同时出血。

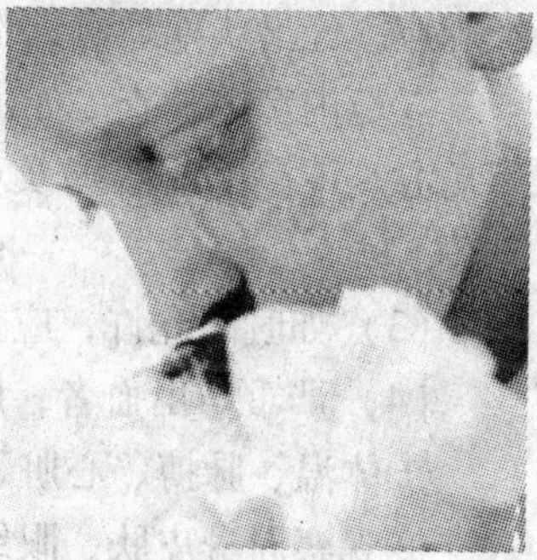

检查

通过前鼻镜检查不能发现出血部位，如出血不剧，可行后鼻镜或光导纤维鼻咽镜检查。鼻窦内出血，血液常自鼻道或嗅裂流出。除了寻找出血点外，并作必要的全身检查（测量血压、血常规检查、出血时间及凝血时间测定、毛细血管脆性试验及血小板计数等）。有时尚须与有关科室共同会诊，寻找病因。

诊断

对鼻出血患者，应进行全面、精确检查，这关系到以后的治疗效果。

（1）访问病史　鼻出血严重者就诊是往往双侧皆有血迹，通过病史询问了解首先出血的一侧，该侧即为出血鼻腔，对以往主要相关疾病的了解也属必要。

（2）迅速找出血位置　以含有 0.1% 肾上腺素棉片放于出血鼻腔内，

一分钟后取出，在鼻腔下寻找出血部位。

①鼻中隔前下方　该处鼻粘膜内有来自筛前动脉、鼻腭动脉、上唇动脉的分支，在粘膜浅层互相吻合成网状。该处称为 Kiesselbach 区或 Little 区，是常见的出血部位。

②鼻中隔前端底部　若该处有搏动性出血，可用手指压迫该侧上唇。如果出血减少或停止，表示上唇动脉鼻中隔支破裂，治疗时须考虑上唇动脉结扎术。

③鼻腔顶部　头面部外伤时应注意鼻腔顶部检查，血液自鼻腔顶部下流，提示筛前动脉破裂。筛前动脉在筛窦气房中走行，筛窦骨折时可发生严重出血。

④如头部外伤数日后发生严重鼻出血，应检查患者视力、眼肌功能，警惕中颅窝骨折、颈内动脉破裂形成的假性动脉瘤。

颈内假性动脉瘤的诊断依据：头部外伤史。视力减退或失明。动眼神经麻痹。经潜伏期后有大量鼻出血。颅内血管杂音。颅内血管造影。

⑤鼻内窦镜检查　如出血发生在鼻中隔偏曲后方、鼻中隔后缘、中鼻甲后方、下鼻甲前后端及鼻底、鼻壁，可借助鼻内窥镜发现确切的出血部位。

（3）如时间允许，应行鼻窦 X 丝照片。

（4）严重鼻出血者，应迅速了解其全身状况。

①体温、脉搏、心脏、血压和血常规化验。

②观察周身皮肤、眼结膜、口腔粘膜等处有无出血或瘀斑，明确有无血液疾病。

③对意识不清的鼻出血患者，须观察有无频繁的吞咽动作，必须行口咽部检查，以判断鼻出血是否继续进行而经咽部流入胃部。

紧急处理

鼻出血是临床上常见的症状。许多人都有过鼻子出血的时候，现在空气干燥，鼻粘膜的水分蒸发很快，因此，毛细血管壁弹性降低，变得很脆，许多老年人由于血压高，血管弹性差，更容易鼻子出血，反复大量的鼻子出血会使患者出现高度紧张、恐惧、焦虑，因其导致血压升高更容易使患者再出血。对于鼻子出血的病人该怎么办呢？

首先要安慰病人，保持安静，解除病人的恐惧心理。因为鼻出血的患者往往由于恐惧出血过多，出现精神紧张，而精神紧张乃是激发鼻出血并使出血持续不止的重要因素。许多患者诉说鼻子出血有时间“规律”，每天一到这个钟点就出血，就是这个原因。

鼻出血后，患者应采用坐位或半卧位，勿平躺，因为平躺后会使头部血压升高，更容易再出血，流到咽部的血尽量别咽下，以免刺激胃部引起恶心呕吐。少量鼻出血的患者可用食指和拇指紧压两侧鼻翼10至15分钟，同时拿湿凉毛巾或冰袋冷敷前额及后颈，也可用指压法治疗鼻出血：单侧鼻孔出血时选择对侧食指，双侧鼻孔出血时选择双侧食指，将食指掌指关节向掌心屈曲，用力按压，以局部酸胀疼痛感为好，小儿及高龄体质较差者，用力应稍轻，以能耐受为宜，一般按压10至15分钟即可达到止血效果。

也可用浸有冷水或冰水的毛巾敷在前额部、鼻背部等部位，冷的刺激可使鼻内小血管收缩而止血。也可用比较清洁的纱条、棉花等填塞在鼻腔内，如果能沾一些肾上腺素或云南白药等，效果会更好。

治疗

1. 一般原则

（1）对患者应多方安慰。

（2）严重鼻出血可使大脑皮层供血不足，患者常出现烦躁不安，可注射镇定剂，一般用巴比妥类药物，但对老年人以用安定或异丙嗪为宜。对心力衰竭及肺源性心脏病患者鼻出血时，忌用吗啡以免抑制呼吸。

（3）已出现休克症状者，应注意呼吸道情况，对合并有呼吸道阻塞者，应首先予以解除，同时进行有效地抗休克治疗。

2. 局部止血方法：按病因和病情不同区别对待

（1）指压法。

（2）收敛法。

（3）烧灼法。

（4）冷冻止血法。

（5）翼腭管注射法（腭大孔注射法）。

（6）填塞法。

3. 全身治疗

（1）半坐位休息。注意营养，给予高热量易消化饮食。对老年或出血较多者，注意有无失血性贫血、休克、心脏损害等情况，并及时处理。失血严重者，须予输血、输液。

(2) 寻找出血病因，进行病因治疗。

(3) 给予足够的维生素C、K、P等，并给予适量的镇静剂。

(4) 静脉注射50%葡萄糖、5%氯化钙或凝血质（3~4ml，肌肉注射，每日2次），以促进凝血。适当应用止血剂，如抗血纤溶芳酸、6-氨基已酸、止血敏或云南白药等。

(5) 反复鼻腔填塞时间较长者，应加用抗生素预防感染。

4. 手术疗法：手术治疗可酌情采用

鼻中隔前方的少量出血可作鼻部冷敷或鼻内充填消毒棉球或浸有1%麻黄素的棉球止血，亦可用各种止血海绵、凝血质、凝血酶等。出血量较多者应由医生检查，寻找出血部位。常用的止血法有药物烧灼法、冷冻止血法及用凡士林纱条作前鼻充填或后鼻充填法。极少量严重出血需结扎或栓塞有关血管止血。除以上局部处置外，全身使用止血药治疗，必要时输血输液，并寻找病因，针对病因进行治疗。

5. 穴位疗法

症状：由于上火、鼻腔干燥或因其他原因刺激引起的鼻出血，用穴位疗法止血效果很好。但因外伤或疾病引起的鼻出血应当先治疗伤或病。

穴位：巨髎、天柱、温溜、合谷。

方法：鼻出血时应安静地坐下或躺下，如果活动出血还要增多。然后用脱脂棉塞住鼻孔，并解开衣领扣以放松，用冷水浸过的毛巾冷敷鼻子，待心情平静下来后再慢慢地指压巨髎、天柱、温溜、合谷穴位：用食指或中指压迫一会儿鼻孔旁边的巨髎穴之后，再用双手拇指压迫头部后面的天柱穴。接着再压迫温溜穴和合谷穴，过一会儿鼻血便会止住了。

如果是在行走的时候突然流鼻血，这时千万不要惊慌。惊慌会使鼻血管进一步扩张，致使血流不止。首先用干净的卫生纸堵住鼻孔，然后想办法找到附近的百货商场之类的地方，迅速去那里的洗手间，用浸过冷水的湿巾冷敷鼻子。最好找个安静的地方坐下，解开衣领扣儿，然后指压巨髎、天柱、温溜、合谷这4个穴位，鼻血慢慢就会止住。

需注意的是，流鼻血的当天绝不能喝酒、洗浴，以免刺激血管扩张再次出血。

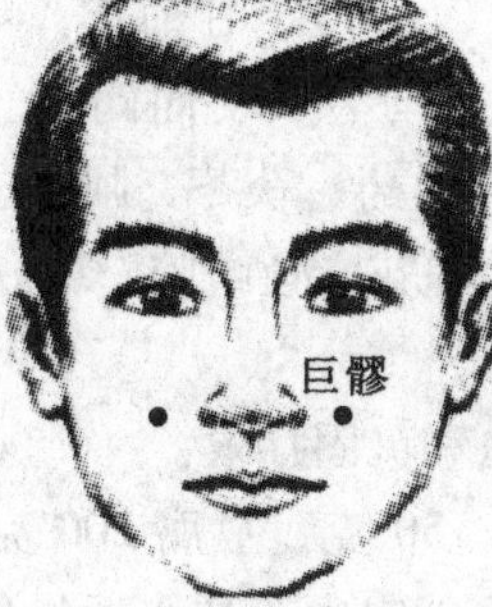

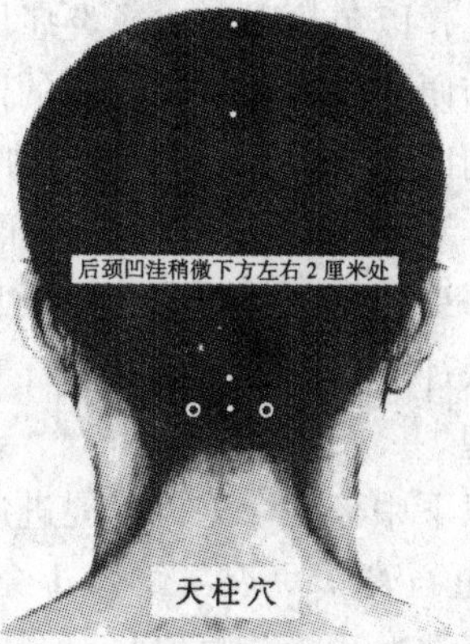

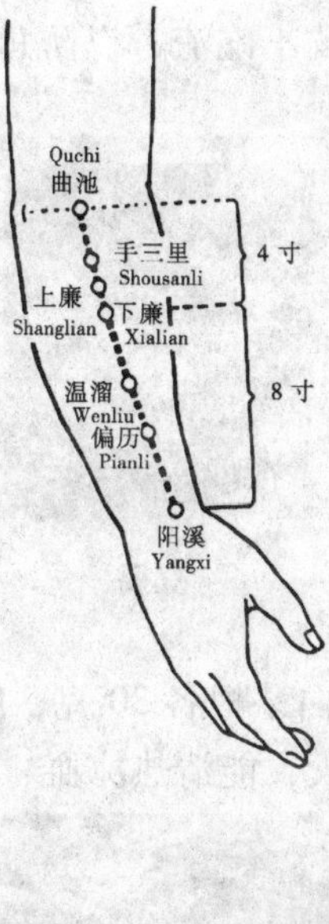

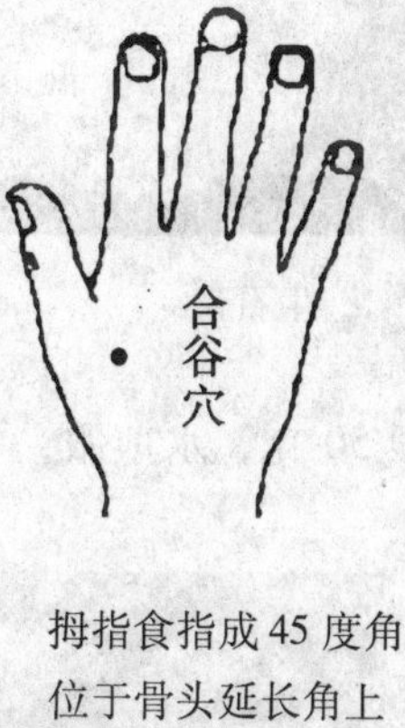

拇指食指成45度角时
位于骨头延长角上

预防

鼻出血期间，饮食宜清淡，要十分重视补充对止血有利的维生素A、E和C等，宜多食新鲜蔬菜及水果，如荠菜、芹菜、马兰头、莲耦、柑、橙、橘、苹果、酸枣等。

保持大便通畅，适量多进食富含粗纤维和水分的食物，同时，要在日常餐饮中补充足够量的植物油脂类食品，如可常服食黑芝麻、香蕉、蜂蜜等。

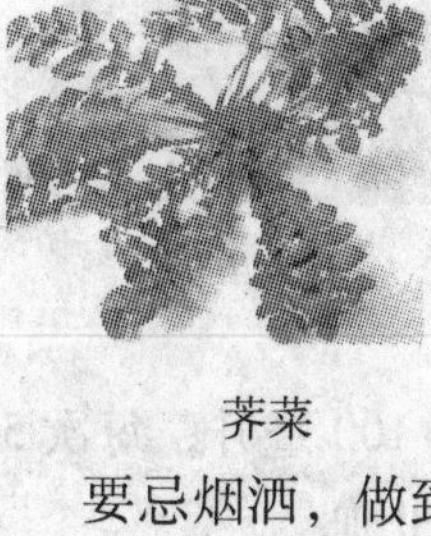
荠菜

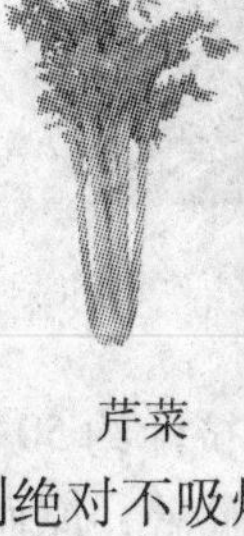
芹菜

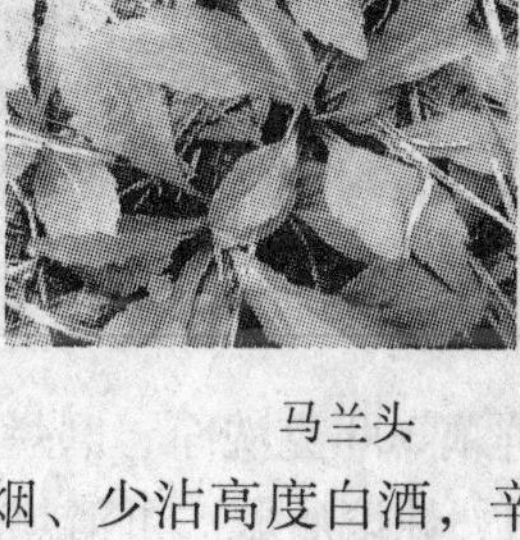
马兰头

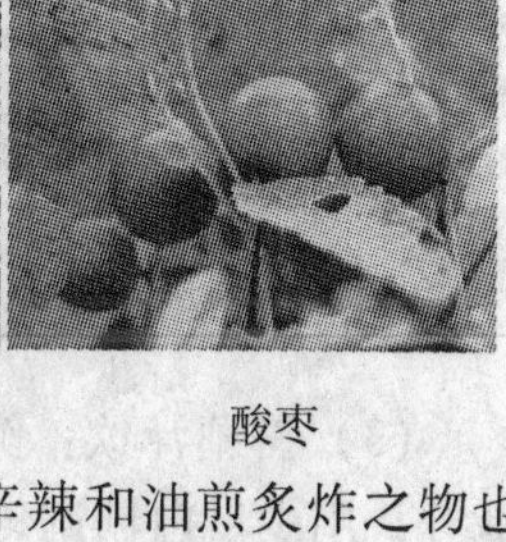
酸枣

要忌烟酒，做到绝对不吸烟、少沾高度白酒，辛辣和油煎炙炸之物也

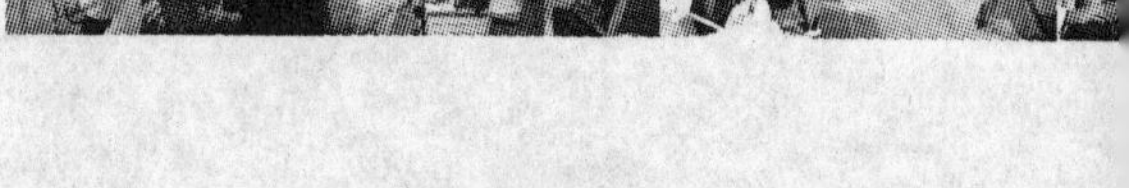

应少吃或不吃，以免热毒上攻或炎症加剧。

在纠正随便挖鼻孔等不良习惯的同时，加强病期与日常的药膳、食疗措施，可选用以下食品配伍调制，如藕（连节）、甘菊花、旱莲草、鲜蚕豆花、雪梨、萝卜汁、韭菜汁、西瓜子、马兰头、仙鹤草、甘草、白茅根、鲜芦根、夏枯草、熟地黄、山萸肉、山药、茯苓、阿胶、龙眼肉、当归、黄芪、茯神、白术、花生衣、红枣、槐花、鱼鳞胶、绿豆、猪肤等。

饮食调理

可选用以下中药食疗方，以促进痊愈和巩固疗效：

（1）鲫鱼石膏煲豆腐：鲫鱼 1 条约 150 克，豆腐 200 克，生石膏 30 克；将鱼宰好洗净后，与豆腐、石膏同放入锅内，加水适量煲 1 小时，以盐调味即可食用；幼儿可只饮汤不吃渣，以防鱼骨哽喉。有清肺热、降胃火、止鼻血的功效。

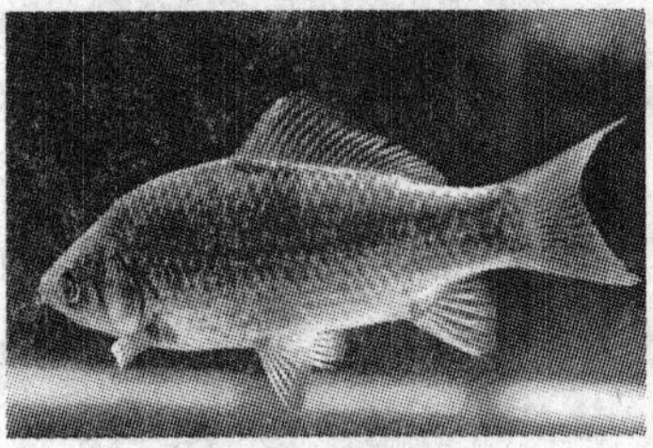

鲫鱼

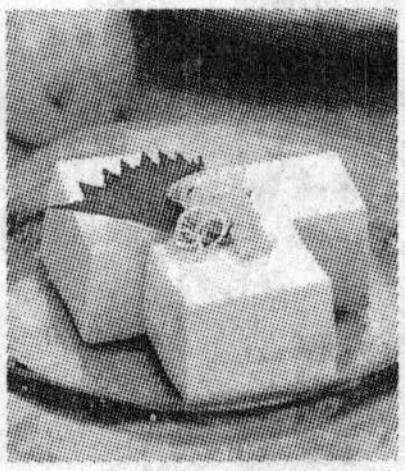

豆腐

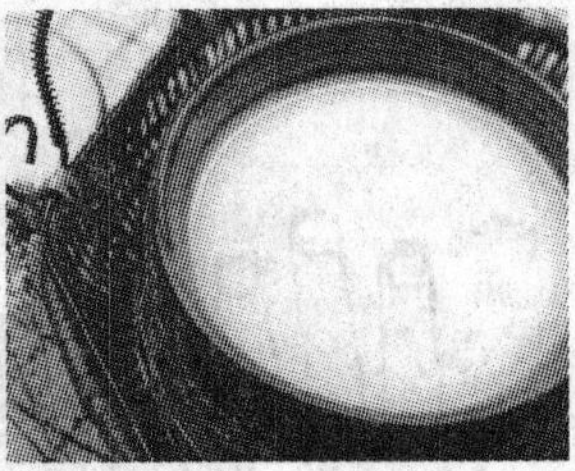

生石膏

（2）生地二根饮：鲜生地、鲜白茅根各 30 克，鲜芦根 50 克，水煎服，每日 1 剂，代茶饮，连用 7～10 天，能清热凉血、止血。

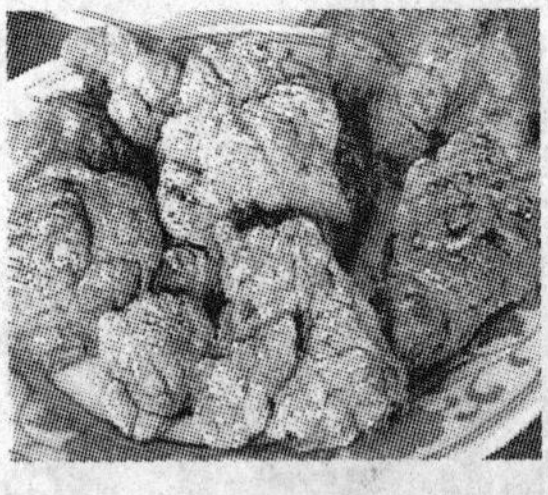

鲜生地

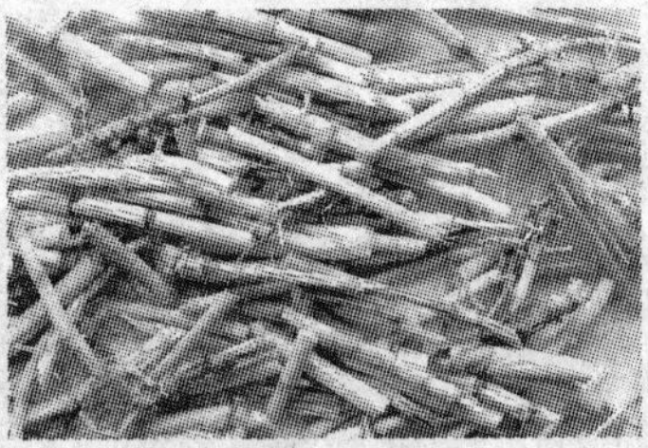

鲜白茅根

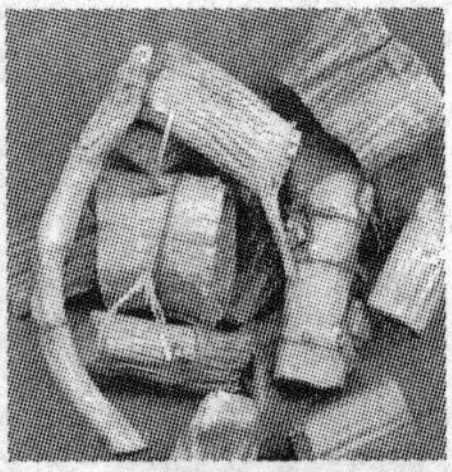

鲜芦根

（3）鲜藕汁饮：鲜藕 300 克洗净，磨烂挤汁约 50～100 毫升；每次 50 毫升，用少量白糖调匀、炖滚后服。可清热解暑，凉血止血。

（4）黄花菜瘦肉汤：黄花菜30克（干品，浸泡洗净），瘦猪肉100克，蜜枣2枚，同入锅内，加水适量慢火1小时，以盐调味后食用。有清热平肝、润燥、止鼻血之效。

（5）阿胶炖瘦肉：阿胶6克，瘦肉30克（切片），同放碗内，加适量开水，加盖隔水炖1小时，入少许食盐调味食用。有滋阴养血、止鼻血功能。

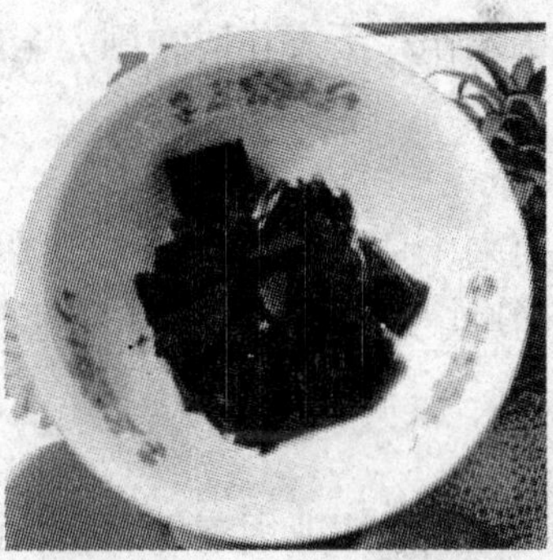

（五）鼻炎

概述

鼻炎（Rhinitis）指的是鼻腔粘膜和粘膜下组织的炎症。表现为充血或者水肿，患者经常会出现鼻塞，流清水涕，鼻痒，喉部不适，咳嗽等症状。鼻腔分泌的稀薄液体样物质称为鼻涕或者鼻腔分泌物，其作用是帮助清除灰尘，细菌以保持肺部的健康。通常情况下，混合细菌和灰尘的鼻涕后吸至咽喉并最终进入胃内，因其分泌量很少，一般不会引起人们的注意。当鼻内出现炎症时，鼻腔内可以分泌大量的鼻涕，并可以因感染而变成黄色，流经咽喉时可以引起咳嗽，鼻涕量十分多时还可以经前鼻孔流出。

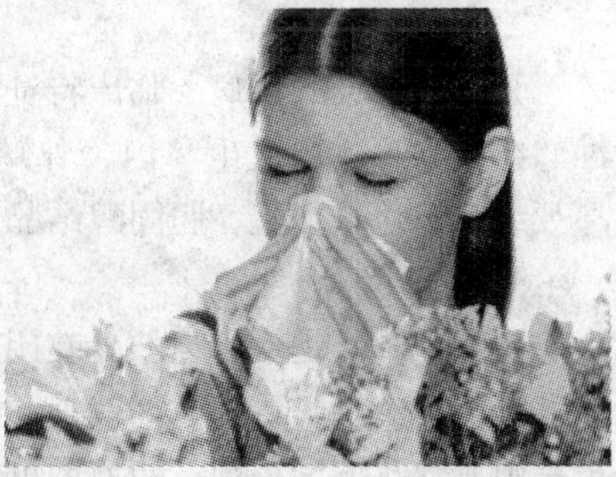

分类

1. 急性鼻炎

急性感染所致，俗称“伤风”或“感冒”，可有全身症状；以秋冬或冬春季之交多见。病情一般经过7～14

天便逐渐好转。抵抗力强者可不治自愈。

2. 慢性鼻炎

是常见的多发病，由急性鼻炎发展而来。与合并细菌继发感染、治疗不彻底和反复发作有关。

3. 过敏性鼻炎

是鼻腔粘膜对吸入空气中的某些成分高度敏感所致。它的症状与感冒很相似，但一日内可多次发作；不发作时，则完全正常。过敏性鼻炎的发作有时与季节密切相关。

4. 慢性肥厚性鼻炎

由慢性单纯性鼻炎而来，是长期慢性炎症、淤血而使鼻粘膜、鼻甲出现增生所致。此时粘膜增厚、组织弹性下降、鼻腔通气能力差，从而危害鼻的生理功能。

5. 干燥性鼻炎

干燥性鼻炎的发生与气候和职业因素等有密切的关系。系鼻粘膜长期受刺激而发生粘液腺体萎缩、分泌减少引起，粘膜因而干燥甚至有浅表糜烂。

6. 萎缩性鼻炎

主要是鼻粘膜、骨膜和鼻甲骨萎缩；由于鼻组织萎缩，虽然鼻腔比较宽大，但鼻粘膜却丧失其正常的生理功能，且因鼻内干痂形成，患者仍感通气不畅。当有细菌感染时，其毒素及排泄物等产生恶臭气味。

7. 干酪性鼻炎

是一种罕见的鼻病。临床特征为鼻内干酪样物积聚，有恶臭，日久侵蚀软组织和骨质，发生鼻内、外畸形。在干酪样物质中发现有脱落上皮、坏死组织、化脓细胞、胆固醇结晶及霉菌样微生物。

8. 药物性鼻炎

药物性鼻炎是不恰当的鼻腔用药长期持续作用的结果，也可理解为是一种慢性鼻炎。其致病原因就是不恰当的鼻腔用药，包括使用作用强烈的鼻粘膜血管收缩滴鼻剂、药液浓度过高、非等渗药液、用药过量或长期用药等。这些均会损害鼻粘膜纤毛的结构，从而影响鼻粘膜的生理功能，产生临床病症。

9. 变态反应性鼻炎

俗称过敏性鼻炎，其主要症状是突然鼻痒、打喷嚏、流清涕、鼻塞，且反复发作。一年四季均犯病者叫常年性变态反应性鼻炎，仅在固定的季节中发作者叫季节性变态反应性鼻炎。前者主要由屋内灰尘、螨虫、霉菌及棉絮等引起，后者主要由花粉引起。该病属Ⅰ型变态反应性疾病。特点是症状发生快而突然，所以又称为速发型。当过敏者与过敏物质接触后，体内会产生免疫球蛋白 E（IgE)。IgE 形成后就吸附在嗜碱性细胞表面，使机体致敏。当再次接触同一过敏物质后，该物质和 IgE 结合，激活了嗜碱性细胞内的酶，释放出组胺、慢反应物质等介质，作用于某些组织，而引起一系列症状。当变态反应性鼻炎发作时，可见鼻粘膜苍白、水肿，鼻内大量清鼻涕存留。花粉症与某些花粉的飘散期有关，在中国北方地区，多于7~9 月发作，以蒿属植物为主。除鼻部症状外，可有眼、耳、咽及皮肤瘙痒或哮喘等。常年性者需行实验室检查，以便和他种慢性鼻炎相鉴别。这种患者常被误认为是患伤风感冒、急性鼻炎。

10. 季节性鼻炎

又称为“花粉症”，其发病有明显的季节性，春秋两季是高发季节。鼻子对这种冷热交替过快的气候变化适应能力较差，在还没有适应冷空气的情况下，就容易诱发季节性鼻炎。季节性过敏性鼻炎并不是注意保暖就可以预防的，还需加强鼻子对冷空气的适应能力。秋冬季节，洗脸时多用冷水冲洗鼻子，能加强鼻子对冷空气的适应能力，相反，经常用温水或热水洗脸的人，更容易在天气突然变冷的气节诱发季节性鼻炎。

病因

1. 遗传因素

有变态反应家族史者易患此病。患者家庭多有哮喘、荨麻疹或药物过敏史。以往称此患者为特应性个体，其体内产生 IgE 抗体的能力高于正常人。但近年有作者发现，孪生与普通人群中的发病率无显著差异。

2. 鼻粘膜易感性

易感性的产生源于抗原物质的经常刺激，但其易感程度则视鼻粘膜组织中肥大细胞、嗜碱性粒细胞的数量和释放化学介质的能力而定。现已证实，变应性鼻为炎患者鼻粘膜中上述细胞数量不仅高于正常人，且有较强释放化学介质的能力。

3. 抗原物质

刺激机体产生 IgE 抗体的抗原物质称为变应原。该变应原物质再次进入鼻粘膜便与相应的 IgE 结合而引起变态反应。引起本病的变应原按其进入人体的方式分为吸入性和食物性两大类：

（1）吸入性变应原

通过呼吸吸入鼻腔。此类变应原多悬浮于空气中。如花粉、真菌、屋尘螨、动物皮屑、羽毛、室内尘土。

（2）食入性变应原

指由消化道进入人体而引起鼻部症状的变应原物质。期作用于鼻粘膜的方式十分复杂，至今仍不甚清楚，牛奶、蛋类、鱼虾、肉类、水果，甚至某种蔬菜，都可成为变应原。

治疗

鼻炎的治疗方法有很多，但鼻炎治疗时具体采用何种方法需要医院耳鼻喉科医生根据实际情况来决定。一般的药物治疗可以对过敏性鼻炎起到较好的治疗效果，但对于严重的过敏性鼻炎，可以采用其它相关的治疗方法。

1. 口服药物

主要是对鼻炎的原发病因进行治疗，根据不同的鼻炎，用药有所区别，过敏性鼻炎需要抗过敏治疗，如息斯敏，扑尔敏等。一般的慢性鼻炎可以服用霍胆丸，种种鼻炎片等。萎缩性鼻炎则需要服用维生素类药物。

2. 局部滴鼻药物

滴鼻药物一般主要用来缓解鼻炎的症状，鼻油可以缓解干燥性鼻炎的干燥，呋麻合剂则可以缓解鼻腔阻塞，磺麻滴鼻液可治疗急慢性鼻炎和鼻窦炎激素类滴鼻液则有助于减轻过敏性鼻炎的打喷嚏流清水涕等症状。

3. 低温等离子射频治疗鼻炎

适用症同激光和微波，但损伤和副作用比较小。

4. 手术

手术主要用于药物无法治疗后效果不明显的鼻炎，可以解决鼻塞。适用于鼻甲肥大导致的鼻腔阻塞，或者鼻腔极度干燥的萎缩性鼻炎等。可考虑行鼻内镜下鼻甲黏膜下成形术使鼻气道恢复通畅，可以最大限度地避免黏膜损伤，符合微创的原则。

5. 激光或者微波治疗

适用于鼻腔阻塞，并对打喷嚏有愿一定的好处。一般不解决流鼻涕的问题。

自我按摩治疗

慢性鼻炎是指鼻腔和粘膜下层的慢性炎症。长期呼吸不洁净的空气是引起慢性鼻炎的重要原因，而患感冒及贫血、糖尿病、风湿病、便秘等疾病，也会因为鼻腔血管长期瘀血扩张而造成慢性鼻炎。

慢性鼻炎不仅鼻塞、香臭不分，而且会因为呼吸不畅而引起头痛、头昏等，让人精神萎靡不振。常用的按摩方法可以通过刺激经络、腧穴，来改善鼻部血液循环，使鼻腔通畅。

1. 揉捏鼻部

用手指在鼻部两侧自上而下反复揉捏鼻部 5 分钟，然后轻轻点按迎香（鼻唇沟中，平鼻翼外缘中点处）和上迎香（鼻唇沟上端尽头各）各 1 分钟。

2. 推按经穴

依序拇指交替推印堂（两眉中间）50 次，用手的大鱼际从前额分别推抹到两侧太阳穴（外眼角与眉梢连线中点）处 1 分钟，按揉手太阴肺经的中府（胸前正中线旁开 6 寸，平第一肋间隙）、尺泽（肘横纹上，肱二头肌腱桡侧）、合谷（在一、二掌骨间，平第二掌骨中点处）各 1 分钟，最后按揉风池（颈后侧胸锁乳突肌和斜方肌相交处凹陷中）1 分钟。

3. 提拿肩颈

用手掌抓捏颈后正中的督脉经穴，以及背部后正中线两侧的经穴，自上而下，反复 4 ~ 6 次。再从颈部向两侧肩部做提拿动作。重占提揉肩井穴（两手交叉搭肩，中指尖下处），做 3 分钟，按揉肺俞穴（第 3 胸椎棘突下旁开 1.5 寸）1 分钟。

4. 揉擦背部

用手掌在上背来回摩擦按揉，感觉到皮肤透热时为度。

以上按摩手法每天做 1 次，10 次为一疗程。

预防

经医学研究证实，多数鼻炎的病因均为鼻腔排毒系统功能不正常所致，即鼻纤毛因外界诱发因素而降低摆动频率，导致病毒停留在鼻腔内的时间增长，进而得以增殖并超过人体能承受的数量而致病。

综合预防与治疗鼻部疾病最简单也是最有效的治疗法是生理盐水洗鼻法。通过定时，如早晚，冲洗鼻腔，帮助鼻纤毛清理有害物质，从而使鼻腔细菌数量保持在正常范围内，或降低细菌数量避免恶性循环并逐步消除炎症。

（1）注意工作、生活环境的空气清净，避免接触灰尘及化学气体特别是有害气体。

（2）加强营养，增强正气。

（3）加强锻炼，提高身体素质。通过运动，可使血液循环改善，鼻甲内的血流不致阻滞。经常运动，

（4）改掉挖鼻的不良习惯。

（5）及时矫正一切鼻腔的畸形。如鼻中隔偏曲等。

（6）根治病灶，彻底治疗扁桃体炎、鼻窦炎等慢性疾病。

（7）慎用鼻粘膜收缩剂，尤其不要长期不间断使用。（滴鼻净、麻黄素、必通、呋麻滴鼻液等）。

（8）减少冷空气对鼻粘膜的刺激，适当时候注意戴上口罩。洗澡后应尽量擦干头发再进行睡眠，避免感冒。

（9）注意保暖，气候转变极易感冒引发鼻炎。季节转换注意观看天气预报及时进行适当添衣。

（10）盐水洗鼻，可以有效预防鼻炎。

民间偏方

（1）苍耳子30~40个，轻轻捶破，放入小铝锅内，加入麻油50克，文火煎炸苍耳子，待苍耳子炸枯时，滤取药油装入清洁瓶内备用。用时以消毒小棉球沾药油少许涂于鼻腔内，每日2~3次，两周为一疗程。

注：药油涂入鼻腔时，应尽量涂进鼻腔深部。使用本法应持之以恒，尽量不要间断，治愈为止。

（2）上等龙井茶30克，川黄柏6克，共研细末，以少许药粉嗅入鼻内，每日多次。具有清热泻火、解毒排脓之功效。主治鼻窦炎、鼻塞伴脓性分泌物自觉鼻臭等症。

（3）孩儿茶适量，研为细末，吹鼻，每日3次。具有清热化痰、消肿排脓之功效。主治鼻窦炎流脓者。

（4）苦壶卢30克将上药捣碎并置于净瓶中，以150毫升好酒浸之，1周后开封，去渣备用。用时取少许滴入鼻中，每日4次。可通窍。主治鼻塞、眼目昏痛等。

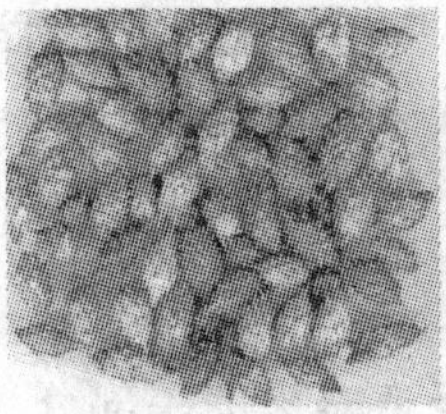
苍耳子

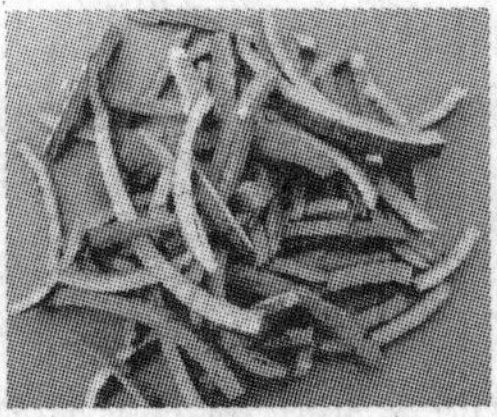
川黄柏

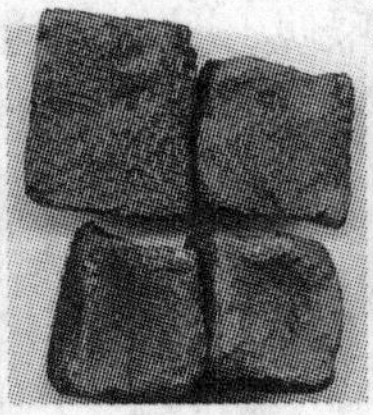
孩儿茶

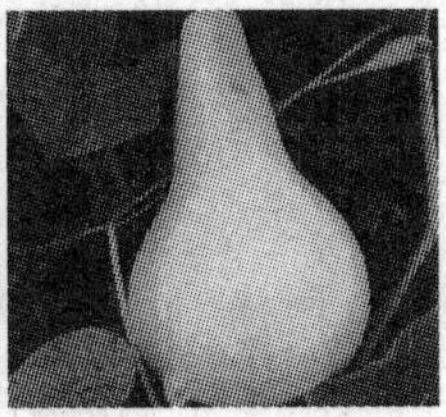
苦壶卢

（5）老干丝瓜末方：老干丝瓜2条，烧灰研末保存。每次服15克，每日早晨用开水送服。可化淤、解毒。主鼻窦炎、副鼻窦炎流臭鼻涕者。

（6）蜂巢1片，经常嚼食之，10分钟左右吐渣，一日3次。主治过敏性鼻炎、鼻窦炎。

（7）辛夷花15克，鸡蛋2枚。辛夷花、鸡蛋加水适量同煮，蛋熟后去壳再煮片刻即可，饮汤吃蛋。可解毒、消炎。主治慢性鼻窦炎、各种鼻炎。

（8）芝麻油适量，每侧鼻腔滴2滴，每日2次。具有润燥、清热、消肿之功效。主治萎缩性鼻炎、鼻炎秋季发作干燥难受者。

（9）鲜大蓟根60克，鸡蛋3枚。加水同煮至蛋熟即可。每日1次，连服1周。具有润肺解毒，育阴止血之功效。主治由肺经伏火引起的鼻窦炎、鼻出血等。

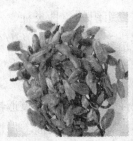

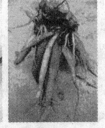

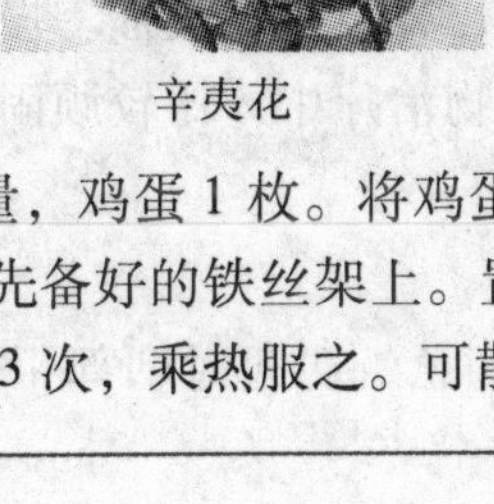
辛夷花

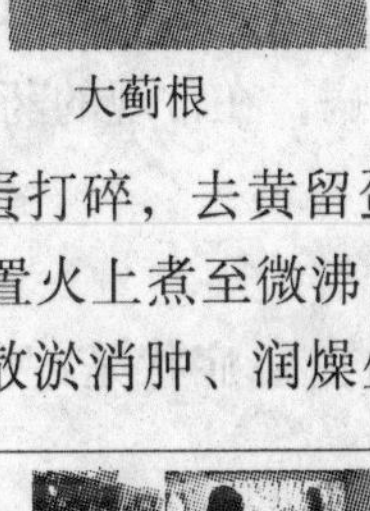
大蓟根

（10）米醋适量，鸡蛋1枚。将鸡蛋打碎，去黄留蛋清在蛋壳内，注入醋，放在一个预先备好的铁丝架上。置火上煮至微沸，取下放凉，再置火上煮微沸，如此3次，乘热服之。可散淤消肿、润燥生津。主治由肺经

郁热所引起的咽痛、鼻疮、干呕、头痛

（11）取未成熟的小白萝卜，除去表皮，刮取最辛辣的一层萝卜皮，用手挤成萝卜水，滴入鼻中，一次看量，知道鼻子感觉麻痹则停，注意尽量别让萝卜水流入喉咙，最好是趟在床上，脖子用枕头垫起，这样萝卜水只会进入鼻腔不会进入喉咙。如此约2~4次（每晚一次）就能根治。

（六）咽炎

概述

咽炎是咽部粘膜，粘膜下组织的炎症，常为上呼吸道感染的一部分。依据病程的长短和病理改变性质的不同，分为急性咽炎，慢性咽炎两大类。

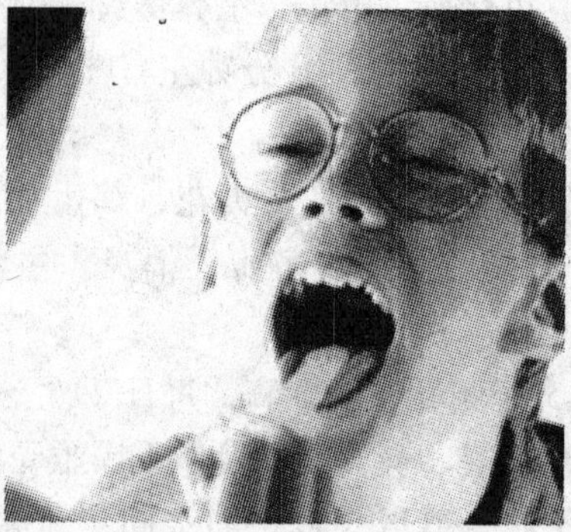

分类

1. 急性咽炎

是咽粘膜，并波及粘膜下及淋巴组织的急性炎症，常继发于急性鼻炎或急性扁桃体之后或为上呼吸道感染之一部分。亦常为全身疾病的局部表现或为急性传染病之前驱症状。

2. 慢性咽炎

主要为咽黏膜慢性炎症，弥漫性炎症常为上呼吸道慢性卡他性炎症的一部分，局限性炎症则多伴有咽淋巴样组织的炎症。慢性咽炎在临床上是一种常见病、多发病，在常规的药物治疗中，比较顽固，且反复发作，以中年人多见。

症状

急性咽喉炎的主要症状是起病急，初起时咽部干燥，灼热；继而疼痛，吞咽唾液时咽痛往往比进食时更为明显；可伴发热，头痛，食欲不振和四肢酸痛；侵及喉部，可伴声嘶和咳嗽。

慢性咽喉炎的主要症状是咽部不适，干、痒、胀，分泌物多而灼痛，易干恶，有异物感，咯之不出，吞之不下。以上症状尤其会在说话稍多、食用刺激性食物后、疲劳或天气变化时加重。

病理

从病理上可分为两类

1. 慢性单纯性及肥厚性咽炎

临床多见，病变主要在咽部黏膜层，黏膜慢性充血，血管周围有淋巴细胞、白细胞及浆细胞浸润，但以淋巴细胞为主，黏膜及黏膜下层结缔组织增生，黏液腺肥大，黏液分泌增多，是射频治疗的适应症。

2. 慢性粒性咽炎及咽侧炎

黏膜有较广泛的淋巴组织增生，淋巴滤泡的上皮变薄，甚至消失，黏液腺周围的淋巴组织增生突起，因此在咽后壁上可见多数颗粒状隆起，甚至连成一片。黏液腺内的炎性渗出物被封闭其中，在淋巴颗粒的顶部形成囊状白点，如果破溃外溢，即见黄色渗出物。咽侧索常肿大（咽侧炎）也为淋巴组织增生的结果，是射频手术的最佳适应症。

危害

咽炎虽不是大病、重病，但因其发病率高，患病人数多，容易被轻视等原因，往往会影响身体健康和人们正常的工作、生活。

1. 急性咽炎的危害

急性咽炎患者除咽痛外，还可出现发热、怕冷、头痛、周身酸痛、食欲差，大便干、口干渴等全身中毒反应。有细菌感染时，血液白细胞数升高。如果咽痛剧烈，影响吞咽，还会造成体内营养、代谢失调。如果治疗不及时，或反复发作，可转为慢性；若感染向上蔓延，波及耳、鼻，可导致急性鼻炎、鼻窦炎，急性中耳炎；向下发展，可侵犯喉、气管等下呼吸道，引起急性喉炎、气管炎、支气管炎及肺炎；若致病菌及毒素侵入血液循环，则可引起全身并发症，如急性肾炎、脓毒血症、风湿病等，对身体危害极大。

2. 慢性咽炎的危害

慢性咽炎的人经常感到咽部不适，稍一受凉、劳累，或讲话多、较长时间没喝水，便觉咽痛、灼热加重，咽痒引起阵阵刺激性咳嗽，影响休息。若是干燥或萎缩性咽炎，则咽干明显，讲话和咽唾液也感费劲，需频频饮水湿润，甚至夜间也需要起床喝几次水，但也只能暂时缓解症状，很快就又感咽干；有的人吃饭时需用汤水才能将干硬的食物咽下去。

导致咽炎的六类常见因素

（1）病原微生物：包括细菌、病毒、螺旋体、立克次体等，是急性咽炎的主要致病因素，可直接来源于空气、饮食，也可间接来源于血液循环和淋巴循环。

（2）物理或化学性刺激：如讲话过多，喜食辛辣、烫热饮食，烟酒过度，化学性气体、粉尘等空气污染，均可损伤咽部粘膜上皮和腺体。破坏局部防御体系。

（3）气候、季节因素：寒冷可造成咽部粘膜血管收缩，吞噬细胞数目减少，局部抵抗力下降；干燥可影响咽部粘液分泌和纤毛蠕动，降低对空气的清洁、加湿作用，直接对咽部粘膜造成刺激和损害；冬春季节气候变化大，室内空气流通差，也容易引起抵抗力下降和致病微生物入侵。

（4）邻近器官疾病：鼻腔；鼻窦、口腔、牙齿、牙龈、喉、气管、支气管等邻近器官的急、慢性炎症，沿着粘膜、粘膜下组织、局部淋巴和血液循环侵犯到咽部，或炎性分泌物反复刺激咽部，或鼻病呼吸受阻而被迫张口呼吸等，均可导致咽炎。

（5）全身疾病：过敏体质或患有全身疾病，如风湿热、痛风、糖尿病，心脏病、贫血、肾炎、气管炎、肺气肿、支气管扩张、结核、肝硬变及消化系统疾病造成的营养不良、便秘等，均可导致全身抵抗力下降、咽部血液循环障碍，进而引发咽炎。

（6）其它：过度疲劳，精神紧张，睡眠不足等也是诱发咽炎的常见因素。

急性咽炎的治疗

急性咽炎的治疗包括一般疗法、局部治疗及抗感染治疗三类，具体如下：

1. 一般疗法

卧床休息，多喝水，吃稀软食物，禁烟酒，不吃辛辣和过于油腻食物，保持大便通畅。上述方法对急性咽炎的早日痊愈十分重要、但往往被病人及家长所忽视而造成病势迁延或并发其他疾病。如果因咽痛而影响进食者，应给予静脉输液，补充营养。咽痛剧烈或体温较高者，可口服APC，每次0.5克，或肌肉注射安痛定、柴胡注射液等。

2. *局部治疗*

含服溶菌酶片、杜灭芬喉片、碘含片、六神丸等；用复方硼砂液、洗必泰漱口液、温淡盐水含漱；发病初期可用1%碘甘油或2%硝酸银液涂擦咽壁，以助炎症消退；雾化或熏气治疗，吸入药气，对局部炎症有效，病人也感到舒适。

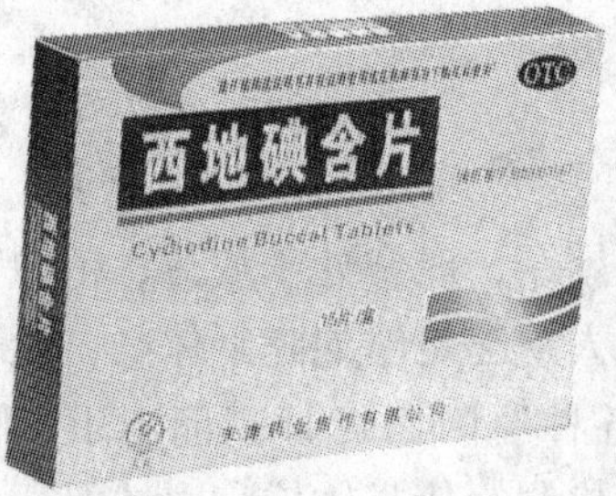

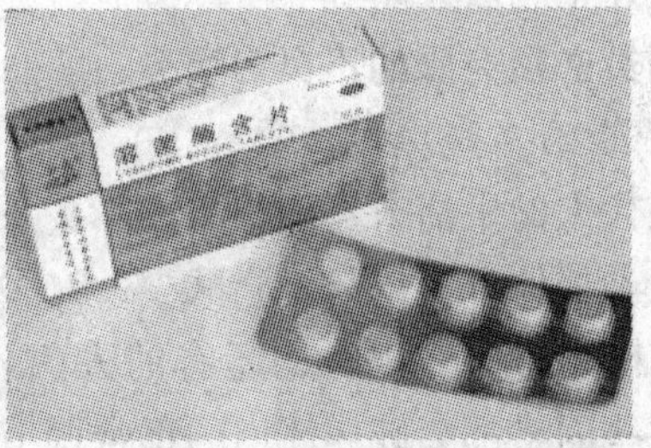

3. *抗感染治疗*

病毒感染者，可选用抗病毒药，如吗啉双胍、金刚胺、干扰素等；细菌感染者，可口服或注射抗生素及磺胺类药物。中药对病毒和细菌感染均有较好疗效。

天气转冷，咽部红肿疼痛为主要症状的病人逐渐增多。咽红、咽痛是耳鼻喉科常见的急性咽病，本病多因病毒感染、细菌传染及环境刺激所致。细菌和病毒通常是通过飞沫或密切接触而传染，环境因素主要是指高温、粉尘、烟雾和有刺激性的气体。本病起病较急，先有咽部干燥、灼热、异物感，随后明显咽痛，空咽时咽痛往往比进食时更加显著。有时疼痛可放射至耳部。全身症状一般较轻，但因年龄、免疫力以及病毒、细菌毒力不同而程度不一，可有发热、头痛、食欲不振或四肢酸痛等，如有上述症状，应及时就诊，及时治疗，避免引起并发症，如中耳炎、鼻窦炎以及上下呼吸道的急性炎症等。若无并发症，一般一周内可愈。

预防

（1）在急性期应及时选用抗病毒、抗菌药物治疗，勿使急性咽喉炎转为慢性，在慢性期抗菌药物一般是不需要的；

（2）及时治疗鼻、口腔、下呼吸道疾病，包括病牙；

（3）勿饮烈性酒和吸烟，饮食时避免辛辣、酸等强刺激调味品；

（4）改善工作生活环境，结合设备的改造，减少粉尘、有害气体对身体的刺激；

（5）生活起居有常，劳逸结合，及时治疗各种慢性疾病，保持每天通便，清晨用淡盐水漱口或少量饮用淡盐水（高血压、肾病患者勿饮盐开水）；

（6）适当控制用声，用声不当、用声过度、长期持续演讲和演唱对咽喉炎治疗不利。

咽炎必须克服的不良习惯

1. 生活不规律

现代人的生活节奏加快，人际关系繁杂，经常处于疲劳、精神紧张的状态，参加体育锻炼的机会减少，许多人缺乏足够的睡眠休息，或晚睡迟起，打破正常生活规律，还有的人因各种原因而终日闷闷不乐，脾气急躁。这些因素都会破坏体内的正常调节机制，使身体抗病力减弱，易受外界致病因素侵犯，使咽部炎症迁延不愈，病情加重。

2. 饮食不合理

如吃饭不能保证时间和质量，或者长时间饥饿，或者暴饮暴食，导致胃肠功能紊乱，影响消化和吸收，造成体质衰弱，容易感冒，加重咽炎。有些人偏食各种肉类和油煎食物，不吃蔬菜，也有些人害怕发胖，只吃蔬菜和少量谷物面食，长期下去，可导致体内营养失去平衡，造成维生素、蛋白质等成分缺乏，体质下降。还有的人喜欢吃过热、过冷、或辛辣刺激食物，或嗜饮烈酒、浓茶，使咽部粘膜经常处于充血状态，加重咽部不适症状。另外，进食过快，食物未经细嚼就吞咽，粗糙食团使咽部负担加重，炎症难以消除，并容易被混杂在食物中的异物（如草棍、鱼刺）扎破粘膜，加重炎症。

3. 其他

如习惯张口呼吸，或不由自主地吭喀干咳，都会加重咽部粘膜的炎症，对其修复十分不利。吸烟对咽部的危害极大，因此有慢性咽炎的人必须戒烟。

注意事项

1. 自疗注意事项

（1）注意劳逸结合，防止受冷，急性期应卧床休息。

（2）经常接触粉尘或化学气体者，应戴口罩、面罩等防护措施。

（3）平时多饮淡盐开水，吃易消化的食物，保持大便通畅。

（4）避免烟、酒、辛辣、过冷、过烫刺激食物。

（5）注意口腔卫生，养成饭后漱口的习惯，使病菌不易生长。

（6）冬苋菜、蜂蜜、番茄、杨桃、柠檬、青果、海带、萝卜、芝麻、生梨、荸荠、白茅根、甘蔗等食品，具有清热退火，润养肺肾阴液的作用，可适量选食

（7）保持室内空气流通。

（8）不要长时间讲话，更忌声嘶力竭地喊叫。

（9）吸烟对咽部的危害极大，因此有慢性咽炎的人必须戒烟。

2. 咽炎患者进补的注意事项

补品是中药的一部分，应用补品必须以中医学的基本理论为指导，辩证施补。补品与其它中药一样，具有寒、热、温、凉四性和咸、酸、苦、甘、辛五味，不同的性味决定了它们对气血阴阳、五脏六腑的不同的调节作用。每一种补品只能适用于一定的体质和病情。

急性咽炎反复发作或慢性咽炎患者多为阴虚之体，病在肺肾，补剂应选寒凉、入肺肾二经之品。咽炎患者进补时还应注意以下两点：

（1）急性咽炎或慢性咽炎急性发作，表证未解时，不宜服用补品，以免诱邪深入，延长病程。表证的表现有恶寒发热、无汗或汗出不畅、头痛、肢体酸痛、苔薄、脉浮，待表证解除后，再酌情服食补品。

（2）实热证者不宜服食补品，以免恋邪不出，延长病程。实热证的表现有咽痛剧烈、咳嗽痰黄、口干口臭、大便秘结、小便黄赤、舌苔厚腻、脉实有力。但是，有些慢性咽炎患者，常常是虚实夹杂，邪实正虚，此时应分清正虚为主，还是邪实为主，对于正虚较严重的，可酌情服食恰当的补品。

在我国利用食物和中药补品来滋补身体，防治疾病，已有悠久的历史。目前，随着人们生活水平的不断提高，越来越多的人开始关心自己的健康，注意改善自己的身体素质。如何选用补品已成了热门话题，有些人对进补的问题缺乏科学的认识和指导，盲目选购和使用补品，非但未达到

治病强身的目的，甚至还会产生副作用。总之，咽炎、慢性咽炎患者选择补品是可用，但要慎用。

（七）扁桃体炎

概述

扁桃体炎是扁桃体的炎症。临床上分为急性和慢性两种，主要症状是咽痛、发热及咽部不适感等。此病可引起耳、鼻以及心、肾、关节等局部或全身的并发症，故应予重视。扁桃体炎的致病原以溶血性链球菌为主，其他如葡萄球菌、肺炎球菌、流感杆菌以及病毒等也可引起。

分类

扁桃体的炎症分为急性和慢性两种。

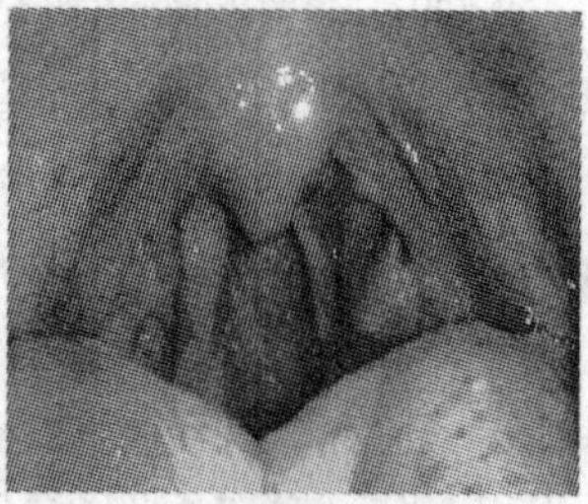

（1）急性扁桃体炎多因溶血性链球菌引起发病。此外，如葡萄球菌、肺炎球菌、流感杆菌及病毒等也可引起。起病较急，有恶寒及高热，吞咽时咽痛尤重，并可引起放射性耳痛，四肢酸痛乏力。检查见扁桃体充血肿大，多数在陷窝口处有黄白色脓性分泌物，滤泡化脓者症状更重，粘膜下有黄白色小脓肿。患者下颌角淋巴结肿大压痛，血中白细胞升高。

（2）慢性扁桃体炎多无明显的自觉症状，可有咽干、异物感等，常有反复急性扁桃体炎发作史，扁桃体过度肥大者可影响呼吸和吞咽。检查见舌腭弓慢性充血，扁桃体慢性充血或有疤痕，陷窝口可有干酪样脓栓，下颌角淋巴结肿大。与急性扁桃体炎需要鉴别的咽部疾患有咽白喉、文桑氏咽峡炎、粘性白细胞减少性咽峡炎、溃疡性咽峡炎、咽部角化症等。扁桃体炎能引起多种并发症，如扁桃体周围脓肿、风湿病、急性肾小球肾炎、关节炎、心肌炎等。对急性扁桃体炎可使用抗生素或磺胺药治疗，此外应休息、通大便、多饮水、服退热止痛药等，常在5~7天恢复。凡反复急性发作或已引起并发症的慢性扁桃体炎，可手术切除，有剥离法和挤切法两种术式。由于扁桃体具有免疫功能，施行手术者较过去减少。

临床表现

急性扁桃体炎有传染性，潜伏期约3~4天，春秋两季发病率较高，青年期发病较多，少年儿童次之，50岁以后很少。症状轻重不一。由病毒引起者，局部及全身症状皆较轻，扁桃体充血，表面无渗出物。由细菌所致者症状较重，起病较急，可有恶寒及高热，体温可达39～40℃。幼儿可因高热而抽搐。咽痛明显，吞咽时尤重，甚至可放射到耳部。病程约7天左右。检查见扁桃体显著肿大、充血、小窝口有黄白色点状脓性渗出物，粘膜下可见因滤泡化脓而形成的黄白色隆起。点状渗出物可连成片，称假膜，但假膜扩展不超出扁桃体范围，易拭去，拭去后粘膜不出血。这点可与咽白喉相鉴别。同时可见下颌角淋巴结肿大，压痛。血中白细胞高，可以出现短暂轻度蛋白尿。

慢性扁桃体炎局部多无明显自觉症状，时有咽干、异物感、发痒等，常有急性发作史。儿童扁桃体过度肥大可影响呼吸和吞咽。若腺样体也大时，则致鼻堵、打鼾。因小窝内细菌及毒素吸收，可致头痛、乏力及低热等。检查可见舌腭弓慢性充血、扁桃体肥大；病程长者，扁桃体不大，甚至萎缩，但小窝口有干酪样脓栓。

诊断

急性扁桃体炎多具有典型临床表现，不难诊断，但应与咽白喉、文桑氏咽峡炎、白血病及猩红热等鉴别。慢性扁桃体炎目前尚无满意的客观诊断方法，主要根据反复急性发作的病史，再结合检查可见扁桃体及舌腭弓慢性充血，扁桃体小窝口有黄白色栓塞物，压挤舌腭弓有脓性物自小窝口排出，扁桃体肥大或缩小表面有瘢痕及粘连等，即可诊断。细菌培养、小窝内脱落细胞学检查及血清抗链球菌溶血素"O"、抗透明质酸酶及抗链激酶等的效价测定，皆可做为诊断的参考。慢性扁桃体炎应与扁桃体生理性肥大（多见于儿童及青少年，无自觉症状及反复急性发作史）、扁桃体角化症、扁桃体肿瘤等鉴别。

治疗

(1) 急性扁桃体炎有传染性，应适当隔离。因本病多为链球菌感染，可使用抗生素或磺胺药。此外，应注意休息、通大便、多饮水、冷流食，并给适量退热止痛药、漱口药水等，多数患者可在1周左右恢复。

(2) 慢性扁桃体炎尚无肯定有效的保守疗法，但中药、扁桃体局部用药、冷冻、理疗等皆有人试用。也可进行扁桃体切除术。过去，为防止扁桃体病灶引起严重并发病，扁桃体切除术甚为普遍。近年由于认识到扁桃体具有免疫功能，对切除扁桃体是否有益发生争议。故手术已较前有所减少。对手术适应症、手术效果及切除扁桃体是否会影响机体免疫功能等也存在不同见解。据近年研究，扁桃体参与体液免疫和细胞免疫，可以产生合成各种免疫球蛋白的B淋巴细胞。因此有人认为切除扁桃体可以影响局部免疫功能，但对全身免疫功能无影响。以下情况可以行扁桃体切除术：①反复急性发作或有扁桃体周围脓肿史者；②可能是引起其他部位病变的原发病灶；③影响正常呼吸或吞咽功能。为防止对免疫功能有不良影响，一般在6岁以前不行扁桃体切除术。影响吞咽及呼吸者，可以切除一侧扁桃体，以解除功能障碍。有出血倾向，继发病活动期手术可能造成继发病恶化以及病人健康条件不允许时，则不应手术。

扁桃体切除主要有两种方式，即剥离法和挤切法。剥离法对周围组织损伤小，可以适用于各种情况，故为多数医生采用。挤切法的最大优点是快，手术可在1~2分钟完成，但对粘连多、有过扁桃体周围脓肿史及可能有血管异常者不宜采用。扁桃体手术本身也可出现并发症，如术后出血、感染、局部损伤等。少数病例术后可出现咽干、咽部淋巴组织代偿性增生等。手术效果与适应症的选择是否恰当，手术操作的好坏及病人的生理、心理状态有关。就疾病本身而言，反复急性发作，扁桃体肥大而致影响正常生理功能，扁桃体周围脓肿和扁桃体良性肿瘤等，疗效肯定。对合并有肾炎、风湿病、低烧等全身性疾病者，其疗效则各家说法不一。扁桃体切除仅是将一个可能的致病原因去除，对其他部位的器质性病变并无作用，也不能影响其他的致病因素。

护理要点

（1）扁桃体一般3~10岁时最大，10岁以后逐渐萎缩，因此儿童时期的扁桃体炎是防治的重点。

（2）加强锻炼，特别是冬季，要多参与户外活动，使身体对寒冷的适应能力增强，减少扁桃体发炎的机会。

（3）保持口腔清洁，吃东西后要漱口。

（4）急性扁桃体炎多为细菌感染所致，特别是化脓菌，如链球菌、金黄色葡萄球菌等，因此必须使用抗生素，其中青霉素类最有效，根据炎症的轻重程度可选择口服或静脉注射。

（5）慢性扁桃体炎或扁桃体肥大可作扁桃体切除，现在多采用扁桃体快速挤切术，手术时先在病儿嘴内喷表面麻醉药，稍等一会儿，病儿的咽部感觉就会迟钝，再让他躺在床上，医生使用一种叫挤切刀的器械，在病儿张口的一瞬间就能将扁桃体全部切除。手术十分迅速，病儿还未感觉疼痛，手术就完成了，病儿一直清醒，所以能马上吃冷食，目的是促进血管收缩，预防术后出血。手术不需住院，术后门诊观察 1～2 小时便可以回家。

（6）术后 1～2 周内吃半流质饮食，如面片，鸡蛋糕。

（7）手术切除以后并非完事大吉，还能再得咽炎。所以理想的方法是尽量不切除。

预防与调养

（1）慢性扁桃体炎的病人应养成良好的生活习惯，保证充足的睡眠时间，随天气变化及时增减衣服，去除室内潮湿的空气，都是重要的。对于患病儿童，应养成不挑食、不过食的良好习惯。

（2）坚持锻炼身体，提高机体抵抗疾病的能力，不过度操劳，若劳累后应及时调整休息。戒除烟酒，是预防慢性扁桃体炎的重要一点。

（3）患扁桃体急性炎症应彻底治愈，以免留下后患。

（4）预防各类传染病、流行病。流食或半流食，发热高者可用酒精擦浴，协助降温。

儿童扁桃体不要轻易切除

扁桃体又叫扁桃腺，在人的口腔中左右各一，位于口咽两侧，腭舌弓和腭咽弓之间的三角形间隙内，是咽部最大的淋巴组织，对儿童来说是个重要的免疫器官。受到外界炎症刺激后，参与细胞免疫和体液免疫，扁桃体产生的免疫球蛋白免疫力强，能抑制细菌对呼吸道黏膜的粘附、生长和扩散，对病毒起抑制扩散和中和作用，能对付侵入机体的各种致病微生物，起到抗病作用，被称为人体的“健康卫士”。

当机体抵抗力降低时，细菌便会兴风作浪，侵犯扁桃体，引起扁桃体发炎。患儿表现为嗓子疼痛，在吃东西或咳嗽时疼痛加重，有时候还可以引起耳朵疼痛和听力下降。儿童患扁桃体炎后常常头痛、发热、乏力、四肢酸痛，不愿吃东西，一般持续四五天后症状才会减轻。

扁桃体炎如果经常反复发作，会变成慢性扁桃体炎，这就成了病灶性扁桃体炎了，容易继发全身感染，如心肌炎、肾炎、风湿性关节炎等，扁桃体又成了全身疾病的“罪魁祸首”。

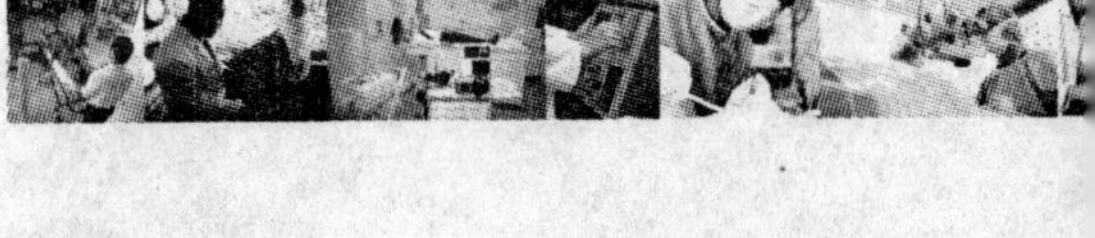

那么什么样的扁桃体应该切除呢？对于扁桃体我们不要无原则地轻易切除，也不要一味姑息保守，要分清其适应症和禁忌症。

一般认为：6 岁以下的儿童扁桃体有重要的生理功能，任意切除将降低机体免疫力，一般不实行手术。在炎症期，为了避免炎症扩散和术中、术后出血，也不宜手术，患有血液病及影响凝血功能疾病时，要禁忌手术，当扁桃体经常发炎影响了呼吸、发音和鼻子通气时；儿童因扁桃体经常发炎而明显影响身体发育者；或者扁桃体虽不经常发炎，但每次发病都明显地和风湿性关节炎、心脏病及肾炎有密切关系者，以及扁桃体上生有肿瘤、结石时，都应手术切除。

儿童扁桃体手术目前采取挤切法，这种手术很简单，门诊就可以做，几分钟就可完成，患儿的痛苦并不大。

三、口腔病

（一）口腔溃疡

概述

口腔溃疡，又称为“口疮”，是发生在口腔粘膜上的表浅性溃疡，大小可从米粒至黄豆大小、成圆形或卵圆形，溃疡面为口腔溃疡凹、周围充血，可因刺激性食物引发疼痛，一般一至两个星期可以自愈。口腔溃疡成周期性反复发生，医学上称“复发性口腔溃疡”。可一年发病数次，也可以一个月发病几次，甚至新旧病变交替出现。

分类

临床上分为三种类型：复发性轻型口腔溃疡、复发性口炎性口腔溃疡和复发性坏死性粘膜腺周围炎

诊断

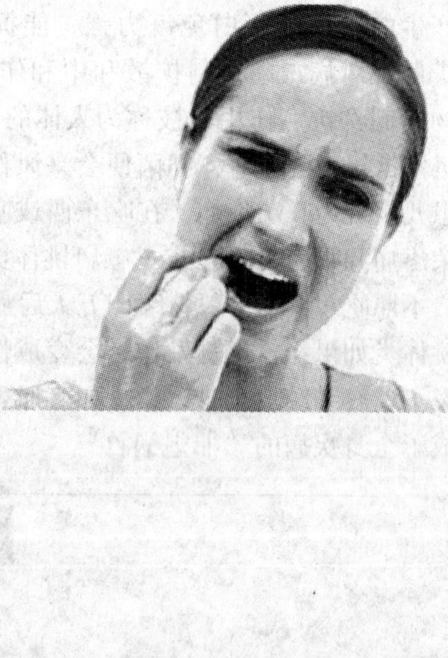

口腔粘膜溃疡和糜烂虽然都是口腔粘膜疾病中常见的症状，但是全不同的两回事，首先在临床表现上糜烂

与浅表溃疡是有区别的。口腔溃疡可由全身或局部因素引起，各种溃疡虽有上皮内或上皮下，浅层或深层，急性或慢性，良性与恶性之分，但都有凹陷性；外形规则，呈圆或椭圆形；边界分明，与周围正常粘膜“经纬分明”。而口腔糜烂，临床表现为与正常粘膜表面齐平的充血和糜烂，并无凹陷，上覆渗出性假膜，形状多样，并不规则，与周围正常粘膜间界限不清。其次，两者的病程和预后不一样。溃疡一般病程较短，一旦愈合，就“干脆利落”，浅在的和良性的溃疡愈合后都无瘢痕，但深及肌层的溃疡和恶性口腔溃疡例外。糜烂一般病程较长，反复迁延，而且愈合过程“拖泥带水”，但糜烂一般不留瘢痕。最后两者在显微镜下的表现不一样。溃疡表现为上皮连续性有中断，糜烂比较浅表而无上皮连续性的中断。当溃疡和糜烂不太典型时，鉴别就会有难度，但只要细心观察，一般来说还是可以区别的。值得提出的是，这两种病损是可以相互转化或两者同时存在。

如何鉴别良性溃疡和恶性溃疡

人的一生中，发生口腔溃疡的概率几乎为100%。口腔溃疡又确确实实有癌变的可能。因此，鉴别溃疡的良、恶性实在是人人关心的问题。就是否会恶变而言，良性口腔溃疡是指不会变癌的口腔溃疡，恶性口腔溃疡则相反。那么如何来区分良性口腔溃疡和恶性口腔溃疡呢？

首先以溃疡愈合时间来区分。良性口腔溃疡一般数天至数周可以愈合，而恶性口腔溃疡则呈进行性发展，数月甚至年余不愈合。其次可以形态区分。良性口腔溃疡一般形态比较规则，圆、椭圆或呈线条形，边缘整齐，清楚，与周围组织分界清，凹陷的基底部较平滑，摸上去柔软，疼痛明显。而恶性口腔溃疡形态多不规则，边界不清，边缘隆起呈凹凸不平状，溃疡底部不平，呈颗粒状，触之质硬韧，明显区别于正常粘膜，溃疡疼痛反而不甚明显。第三可以病程规律区分。良性口腔溃疡常常反复发生，有自限性，恶性口腔溃疡却无复发史，一旦发病，就迟迟不愈合。第四可以全身情况区别。良性口腔溃疡全身症状少见，颈部淋巴结不肿大或虽肿大但不硬不粘连。恶性口腔溃疡则相反，有的甚至有恶病质。最后可根据对药物的敏感程度作出判断。良性口腔溃疡一般用消炎防腐类药物后效果明显，愈合加快，而恶性口腔溃疡则常常对药物“不理不睬”，疗效不明显。

治疗

1. 常用方法

一般患者用药当天止痛，1 个月内痊愈。对口腔溃疡的治疗方法虽然很多，但基本上都是对症治疗，目的主要是减轻疼痛或减少复发次数，但不能完全控制复发，所以预防本病尤为重要。

平常应注意保持口腔清洁，常用淡盐水漱口，戒除烟酒，生活起居有规律，保证充足的睡眠。坚持体育锻炼，饮食清淡，多吃蔬菜水果，少食辛辣、厚味的刺激性食品，保持大便通畅。妇女经期前后要注意休息，保持心情愉快，避免过度疲劳，饮食要清淡，多吃水果、新鲜蔬菜，多饮水等等，以减少口疮发生的机会。

需要提醒的是，口腔内经久不愈的溃疡，由于经常受到咀嚼、说话的刺激，日久也有可能会发生癌变。特别是在与牙齿接触的那些部位，如存在着未拔除的残存破损的牙齿，或者佩戴的假牙制作不合适，其锐利边缘不断刺激，刮破了黏膜，产生溃疡，如不去除刺激因素，溃疡不但不会痊愈，还会日益加重。这种经久不愈的溃疡，也有可能是一种癌前病损，极易癌变。如果你经常罹患口腔溃疡的话，就需要注意上述的问题。

口腔溃疡的病因为病毒感染。这类病毒属于原发性病毒，人们被感染后病毒进入人体内，并藏在表皮下的血管里，在细胞核中繁殖，当身体免疫系统异常时，这些病毒会特别活跃，溃疡也会明显恶化。

有了口腔溃疡不要一概轻视，如有可疑就应及时到医院检查，必要时行病理检查，以明确诊断，再做相应的治疗。切不可粗心大意，延误治疗时机。

2. 常用药物有

（1）华素片：又名西地碘含片，主要成分为分子碘，在唾液作用下迅速释放，直接卤化菌体蛋白质，杀灭各种微生物。直接含化即可。

（2）六神丸：取六神丸 1 支（30 粒）碾碎成粉，加 2 毫升凉开水浸透成稀糊液备用。用前先清洁患者口腔，然后用细长棉签蘸上六神丸液涂于溃疡面，以餐前1～15分钟用药为佳，每天 3 次，睡前加用 1 次。一般用药 5 分钟即可起到止痛效果。小溃疡 1。2 天可痊愈，溃疡面较大者 5 天痊愈。

（3）云南白药：用云南白药外敷口腔溃疡创面，一日 2 次，一般 2～3 天痊愈。

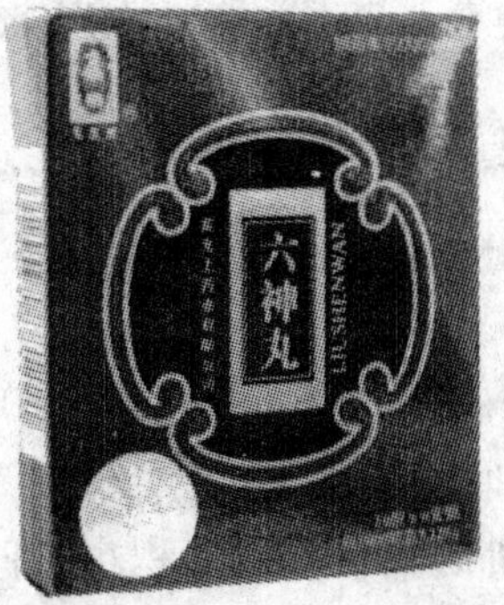

（4）维生素C：将维生素C药片1~2片压碎，澈于溃疡面上，闭口片刻，每日2次。

甲氰咪胍：将甲氰咪胍1~2片研成细末，用棉签蘸药粉涂于溃疡面上，10分钟内不要饮水，每日2次。

（5）庆大霉素：用消毒棉签蘸取庆大霉素4万单位2毫升注射液轻涂口腔内溃疡面，数分钟后再涂一次，每日4次，即三餐后和睡前，漱口后涂上药液，一般2~3日即愈合。

（6）清火中药药方：甘草5g，砂仁5g，竹叶10g，黄柏10g，下3~4碗水，煎至一碗左右，再加少许水继续煎，后反复一次，煎至一碗左右，即可服用。一副药分两次喝，早晚各一次。

3. *局部治疗法*

口腔溃疡的病因较复杂，临床治疗要根据不同的诱因，针对性地治疗，才能获得好的疗效。如：解除精神紧张的压力、镇静、安眠、戒烟、酒等；有消化道疾患的要治疗相应的疾病，增加机体的抵抗力，对于溃疡局部，可采用局部涂擦止痛，消炎，促进愈合的药物。如：鱼肝油糊剂，强的松糊剂，养阴生肌散，溃疡膏等，或者在进食前局部涂擦局部麻药，以减轻疼痛。

主要目的是消炎、止痛、促进溃疡愈合，治疗方法较多，根据病情选用：

（1）含漱剂0.25%金霉素溶液，1：5000氯已定洗必泰溶液，1：5000高锰酸钾溶液，1：5000呋喃西林溶液等。

（2）含片杜米芬含片，溶菌酶含片，氯已定含片。

（3）散剂冰硼散，锡类散，青黛散，养阴生肌散，黄连散等是中医传统治疗口腔溃疡的主要药。此外，复方倍他米松撒布亦有消炎、止痛、促进溃疡愈合作用。

（4）药膜其基质中含有抗生素及可的松等药物，用时先将溃疡处擦干、剪下与病变面积大小相近的药膜，贴于溃疡上，有减轻疼痛、保护溃疡面、促进愈合的作用。

（5）止痛剂有0.5%～1%普鲁卡因液，0.5%～1%达克罗宁液，0.5%～1%地卡因液，用时涂于溃疡面上，连续2次用于进食前暂时止痛。

（6）烧灼法适用于溃疡数目少，面积小且间歇期长者。方法是先用2%地卡因表面麻醉后，隔湿、擦干溃疡面用一面积小于溃疡面的小棉球蘸上10%硝酸银液或50%三氮醋酸酊或碘酚液，放于溃疡面上，至表面发白为度。这些药物可使溃疡面上蛋白质沉淀而形成薄膜保护溃疡面，促进愈合，操作时应注意药液不能蘸得太多，不能烧灼邻近健康组织。

（7）局部封闭适用于腺周口疮。以2.5%醋酸泼尼龙混悬液0.5～1ml加入1%普鲁卡因液1ml注射于溃疡下部组织内，每周1～2次，共用2～4次，有加速溃疡愈合作用。

预防

口腔溃疡在很大程度上与个人身体体质有关，因此要想完全避免其发生可能性不大，但如果尽量避免诱发因素，仍可降低发生率。

具体措施是：

（1）注意口腔卫生，避免损伤口腔黏膜，避免辛辣性食物和局部刺激。

（2）保持心情舒畅，乐观开朗，避免事情和着急。

（3）保证充足的睡眠时间，避免过度疲劳。

（4）注意生活规律性和营养均衡性，养成一定排便习惯，防止便秘。

人一旦感冒、情绪低落、身体疲倦或免疫力下降时，病毒就容易发作，引起口腔溃疡。如果您想尽快远离口腔溃疡的困扰，请注意以下几条建议。

（1）很多患有口腔溃疡的人都是在过度劳累后发病或加重的，尤其是现代人生活紧张、精神压力大，口腔溃疡可以说是一种因生活状态不佳导致的“文明病”，因此要适当减压，放松精神，避免过劳保证充足睡眠很重要。

（2）冬季感冒流行时，建议您喝上几包板蓝根，杀杀感冒病毒，同时也可以有预防口腔溃疡的功效。如果您已有口腔溃疡了，可用淡盐水或茶水漱口，保持口腔湿润，有利于其治疗。

（3）患口腔溃疡的女性多于男性，尤其在月经前夕容易患口腔溃疡，说明口腔溃疡的发生与女性体内的雌激素有关，即一旦体内雌激素减少，就容易患口腔溃疡。因此女性朋友们一定要注意保养，不要过度减肥，每日饮食要摄入足够的蛋白质，要经常食用能补充雌激素的天然食物，如大豆、洋葱等，这样才能维持体内雌激素的正常分泌。

（4）如果您在试用了某种新牙膏，或吃了某种从没吃过的食物之后患了口腔溃疡，要考虑是不是过敏引起的，要立即停用停吃。另外，建议用温水漱口，然后将少量原汁蜂蜜敷在溃疡面，多次重复，第二天溃疡就会明显好转。

（5）口腔溃疡发病时多伴有便秘、口臭等现象，因此应注意排便通畅。要多吃新鲜水果和蔬菜，还要多饮水，至少每天要饮1000毫升水，这样可以清理肠胃，防治便秘，有利于口腔溃疡的恢复。

（6）口腔溃疡多半也伴维生素B2的缺乏，用维生素B2、B6等维生素B群治疗都是有效的。各种新鲜蔬菜和水果中都含有丰富的维生素和矿物质，因此可多吃黄色和深绿色的果蔬，至少每天要食用500克蔬菜和水果，以补充缺乏的维生素。此外还应通过饮食牛奶、鸡蛋、小麦胚芽等食物来补充维生素A、锌等。

（7）口腔溃疡也被认为是身体变弱的信号，因此您不应忽略加强运动，改善体质。

总之，“日行八千步，夜眠八小时，三餐八种菜，不少八杯水”，不仅能使您远离口腔溃疡，还会远离其它疾病，永保健康。

预防口腔溃疡的10个小技巧

（1）食物选择法：避免吃研磨后的食物，如面包末、玉米或土豆片；少吃酸性食物如柑橘、西红柿或坚果；少吃过辣或过咸的食物；避免吃坚硬的、太烫的食物和口香糖。

（2）蜜汁含漱法：可用10%的蜜汁含漱，能消淡、止痛、促进细胞再生。

（3）木耳疗法：取白木耳、黑木耳、山楂各10克，水煎，喝汤吃木耳，每日1～2次，可治口腔溃疡。

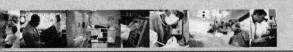

（4）苦瓜疗法：取鲜苦瓜160克，开水冲泡，代茶饮。1日1剂，一般连用3～5日可显效。

（5）核桃疗法：天天取核桃壳10个左右，用水煎汤口服，一日3次，连续3天，就可治愈口腔溃疡。

（6）白菜根疗法：取白菜根60克，蒜苗15克，大枣10个，水煎服，每日1～2次，可治口腔溃疡。

（7）苹果疗法：取一个苹果（梨水也可以）削成片放至容器内，加入冷水（没过要煮的苹果或梨）加热至沸，待其稍凉后同酒一起含在口中片刻再食用，连用几天即可治愈。

（8）姜水代茶漱口法：口腔溃疡用热姜水代茶漱口，每日2～3次，一般6～9次溃疡面即可收敛。

（9）小心清洁法：用软毛的牙刷全面刷牙，保持口腔清洁。

（10）不良习惯节制法：停止吸烟、少喝酒。

口腔溃疡应如何自我护理

患了溃疡应先到口腔专科医院检查确诊，采取有效治疗方法。还应注意以下几点：

（1）避免和去除一切局部刺激因素；

（2）患者强调戒烟、戒酒及忌用辛辣刺激饮食；

（3）生活起居规律，心情舒畅，加强身体锻炼，提高机体抗病力；

（4）合理调配饮食，饮食宜清淡易消化，并富含高热量、高蛋白，多吃新鲜蔬菜及水果；如病人饮食不便，可用鼻饲法；

（5）做好心理护理工作，因长期反复损害，往往患者失去治愈的信心，甚至对生活、工作、前途忧虑重重，应鼓励病人树立战胜疾病的决心和信心；

（6）定期复查，一旦发现有癌变倾向，应及时积极治疗。

（7）对于一般性溃疡，也可自行局部涂敷锡类散、青梅散、溃疡糊剂等药物。

（二）龋齿

概述

龋齿（dental caries）一种由口腔中多种因素复合如作用所导致的牙齿

硬组织进行性病损，表现为无机质脱矿和有机质分解，随病程发展而从色泽改变到形成实质性病损的演变过程。龋齿是细菌性疾病，因此它可以继发牙髓炎和根尖周炎，甚至能引起牙槽骨和颌骨炎症。龋齿的继发感染可以形成病灶（focal infection），致成或加得关节炎、心骨膜炎、慢性肾为和多种眼病等全身其他疾病。龋齿应以保健预防为主。

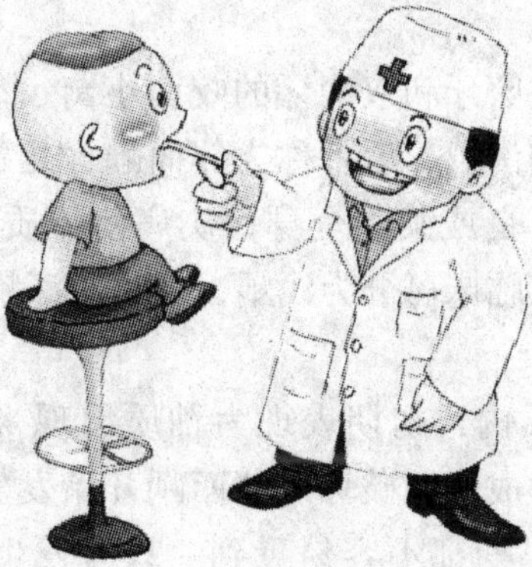

分类

1. 按龋坏的程度分类

浅龋（牙釉质龋或牙骨质龋）：龋坏部位只限于釉质或牙骨质而尚未达到牙本质时。

中龋（牙本质浅层龋）：龋坏已由牙釉质或牙骨质进展至牙本质浅层阶段时。

深龋（牙本质深层龋）：龋病的病变已发展至牙本质深层，形成很深的龋洞，接近牙髓，但尚未引起不可逆牙髓炎时。

2. 按病变发生部位分类

根据龋坏在牙面发生的部位，分为窝沟龋、平滑面龋、颈部龋、根面龋和邻面龋等。

3. 按病变进展情况分类

根据龋病进展的速度，可分为三种类型，即慢性龋、急性龋、静止龋和继发龋。

慢性龋：为临床的最常见龋齿类型。龋病过程进展缓慢，病变区着色较深，质地干硬，故又称为干性龋。

急性龋：多见于体质衰弱健康状况不佳的患者。龋病过程进展较快，

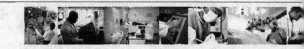

龋洞内腐质较多，质地松软，又称为湿性龋。

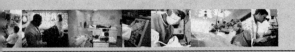

静止龋：龋病在进展过程中由于发病因素的变化，龋损停止于某个阶段不再继续发展的状态。

继发龋：是指在补牙充填材料的边缘或下方再发生新的龋坏这种情况，多半是由于充填时未去净腐质或充填材料边缘密合较差的缘故。

临床表现

龋齿最容易发生在磨牙和双尖牙的咬面小窝、裂沟中，以及相邻牙齿的接触面。前者称为窝沟龋，后者称为邻面龋。儿童发生在牙颈部的龋齿极少，只在严重营养不良或某些全身性疾病使体质极度虚弱时才可见到。根据龋齿破坏的程度，临床可分为浅龋、中龋和深龋。

1. 浅龋

龋蚀破坏只在釉质内，初期表现为釉质出现褐色或黑褐色斑点或斑块，表面粗糙。继而形成表面破坏。邻面龋开始发生在接触面下方，窝沟龋则多开始在沟内，早期都不容易看到。只有发生在窝沟口时才可以看到，但儿童牙齿窝沟口处又容易有食物的色素沉着，医师检查不仔细也会误诊或漏诊。浅龋没有自觉症状。

2. 中龋

龋蚀已达到牙本质，形成牙本质浅层龋洞。病儿对冷水、冷气或甜、酸食物会感到牙齿酸痛，但刺激去掉以后，症状立即消失。这是在为牙本质对刺激感觉过敏的缘故。中龋及时得到治疗效果良好。

3. 深龋

龋蚀已达到牙本质深层，接近牙髓，或已影响牙髓。患儿对冷、热、酸、甜都有痛感，特别对热敏感，一败涂地去掉以后，疼痛仍持续一定时间才逐渐消失。这时多数需要作牙髓治疗以保存牙齿。

深龋未经治疗，则牙髓继发感染或牙髓坏死。细菌可以通过牙根达到根尖孔外，引起根尖周围炎症。可能形成病灶感染。牙冠若已大部破坏或只留残根时，应将其拔除。

病因

是一种多因素疾病，主要是细菌、宿主和饮食三大因素相互作用致病。①细菌因素：主要是变形链球菌，另有嗜乳酸杆菌、产酸链球菌、葡萄球菌等。②食物因素：食物的化学性作用，精制的碳水化合物在口腔内经细菌发酵作用产酸，往往引起龋齿发生。食过多的糖，而缺少钙、磷、维生素A、D、B等皆可引起龋病惩病库增高。3宿主牙齿和唾液因素：牙齿本身的窝沟、牙釉质发育不良；含氟量低易患龋；牙齿排列拥挤、错位、阻生等容易滞留食物，引起细菌生长繁殖也是龋病发生的条件；唾液缺少，口干症等常可发生猛性龋。

危害

（1）经常造成牙根尖等部位的炎症，严重时局部肿胀；如脓液和细菌被吸收，可引起败血症或菌血症。

（2）坏牙根不能咀嚼食物；加重胃肠道负担。

（3）对于老年人来说，严重龋坏可造成大部分牙齿缺失或全部缺失，加重了老年人的胃肠负担，不利于老年人的身体健康。

儿童龋齿的8大危害性

（1）牙体缺损，涉及多个乳磨牙时可降低咀嚼功能。

（2）龋洞内食物残渣滞留，细菌聚集，使口腔卫生恶化，影响恒牙发生龋患。

（3）乳牙根尖周炎影响继承恒牙牙胚，造成其釉质发育障碍及正常萌出。

（4）乳牙因龋早失，造成恒牙间隙缩小，因间隙不足发生位置异常。

（5）乳牙龋坏破损的牙冠易损伤局部的口腔粘膜组织。

（6）乳牙龋坏严重，造成咀嚼功能降低，影响儿童的营养摄入，对颌面部和全身的生长发育造成影响。

（7）乳牙龋病发展为根尖周病可作为病灶牙使机体的其他组织发生病灶感染。

（8）影响美观和正确发音，还会给儿童心理造成一定影响。

预防

1. 注意调整饮食结构

糖是牙齿龋坏的“祸根”，这是人所共知的，要预防龋病必须控制食糖用量。对食物要粗细搭配，适当多吃些富含纤维的蔬菜、水果等。对于儿童，应注意合理的营养，尤其应多吃些含有磷、钙、维生素类的食物，例如黄豆和豆类制品、肉骨头汤、海带、牛奶、新鲜蔬菜和水果。这些食物对牙齿的发育。钙化都有很大的好处。儿童还应改掉两餐间吃甜食的习惯，特别是睡前吃糖的习惯（对牙齿的危害最大），也不要让幼儿含着奶头或糖果睡觉。少吃黏性甜食如奶糖、蛋糕等。

2. 养成良好的口腔卫生习惯

做到早晚刷牙，饭后漱口，尤其是睡前刷牙更为重要，以减少食物残渣的存积和发酵，减少牙菌斑的形成。对于婴儿期的孩子，母亲应在每次喂养后，将食指用清洁的纱布包好，蘸温开水擦洗孩子的牙面，以保护新萌出的乳牙，幼儿可先由家长帮着刷牙，以后逐渐掌握正确的刷牙方法。

3. 定期进行口腔检查

平时要注意自我经常检查口腔，每半年至1年可请口腔医生检查一次，以早期发现龋齿，及时治疗。由于儿童乳牙龋病发展很快，家长要经常查看孩子的牙齿，发现情况，及时就医。

4. 采取防龋措施

氟素可以预防龋齿，这在科学上已有证明。不论是在牙齿表面涂氟化物，或控制饮水中的含氟量，均有显著的防龋效果，但儿童时期要防止氟素过多，否则不仅会妨碍牙齿的发育，甚至还会引起全身氟中毒现象。近年来应用窝沟封闭剂涂擦于儿童的牙齿表面，封闭容易发生龋坏的窝沟、点隙等部位，起到了很好的预防龋齿作用。家长可带孩子到口腔科向医生咨询。对于成人可经常饮些茶水，也有很好的防龋保护牙齿作用，因为茶水中含氟量比较高。也可用含氟牙膏刷牙。

（三）口臭

概述

所谓口臭（也有称“口气”的），就是人口中散发出来的令别人厌烦、使自己尴尬的难闻的口气。别小看口臭这小小的毛病，它会使人（尤其是年轻人）不敢与人近距离交往，从而产生自卑心理，影响正常的人际、情感交流，令人十分苦恼。有些人，口臭较重，自己就可以闻到自己的口气臭秽；而有些人，通过他人的反应，才知道自己口臭。自测口气的方法：将左右两手掌合拢并收成封闭的碗状，包住嘴部及鼻头处，然后向聚拢的双掌中呼一口气后紧接着用鼻吸气，就可闻到自己口中的气味如何了。

分类

口臭主要分为两大类型。包括免疫脏腑功能失调口臭病和单纯性口腔口臭病。

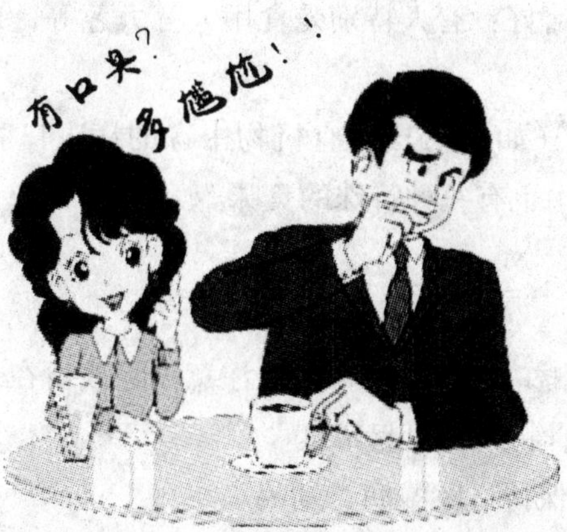

症状

（1）免疫脏腑功能失调口臭病症状表现：除口臭这一明显标志之外，还会根据患者的个体差异，分别出现以下单个症状或者以下多个症状表现：舌苔厚腻、口干、口苦、气短、胸闷、肠胃不适、腹胀、尿频、便秘、便溏、腰膝酸软、肢体麻痛、容易上火（女性则经期易上火）、手脚心易出汗、身体常发热、易于疲劳、易感冒、烦躁、失眠、精神不振、头昏、头发干枯、耳鸣等症状。

（2）单纯性口腔口臭病症状表现：除明显有口臭之外，口腔牙龈肿、痛，局部发热等。

病因

（1）不注意口腔卫生：不刷牙不漱口或刷牙马马虎虎的人，口内食物残渣长期积存，在细菌的作用下发酵腐败分解产生吲哚硫氢基及胺类等物质发出一种腐烂的恶臭；

（2）有些戴假牙的人不注意假牙的清洁，口腔内也会有气味这是最常见的口臭原因；

（3）口腔疾病：龋坏的牙齿中的腐物牙周疾病使牙龈经常处于炎症状态，脓肿出血溃烂流脓也易产生一种腐败的恶臭气味；

（4）身体其他疾病：有些口臭是由于身体其他部位的疾病引起，如消化不良，化脓性支气管炎，肺脓肿等都会经呼吸道排出，臭味表现为口臭此外邻近器官的疾病如鼻咽部及鼻腔疾病，如化脓性上颌窦炎萎缩性鼻炎等也可导致口臭；

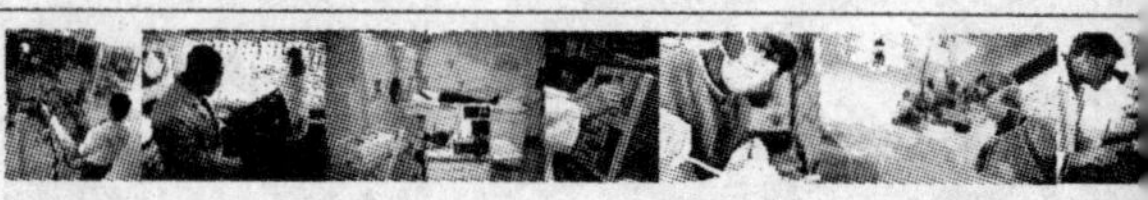

(5) 特殊食物癖好：有人特别爱食用大蒜大葱等，口胃中都会有令人不快的气味；

(6) 一些金属（如铅汞）和有机物中毒的病人口腔内会有异常的气味，吸烟人的口腔中也有一种特殊的臭味。

治疗

消除口臭十法

(1) 养成饭后漱口的习惯，特别是注意剔除残留在牙缝中的肉屑，这类含蛋白质较高的食物最易引起口臭。

(2) 平时注意保持口腔湿润、勤喝水。

(3) 有顽固性口臭的人，应坚持每顿饭后刷牙。

(4) 积极治疗引起口臭的疾病，如牙周炎、肝炎、胃病等。

(5) 吃饭时不要吃得过饱，饱食易引起口臭。

(6) 空腹时间不宜过长，长时间空腹易导致口臭。

(7) 因食用刺激性食物（如大蒜）引起的口臭，可通过嚼茶叶、口香糖或吃几个大枣的方法来消除。

(8) 睡眠时间不宜过长，过多的睡眠易导致口臭。

(9) 每次就餐前，做十余次深呼吸，有助于避免产生口臭。

(10) 在两餐之前，吃些水果可有助于避免或减轻口臭。

第三节　内科病症的养生保健指导

一、呼吸系统病症

（一）感冒

概述

感冒，是一种自愈性疾病，总体上分为普通感冒和流行感冒。普通感冒，中医称“伤风”，是由多种病毒引起的一种呼吸道常见病。普通感冒虽多发于初冬，但任何季节，如春天、夏天也可发生，不同季节的感冒的致病病毒并非完全一样。流行性感冒，是由流感病毒引起的急性呼吸道传染病。病毒存在于病人的呼吸道中，在病人咳嗽、打喷嚏时经飞沫传染给别人。

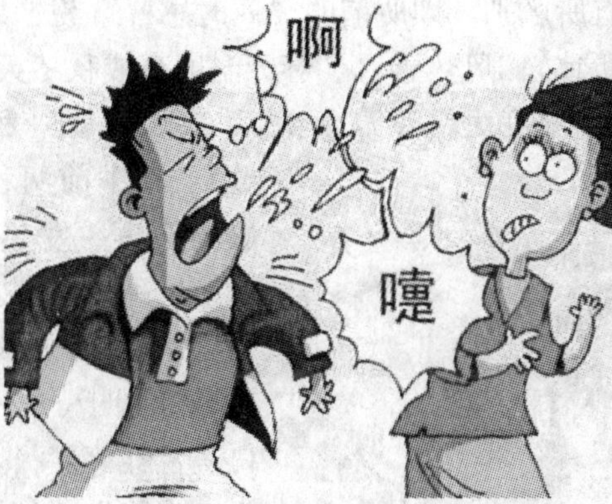

症状

感冒患者的潜伏期一般为 1 ~3 天。感冒多数起病急，呼吸道症状包括：打喷嚏、鼻塞、流涕，1 ~2 天后，由于炎症向咽、喉部位发展，会相继出现咽痛、咽部异物感，重者可出现吞咽困难、咳嗽、声音嘶哑，如无继发细菌感染，则痰少，为白色粘痰。

病因

当有受凉、淋雨、过度疲劳等诱发因素，使全身或呼吸道局部防御功能降低时，原已存在于上呼吸道或从外界侵入的病毒或细菌可迅速繁殖，引起发病，尤其是老幼体弱或有慢性呼吸道疾病如鼻旁窦炎、扁桃体炎者，更易罹病。

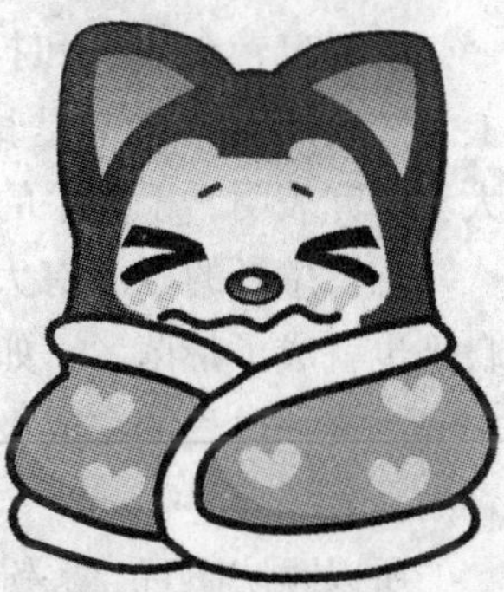

防治

感冒重在预防，感冒容易引起上呼吸道感染，可发展成气管炎、肺炎、病毒性心肌炎等其它并发症，所以要重在预防和早期治疗。

1. 根据天气预防感冒

在我国很多地方，感冒都被俗称为“着凉”，可见感冒与天气条件有着密切的关系。

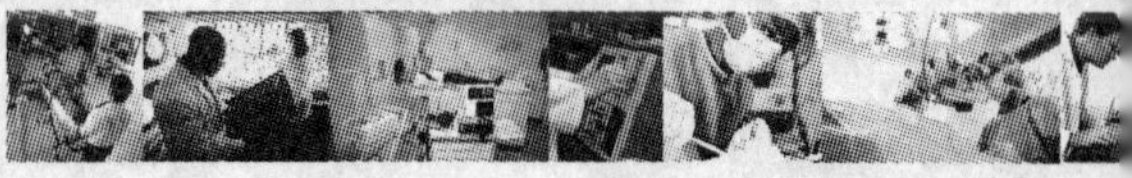

作为一种最普遍最流行的病症，感冒一年四季都会发生，但发生概率的时间分布却是不均匀的，影响这种“概率分布”的主要环境因素就是气象要素。

在不同的季节，“风邪”的表现是不相同的：春季为“温”，夏季为“暑湿”，秋季为“燥”，冬季为“寒”。正因为如此，人患感冒的症状就会因季节的不同而有所区别。即所谓的“四时感冒”说：风寒感冒（冬季受风寒或春季降温所致）、风热感冒（春天温度高或秋冬天升温所致）、夹湿或夹暑感冒（夏季湿度大温度高所致）、夹燥感冒（秋季空气干燥所致）。其中前两种感冒症状是一般的头疼、发热、鼻塞流涕等，而第三种感冒则常伴有胸闷、骨节疼痛症状，夹燥感冒则一般伴有鼻燥咽干、咳嗽无痰或少痰、口渴舌红等症状。

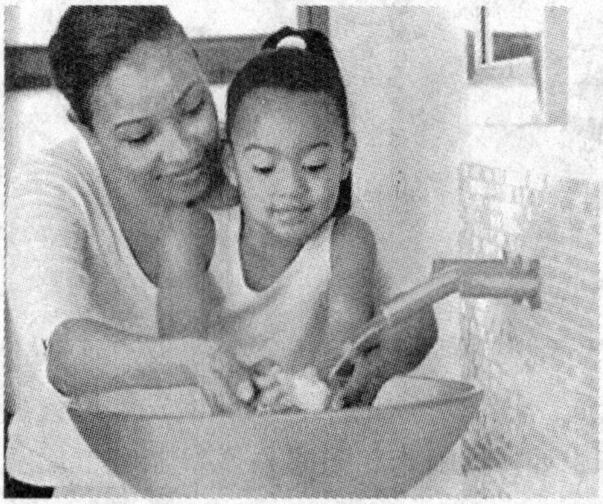

正因为“气象变化”与感冒的关系很大，因而“因天制宜”应成为预防感冒所要遵循的首要原则。具体来说，就是要在熟悉本地天气和气候变化规律的前提下，注意收听和收看天气预报节目，当天气发生突变时，要及时更换衣被，注意保暖，以防受凉而诱发感冒；在天气突变后的一两天内，要尽可能地少去公共场所，以防被传染上感冒。

2. 勤洗手防感冒

感冒患者在咳嗽和打喷嚏时带出的病毒会在很短的时间内降落到地上，健康的人只要不是长时间地和感冒患者在一起，受传染的机会并不大。研究表明，手和手的接触才是感冒病毒传播的主要途径。

感冒患者的手部有大量的病毒存在，健康的人和感冒患者握过手后，自己也就成了带菌者，如果再摸鼻子，感冒病毒就会从手部跑到呼吸系统中去。这一过程的完成极其自然，很多人就是这样在不知不觉中传染上感冒的。

所以预防感冒，关键是要勤洗手，而且洗手还不能马虎，要用肥皂或洗手液才行，因为感冒病毒外面有一层油性物质，光用水是洗不掉的，只有肥皂或洗手液才能把这层油性物质溶解掉。

3. 加强增强体质

一般疾病是“病从口入”，而感冒却是“病从鼻入”。因此，要坚持用冷水洗脸洗鼻，增强鼻粘膜对冷空气的适应能力。也可用手指揉按鼻旁迎香穴1至3分钟，或用两食指擦鼻梁两侧，使之发热，促进鼻腔的血液循环和粘液的分泌，以增强其抗病能力。

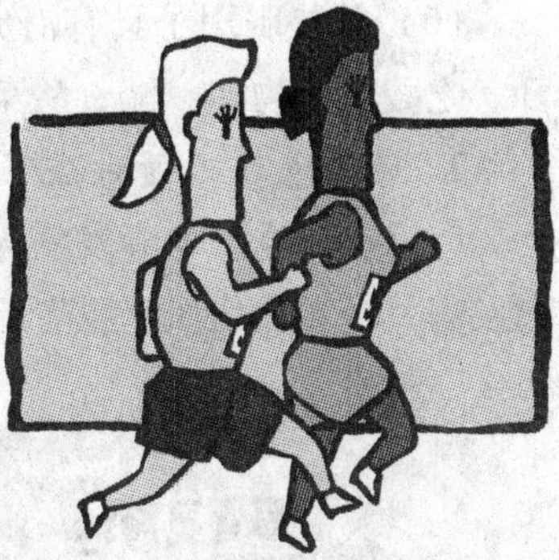

另外，居室要“门户开放”，使阳光直射，空气流通，也可以常用盐水漱口、漱喉。在感冒流行的季节，若要出入公共场所，可以在身上带几颗咸干果，如盐渍橄榄、咸话梅等，一出门马上含一颗在口里，使口中常有一点咸味，能起杀菌作用。

感冒用药注意

如果自己真的“撞上”了感冒，也不要太急，切忌胡乱投医，应注意几个方面：

1. 感冒用药勿随意

感冒是极常见的疾病，因为常见，所以市民对于感冒用药也不太注意，一旦感冒，多会自行购药，在用药过程中也常常出现不合理现象，如吃药的同时，你还服用其他药，或是吃了不该吃的食物，感冒药使用不合理会增加药物对肝、肾的毒副反应，应引起大家的注意。

感冒用药6须知：

（1）感冒期间要与海鲜产品绝缘，腥膻发物像黄鱼、墨鱼、虾蟹等都有助外邪、生痰湿的作用，不利于早日康复。

（2）有咳嗽表现的患者不要吃油炸食品和不发酵的面食，因为这些食物会助湿生痰，加重病情。

（3）外邪风寒的感冒，不要急于温补，更不能吃羊肉、牛肉、狗肉、麻雀、荔枝等食品。

（4）感冒期间，不要吃过甜食品和辛辣食品，尤其有急性支气管炎出现的时候，这些食品助热化火，不利于控制炎症。

（5）服用了解热镇痛类的感冒药，切忌吃咸鸭蛋，药物中的氨基比林可与咸鸭蛋中的亚硝基化合物生成致癌物质，容易诱发癌症。

（6）凡是服用了具有消炎作用的感冒药，切忌不要喝茶、饮酒、喝果汁、吃酸性食物如：醋、酸菜、山楂、咸肉、鱼等。

2. 对付感冒必须对症下药

感冒在四季以冬春发病为多，冬受风寒，春受风热，夏季风寒挟暑湿而发病，轻者称伤风，重者流感病毒侵入呼吸道可致病毒性感冒。是受外

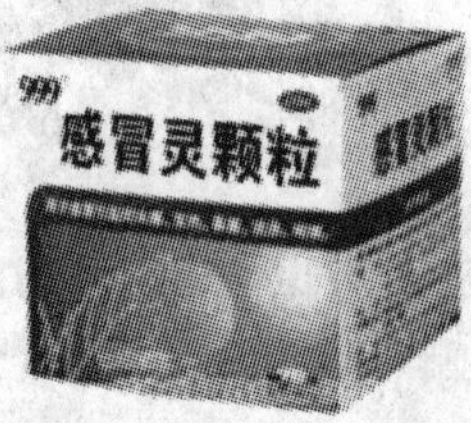

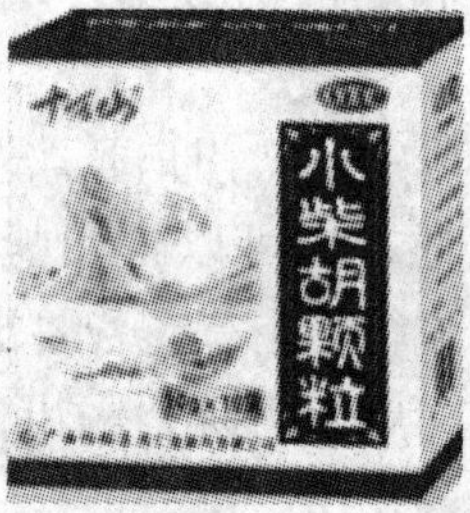

邪所致“风寒感冒”还是“风热感冒”要分清，从而对症下药。百姓家里有备药，或自己随便购买药，不会选择，有时延误病情。

（1）风寒感冒：身感发冷较重，发热轻，头痛无汗，四肢疼痛，鼻塞声重，流清涕，咳嗽，痰白清稀，口不渴，舌苔白。治疗应选择辛温类药解表、宣肺散寒。中成药可选择感冒冲剂、小柴胡颗粒等。家庭自治可用鲜姜一块切碎和一两大葱白，加入500毫升水煮开，趁热喝下，微汗出，病自愈。（2）风热感冒：发热重，轻微发冷，头胀疼，鼻流粘涕或黄涕，咽喉肿疼，咳嗽，痰黄稠，口渴，舌苔黄或薄白。治疗要及时，以服汤药及抗菌素为好。家庭自己治疗需要选择辛凉解表药，如桑菊感冒片、银翘解毒丸、板兰根冲剂等。

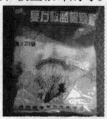

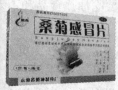

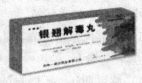

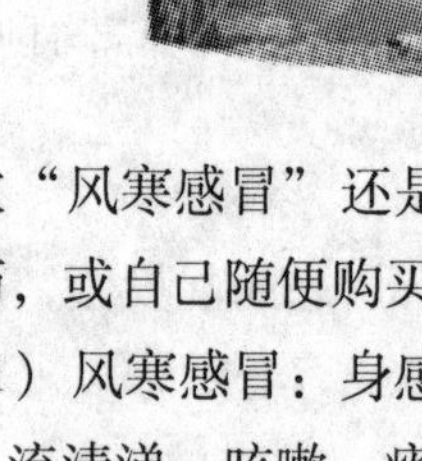

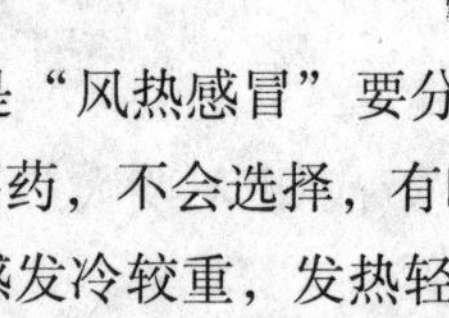

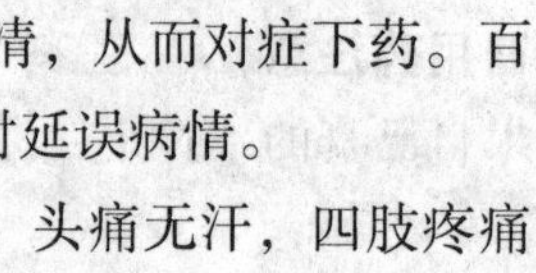

(3) 流行性感冒是一种病毒，传染性强，症状重，多数高烧、头痛、身疼、口渴、有汗，有时眼结膜充血。应及时看医生，用清热解毒、清气分热的方药2～3剂药可降体温，控制病情发展，病人这时应大量饮水，充分休息。

但如出现下列情况，应劝请病人及时就医：

(1) 只从一个鼻孔流出分泌物，或鼻腔分泌物粘稠、呈黄绿色或有异味。

(2) 患者伴有颌面部疼痛，高烧或极度衰弱。

(3) 感冒症状严重，持续1周以上。

(4) 每年在固定的季节（如春天或夏天花粉较多时）出现流清鼻涕、打喷嚏、鼻子痒、眼睛发红，流泪，这些都是过敏性鼻炎的征兆、需要不同的处理。

(5) 患者严重疾病的人，例如冠心病、高血压或哮喘患者发生感冒。

（二）哮喘

概述

哮喘是由多种细胞特别是肥大细胞、嗜酸性粒细胞和T淋巴细胞参与的慢性气道炎症；在易感者中此种炎症可引起反复发作的喘息、气促、胸闷和咳嗽等症状，多在夜间或凌晨发生。

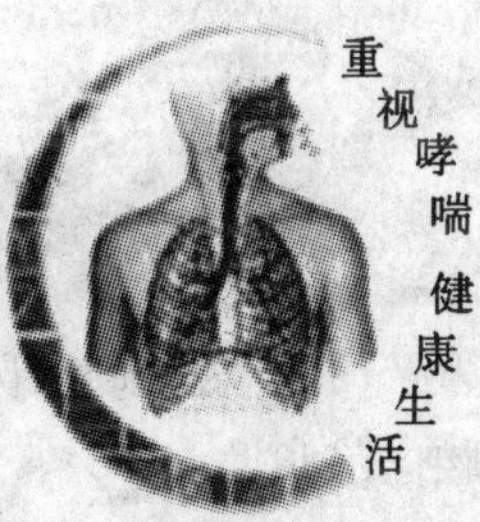

症状

咳嗽、喘息、呼吸困难、胸闷、咳痰等。典型的表现是发作性伴有哮鸣音的呼气性呼吸困难。严重者可被迫采取坐位或呈端坐呼吸，干咳或咯大量白色泡沫痰，甚至出现紫绀等。哮喘症状可在数分钟内发作，经数小时至数天，早期或轻症的患者多数以发作性咳嗽和胸闷为主要表现。

病因

本病的病因较复杂，大多认为是一种多基因遗传病，受遗传因素和环境因素的双重影响。

(1) 遗传因素喘与遗传的关系已日益引起重视。目前认为哮喘是一种多基因遗传病，其遗传度约在70%～80%。许多调查资料表明，哮喘患者亲属患病率高于群体患病率，并且亲缘关系越近，患病率越高；在一个家系中，患病人数越多，其亲属患病率越高；患者病情越严重，其亲属患病率也越 0 高。

（2）激发因素 哮喘的形成和反复发病，常是许多复杂因素综合作用的结果。

①吸入物 吸入物有尘螨、花粉、真菌、动物毛屑等；非特异性吸入物如硫酸、二氧化硫、氯氨等。

②食物 由于饮食关系而引起哮喘发作的现象在哮喘病人中常可见到，引起过敏最常见的食物是鱼类、虾蟹、蛋类、牛奶等。

③气候改变 当气温、温度、气压和（或）空气中离子等改变时可诱发哮喘，故在寒冷季节或秋冬气候转变时较多发病。

④精神因素 病人情绪激动、紧张不安、怨怒等，都会促使哮喘发作，一般认为它是通过大脑皮层和迷走神经反射或过度换气所致。

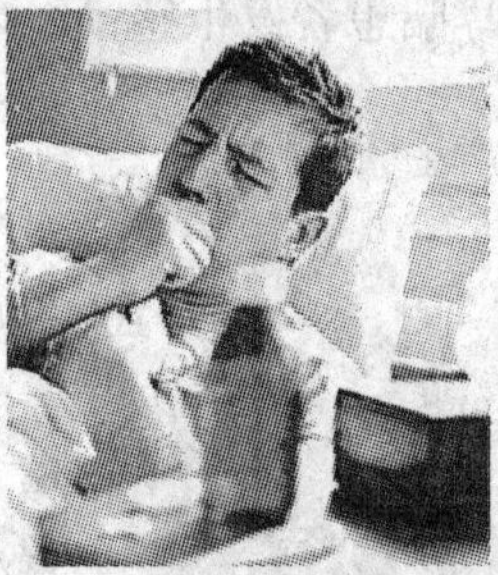

哮喘持续状态的急救要点

严重的哮喘发作可持续 24 小时以上，经过一般治疗不能缓解者称为哮喘持续状态。如患者表现为呼吸困难、呼气延长；咳嗽、面色苍白或发紫；心率增快（常在每分钟 120 次以上）。严重者血压下降；大汗淋漓、出现肺气肿或神志不清而出现昏迷等症状时，应采取以下措施：

（1）协助患者取坐位或半卧位休息；或让患者抱着枕头跪坐在床上，腰向前倾。

（2）迅速取出家用吸氧瓶，以每分钟 3 升的高流量氧气通过鼻导管或面罩给患者吸入。

（3）舒喘灵或沙丁胺醇（喘乐宁）气雾吸入，按压 1～2 喷，每天不超过 6～8 喷。口服喘乐宁，每次 2～4 毫克，每日 3 次。

（4）注意患者保暖，环境安静，鼓励患者配合治疗。

（5）室内通风，空气新鲜，但不要吹对流风。避免室内有煤油、烟雾、油漆等刺激气体。

（6）立即向急救中心呼救，或直接去医院急诊室救治。

支气管哮喘疾病的家庭护理要点：

（1）嘱患者卧床休息，采取适当的半卧位或坐位。

（2）保持室内空气新鲜湿润，以利于患者呼吸新鲜空气，每天开窗通风。居室内禁放花、草、地毯等；避免接触家用气雾剂、挥发性有机化合物、烟雾、灰尘和油烟等，并戒烟。

（3）注意保暖，防止受凉，以免感冒。

（4）不宜使用内装羽毛的枕头和陈旧棉絮的枕头、被褥，打扫卫生采用湿式或使用吸尘器。

（5）患者忌食鱼、虾、蛋等可诱发哮喘的食物。饮食宜清淡，忌辛辣、生冷、腥发食物，应戒酒，避免过咸、过酸及过饱。

（6）平时适当参加体育活动和深呼吸锻炼，提高机体抵抗力，但避免剧烈运动。

（7）哮喘发作时，患者会烦躁不安，心情极度紧张，此时家属应多关心、安慰、体贴、鼓励患者，设法缓解其紧张、焦虑的情绪。定时发作者，应于发病前 2 小时服药，如氨茶碱；痰多不易咳出可用平喘的气雾剂喷入咽喉部，但不宜频繁使用，以免成瘾或中毒。

（8）按医生预先制定的方案及时给药，并注意观察药物的疗效及其副作用。

（9）注意观察哮喘发作的先兆症状，如发现患者受凉、咳嗽、打喷嚏，夜间心率明显减慢等。应立即采取预防措施，如有条件，可适当给予吸氧 2 ~ 4 升/分钟。如有面色苍白、大汗淋漓、明显紫绀、呼吸困难、四肢厥冷等重症哮喘，应迅速送医院治疗。

哮喘病治疗

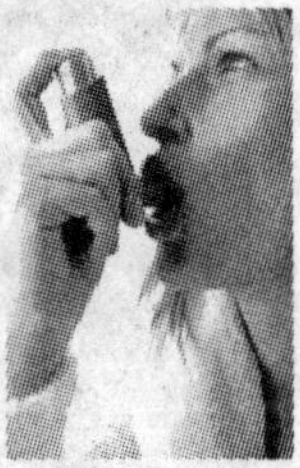

治疗哮喘的方法很多，现今医学界推崇的是药物吸入的方法。使用时，按压阀门，药液呈雾粒喷出，通过口腔，进入呼吸道和肺部，主要起局部作用，但药物经肺部吸收也能起全身作用。具有奏效快（喷射后，一般 1 ~ 2 分钟即起作用）、剂量小（仅为全身用药口服的数分之一）、药物局部浓度高、全身不良反应少等优点，深受病人的青睐。主要的喷雾剂有：

1. 舒喘灵气雾剂

又名喘乐宁，硫酸沙丁胺醇气雾剂。它能迅速缓解急性呼吸困难，是哮喘病人的常备药。主要用于支气管哮喘，也可用于哮喘性支气管炎、慢性支气管炎、肺气肿病人的支气管痉挛等。此外，在运动前吸入，能预防运动诱发的哮喘。

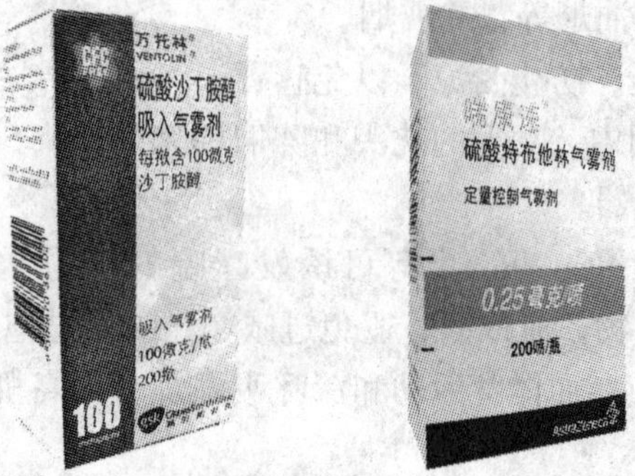

2. 喘康速气雾剂

又名特布他林气雾剂，也是气喘病人常备的药物。本品能舒张支气管平滑肌，缓解支气管痉挛等。适用于支气管哮喘、慢性喘息性支气管炎、阻塞性肺气肿和其他伴有支气管痉挛的肺部疾病。

3. 丙酸倍氯米松气雾剂

又名必可酮气雾剂。它有助于扩张支气管，解除痉挛，缓解哮喘症状，以及降低发作频率。适用于支气管哮喘，包括感染性哮喘，过敏性哮喘以及依赖激素治疗的哮喘病人。

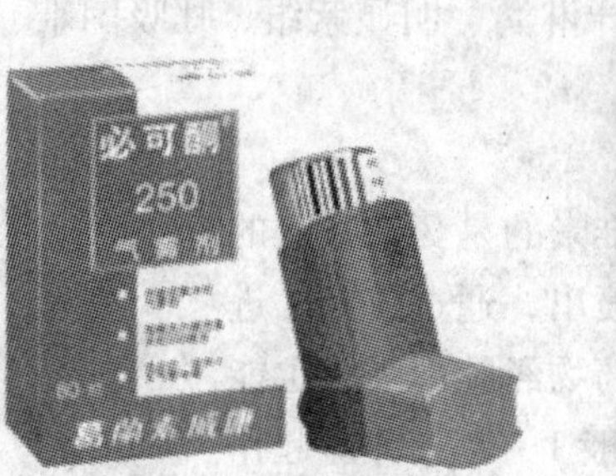

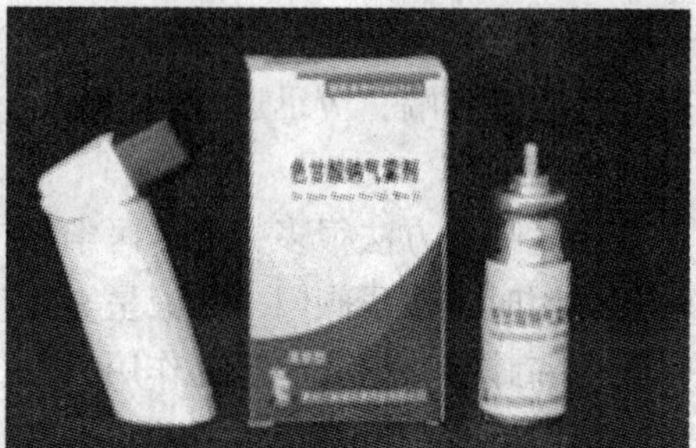

4. 色甘酸钠气雾剂

为抗过敏药，能抑制某些化学物质对肺组织的刺激，阻止组织细胞中过敏物质的释放，适用于预防过敏性哮喘，但本品不能用于控制哮喘发作。

因此，哮喘病人在选择药物时，一定要因时、因人而宜，而且还应针对病因，才能真正起到作用。

哮喘的食疗实用方

哮喘的食疗有许多种，这里介绍4种：

1. 水晶核桃仁

材料：核桃仁500克、柿饼霜500克。

做法：①将核桃仁盛在碗中，置锅上或笼屉上蒸熟；②蒸熟的核桃仁冷却后，同柿饼霜一起装入瓷罐内，再蒸，直至融合为一，晾凉后即可食用。

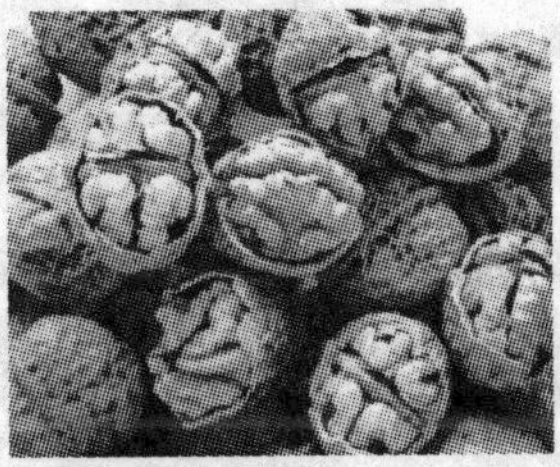
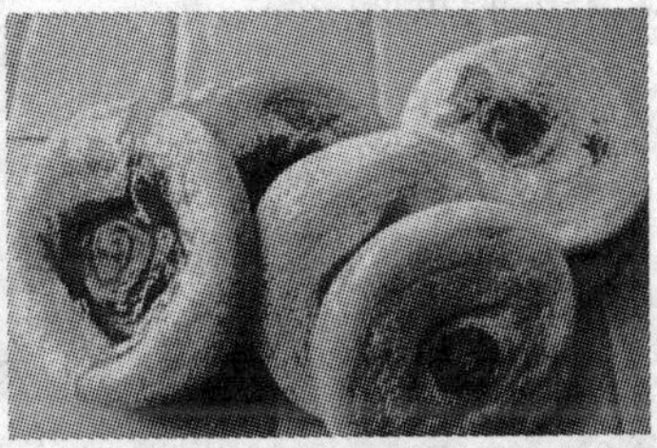

2. 四仁鸡子粥

材料：鸡蛋1个，白果仁、甜杏仁各30克，核桃仁、花生仁各60克。做法：①将白果仁、甜杏仁、核桃仁、花生仁炒香后研成细末备用；②每次取末20克，将鸡蛋打入碗中，下末，搅拌均匀；③放锅中隔水蒸熟即可食用。

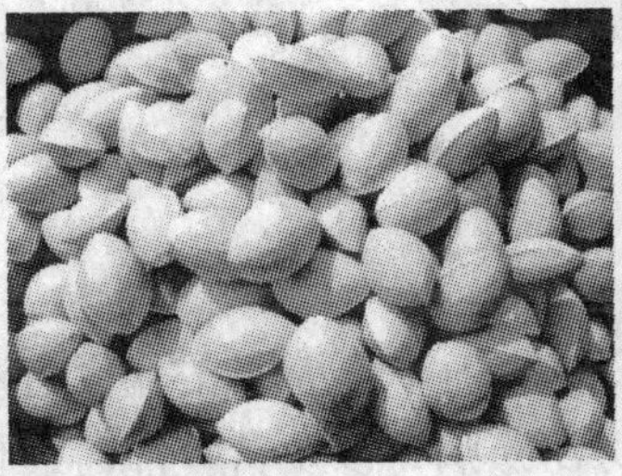
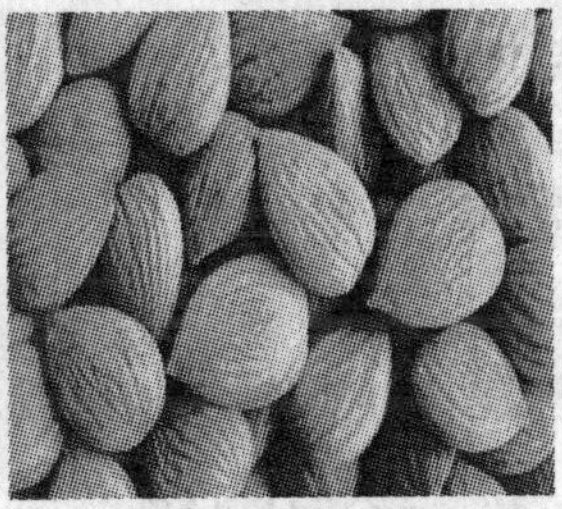

3. 蘑菇炒猪腰

材料：蘑菇100克、猪腰50克。调料：姜、葱、植物油、盐、淀粉各少许。

做法：①鲜蘑菇洗净，开水焯过用冷水过凉；②猪腰切薄片，用盐、淀粉腌渍；③用油炒香姜、葱后，加入蘑菇、猪腰炒熟，用盐调味即成。

营养师建议：蘑菇含有17种氨基酸、多种维生素和微量元素，能化痰理气。猪腰含有丰富的蛋白质、矿物质，有补肾、治盗汗的作用。

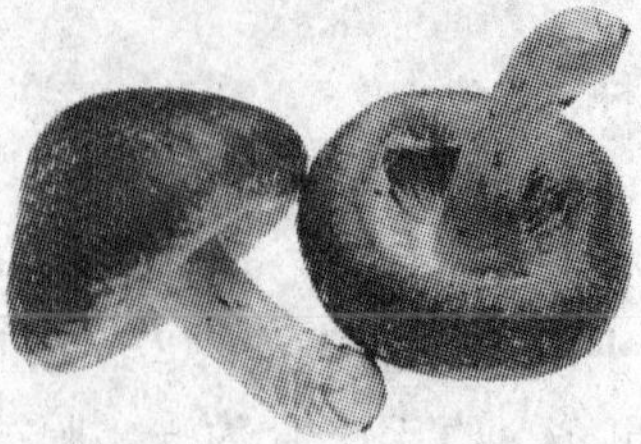

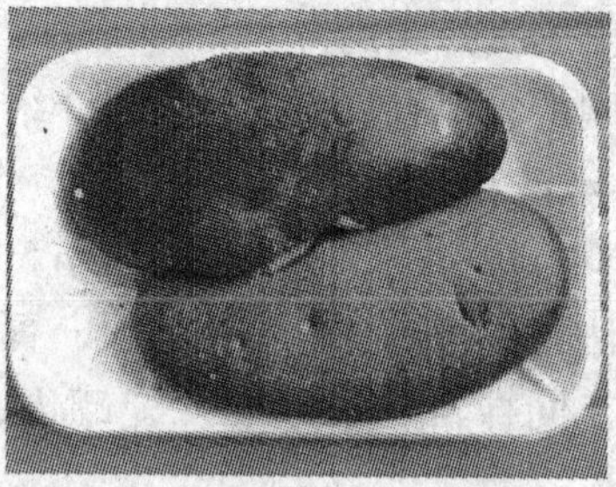

4. 红枣木耳肉片汤

材料：木耳50克、红枣3粒、瘦肉200克。调料：盐、植物油、淀粉各适量。

做法：①木耳泡软，红枣去核；②瘦肉切薄片，用淀粉、盐拌匀后腌渍；③将木耳、红枣加入开水中煮30分钟；④加入肉片，煮熟后调味即可。

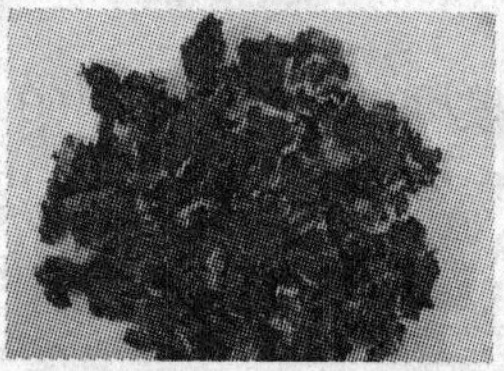

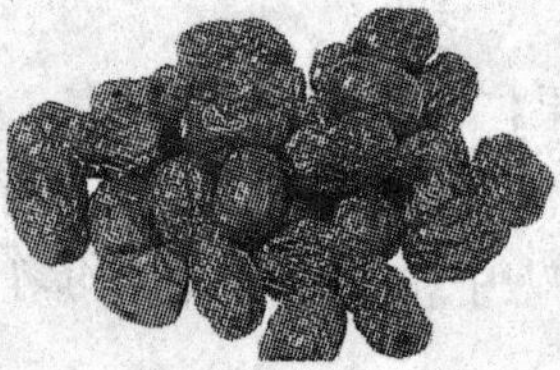

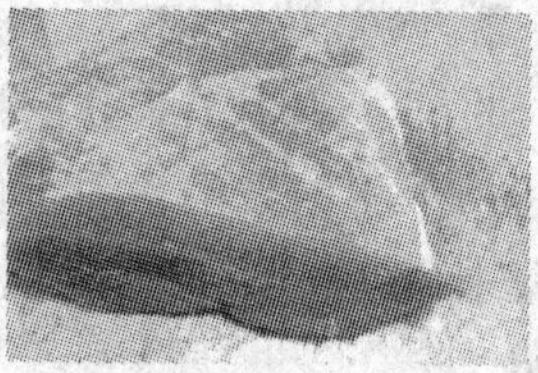

二、消化系统病症

（一）厌食

概述

厌食是指较长时期食欲减退或消失的症状。常见的病因有不良饮食习惯，感染，胃肠道疾病，代谢及内分泌疾病，以及营养障碍，包括近年较为增多的维生素A、D中毒等。长期厌食可致营养不良，生长发育障碍和精神行为异常。

病因

（1）急性疾病能引起短期厌食：常见的上呼吸道感染、中耳炎、气管炎、肺炎、急性胃肠炎、肠炎，除各疾病相关症状外，几乎都伴食欲减退。急性传染病中的麻疹、肝炎、伤寒，厌食症状更为突出。

（2）环境改变能引起短期厌食：进食和环境有着密切的关系。这类例

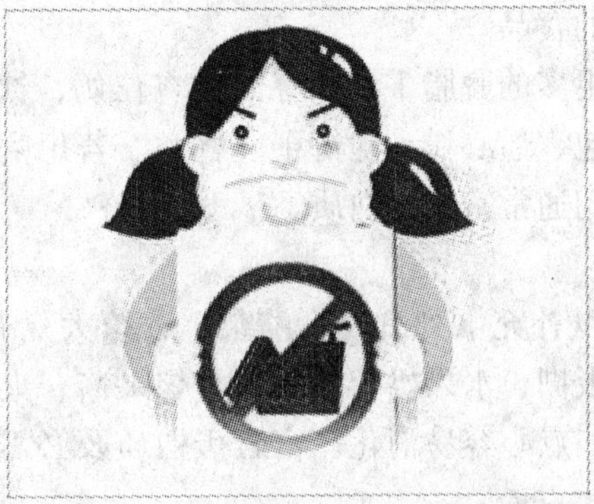

子很多，如家长带孩子到一个陌生人家，因为环境反差太大，一时难以接受，所以多数人食欲大减，不想吃饭。

（3）心理因素能引起短期厌食：学生在考试前，大多精神紧张，睡眠不足，吃饭不香，饭量减少。受了批评，感觉委屈、不痛快，也同样没有食欲。

厌食症家庭治疗措施

1. 心理治疗

家人要给予更多的关心和爱，要尽量避免谈论饮食、体重、服饰和学习成绩，多夸奖孩子的优点，培养她（他）的自尊心和成就感，进行耐心的营养教育，并制定一个体重目标，督促孩子改正不良的饮食习惯。

2. 刺激食欲

要刺激食欲，饮食必须个人化，以符合病人的忍受度。营养不良的人可能一见到大量的食物便失去胃口。因此，少量多餐可能较易被接受，而且可以逐渐增加食物的量。当你尝试刺激食欲，除了考虑环境是否有助于进食，还要考虑食物是否色香味俱全。

3. 适度运动

适度的运动能激发食欲，但要避免激烈及费力的运动。如散步、慢跑、游泳等运动能帮助营养的吸收利用，并增加食欲。

4. 用颜色鲜艳的餐具

色彩鲜艳的餐具能刺激食欲，如用红色盘子盛食物，此颜色能刺激味蕾。

营养与饮食疗法

●富含量白质的食品

一天喝三杯或更多的脱脂牛奶、豆奶或杏仁奶，饮用果汁及不果酸乳或奶昔，吃全麦面包、通心粉、脆饼干、谷类。若想喝汤，可以喝清鸡汤或浓豆汤。因为它们通常富含蛋白质。

●有益的点心

两餐之间，可以补充下列食物：酪梨、香蕉大豆布丁、酸奶、乳酪、鸡肉或鲔鱼、牛奶蛋糊、水果奶昔、核果及核果酱、火鸡及酸酪乳。除了促进体重上升，这些点心容易消化、富含蛋白质及必需脂肪酸，并含有良性菌。

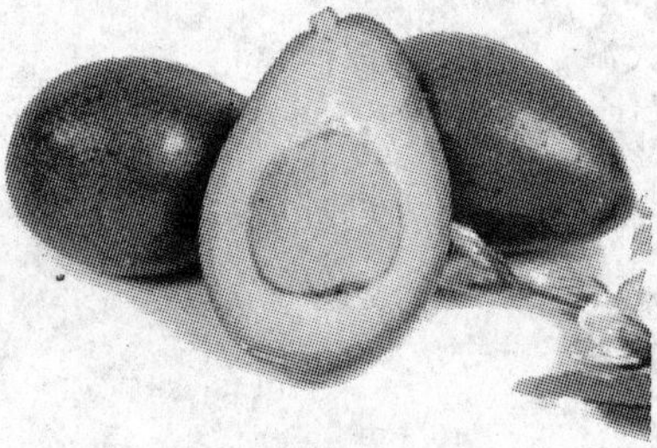

酪梨

●补充营养素

各种营养素均需要大量摄取。用量分别为每日 25000IU、1500 毫克、750 毫克。

（1）维生素 B 群

每日 100 毫克或更多。维生隶 B 或肝脏注射液是增加食欲之重要维生素。

（2）锌及铜

用量每日分别为 80 毫克、3 毫克。锌增加对食物的味觉，铜用以平衡锌。

（3）啤酒酵母

刚开始 1/2 茶匙，然后渐增。富含营养素——尤其是维生素 B 群，能改善食欲。

（4）蛋白质补充品

两餐之间服用，用于建造及修补组织，是一种食欲促进剂。

家庭药膳

1. 补益鸡

材料：老母鸡 1 只（约 2500 克），人参 10 克，小茴香 15 克，蜀椒（花椒）6 克，酱油、甜酒各 30 毫升。

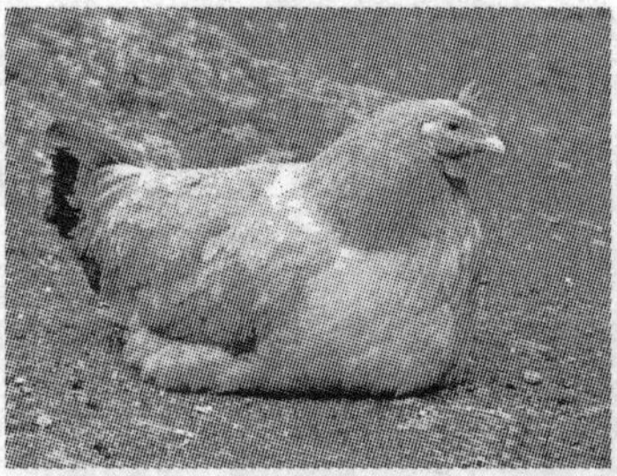
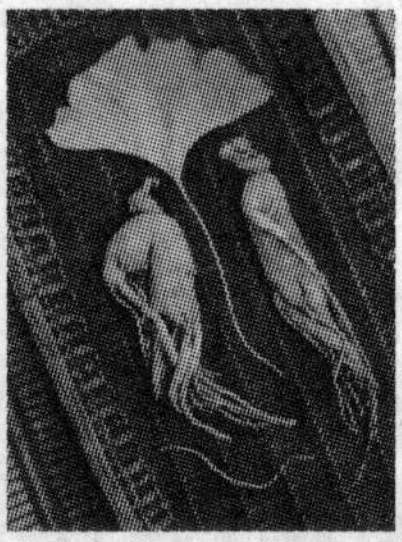

做法：鸡去毛及肠杂，洗净备用。将人参切片，蜀椒研末，与小茴香、甜酒抖和，酱油可根据自己的口味和鸡的大小增减其量，但不宜太咸。将拌好的药料填人鸡肚内，放瓦钵中，隔水蒸至熟烂；或放水在沙锅中煮烂即可。空腹服食适量，以少吃多餐为宜。

作用：此方补气健脾，温中暖胃。适用于气虚脾胃不和所致的气短无力，肌肉不丰，食欲不振，胃腹胀痛等症；或病后体弱，精力未复者。

2. 薯面萝卜饺

材料：红薯粉 500 克，白萝卜 500 克，猪肉、鱼肉各 150 克，葱花 50 克．姜末 15 克，熟猪油 80 克，精盐、酱油、味精、料酒、植物油、湿淀粉、辣椒粉各少许，清水 160 毫升。

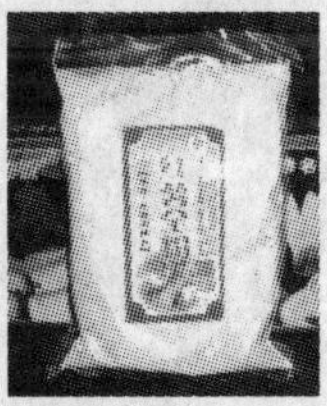
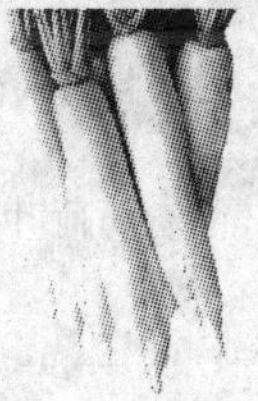
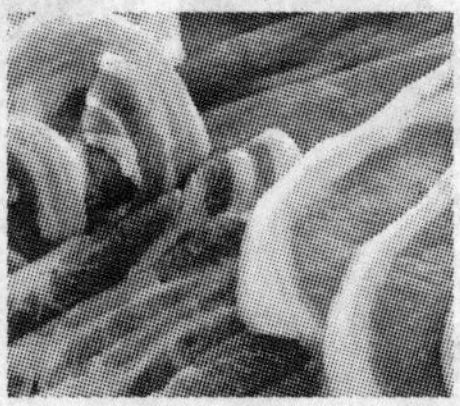
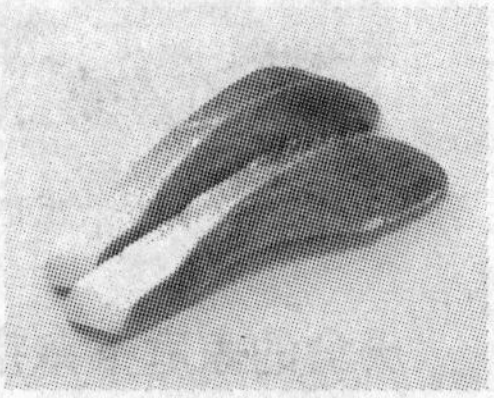

做法：将铝锅坐火上，放 160 毫升清水，放入熟猪油煮沸，放入红薯粉（事先筛过），烫匀．揉成面团。白萝卜去皮，洗净，剁成碎末。放入炒锅中，加植物油、酱油、精盐、味精、葱花炒人味，放湿淀粉勾芡出锅。鱼肉、猪肉分别切成指甲大的薄片，拌人料酒、姜末、酱油、精盐、味精，稍加腌渍。将红薯面团搓成长条，分成 8 克重的剂子若干块，用刀拍压成皮，放上白萝卜馅，鱼肉，猪肉，包成饺子，放在铺好湿屉布的蒸笼中，用旺火蒸15分钟，出笼装盘。将辣椒粉拌入酱油，分盛小碟，随红署面萝卜饺一块上桌，蘸着食用。

作用：此方具有补中和血，益气生津，宽肠胃，通便的功效。适用于神倦食少，口渴便秘，温热黄疸，消化不良等症。

3. 天然药草

要想刺激食欲，可尝试使用猫薄荷、姜、人参、木瓜叶、薄荷叶等植物。

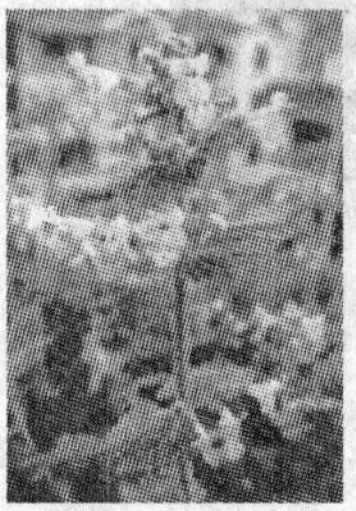

猫薄荷

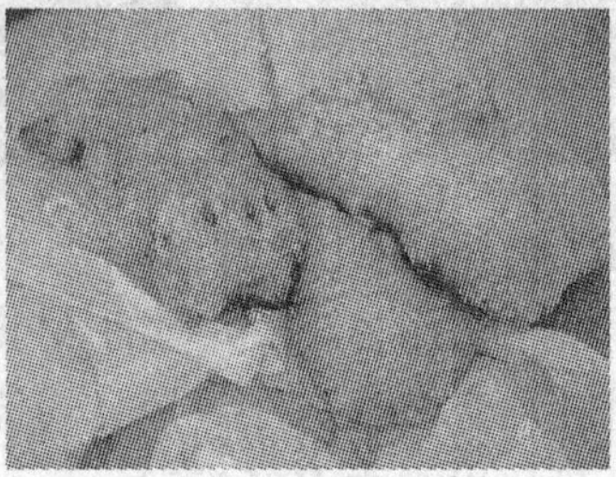

姜

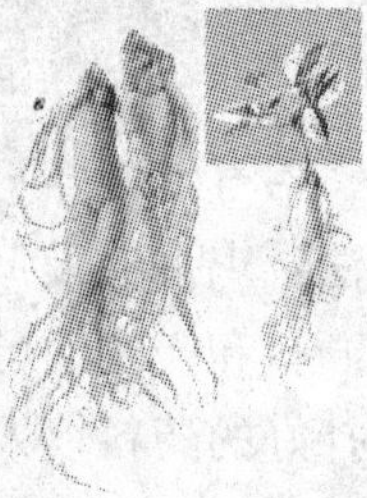

人参

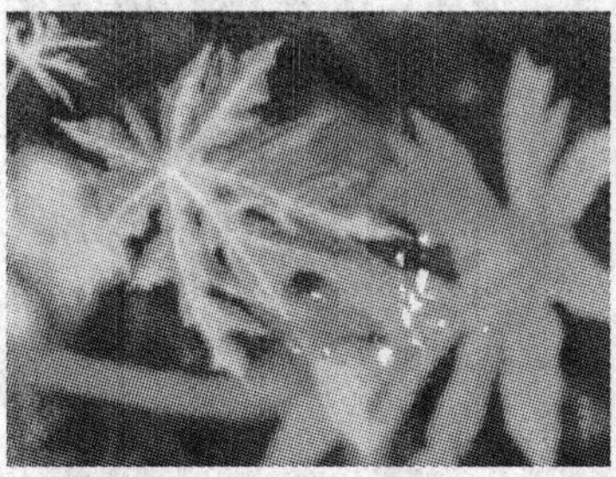

木瓜叶

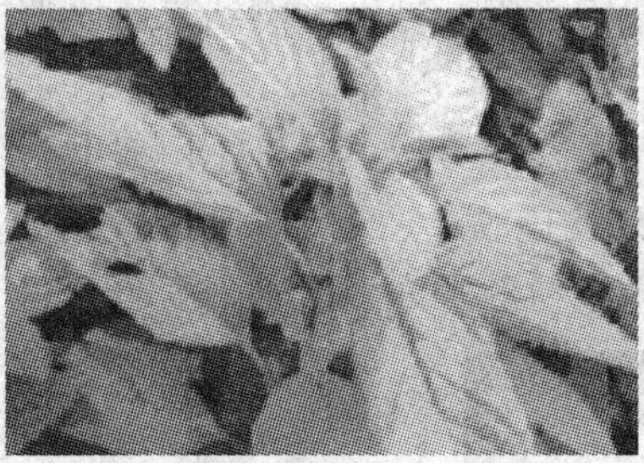

薄荷叶

厌食的家庭推拿疗法

（1）让小儿仰卧，成人的右手食指、中指并拢，沾上滑石粉，两手指按在小儿肚脐上顺时针方向按摩100下。

（2）成人用手掌心沾上滑石粉，沿着小儿的腹部，满腹顺时针方向按摩100下。

（3）让小儿反过来，趴在桌上，在小儿的屁股沟顶端（此为针灸的穴位“下七节”），成人用大拇指沾上粉，往屁股下方推50下。这种按摩的方法效果较好，简便易行。手法要适当，过轻或过重都不适宜。

（二）腹痛

概述

腹痛是指由于各种原因引起的腹腔内外脏器的病变，而表现为腹部的疼痛。腹痛可分为急性与慢性两类。病因极为复杂，包括炎症、肿瘤、出血、梗阻、穿孔、创伤及功能障碍等。

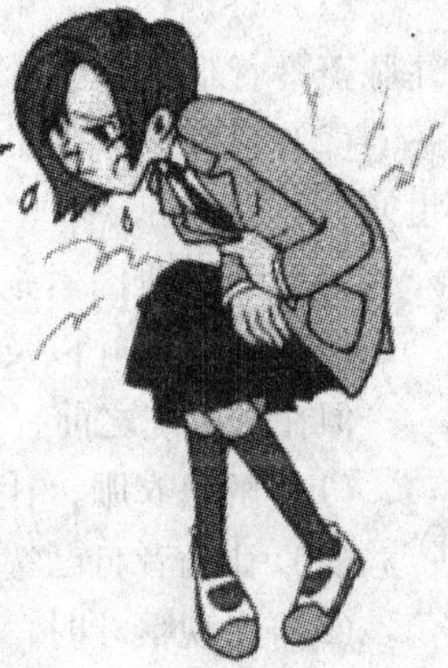

临床表现与诊断

疼痛的性质大致与程度有关，剧烈的痛多被描述为刀割样痛、绞痛，而较缓和的痛则可能被描述为酸痛、胀痛。

病因

腹腔脏器的病变如下：

（1）炎症：急性胃炎、急性肠炎、胆囊炎、胰腺炎、腹膜炎等。

（2）穿孔：胃穿孔、肠穿孔、胆囊穿孔等。

（3）阻塞和扭转：肠梗阻、胆道结石梗阻、胆道蛔虫症、输尿管结石梗阻、急性胃扭转、大网膜扭转等。

（4）破裂：脾破裂、肝癌结节破裂等。

（5）血管病变：肠系膜动脉血栓形成、腹主动脉瘤、脾梗塞、肾梗塞等。

（6）其他：肠痉挛、急性胃扩张等。

腹痛的一般治疗包括：

（1）禁食、输液、纠正水、电解质和酸碱平衡的紊乱。

（2）积极抢救休克。

（3）有胃肠梗阻者应予胃肠减压。

（4）应用广谱抗生素以预防和控制感染。

（5）可酌用解痉止痛剂，除非诊断已经明确应禁用麻醉止痛剂。

（6）若是暴饮暴食所致腹痛、腹泻者，可试用桐油按摩腹部，往往可起到一定止痛效果。

（7）腹痛剧烈且伴有呕吐、高热、血便和肠型时，应速送医院治疗，不宜外留家中以免耽误病情。

紧急处理

由于引起急腹痛的原因很多，疾病的发展过程各有不同。所以当出现下列情况时，应尽快就医，进一步检查和处理。

（1）疼痛剧烈，出冷汗或大汗淋漓以及痛到倒地乱滚，或者疼痛到抱住膝盖蹲着难以站立，或者服用止痛药后未能缓解疼痛。

（2）疼痛剧烈而引起意识模糊、脸色苍白。出冷汗，脉搏缓慢或者畏寒。

（3）腹部肌肉紧张变成一块硬板一样坚硬的板状腹。

（4）反复呕吐以及不能大便。

但在送医院之前，可以作一些早期处理：

（1）解松衣服，让病者安静地躺在安静的室内休息。

（2）让病者自己选择舒适的体位休息。

（3）出现呕吐时，可将冰袋放置在胃部，但不要强制止呕。

（4）不要马上给予食物，饮服药剂，特别是不要乱服乱用止痛药。

（5）应注意有无高热，并了解呼吸、脉搏和血压的情况，以便进一步处理。

食疗方法治疗腹痛

（1）黄芪饴糖粥：取黄芪 10 克左右，加入适量水煎煮取汁，然后再加入白米 50 克，煮成稠粥，服时加饴糖 15 克，早晚温热各服 1 次。适于脾胃气虚腹痛。

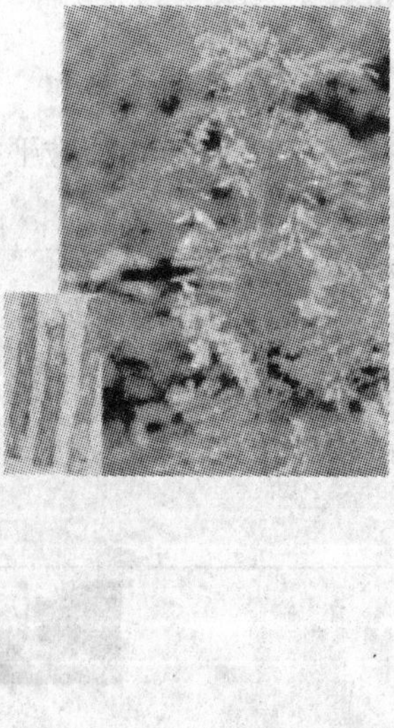

（2）扁豆山药粥：扁豆干 20 克，山药 20 克（鲜山药 100 克），粳米 30 克，文火煮稠，食时加少许红糖。适于脾胃虚弱型腹痛。

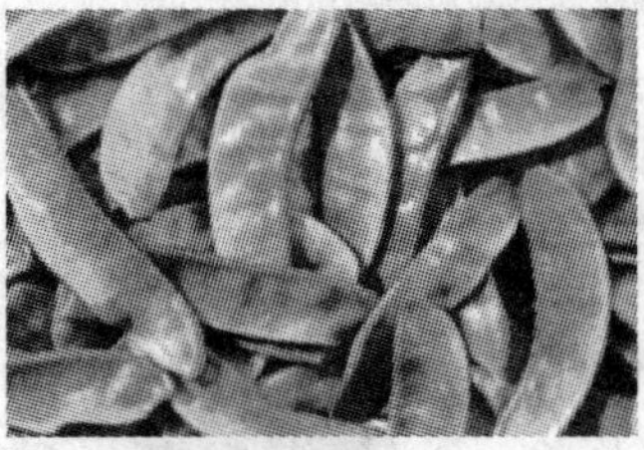

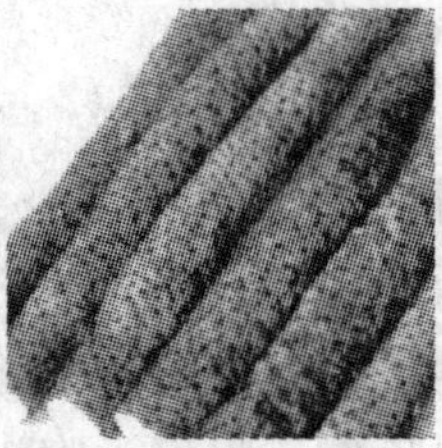

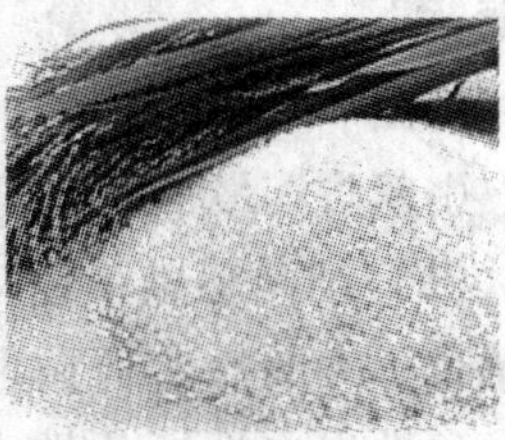

（3）茴香红糖水：小茴香 10 克，水煎取汁，加红糖适量服饮。适用于气滞腹痛。

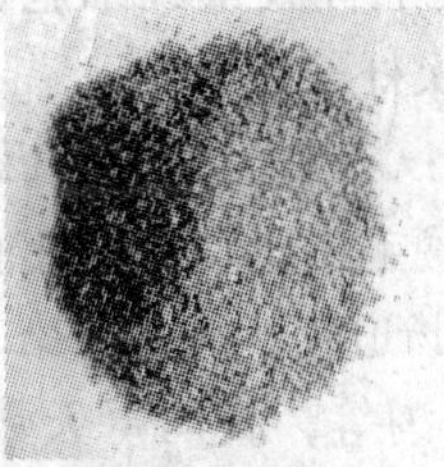

（4）花椒炒鸡蛋：花椒 10 克（研细末），鸡蛋 1 个。在锅内放少许花生油（或香油），待油熟后放入花椒粉，略炒片刻，打入一个鸡蛋炒熟食，一日两次。能止虚寒腹痛。

（5）萝卜汁：生萝卜 250g（或萝卜子 30 克）。将生萝卜捣汁或萝卜子微炒水煎，少量多次服用。适用于乳食积滞型腹痛。

预防

腹痛预防与调摄的大要是节饮食，适寒温，调情志。寒痛者要注意保温，虚痛者宜进食易消化食物，热痛者忌食肥甘厚味和醇酒辛辣，食积者注意节制饮食，气滞者要保持心情舒畅。

（三）腹泻

概述

腹泻（diarrhea）是一种常见症状，是指排便次数明显超过平日习惯的频率，粪质稀薄，水分增加，每日排便量超过 200g，或含未消化食物或脓血、粘液。

症状

胃肠道症状 便意频繁，每次粪量不多并有里急后重感者，腹痛在下腹或左下腹，排便后腹痛可减轻，急性腹泻每天排便可达10次以上，粪便多稀薄，

病因

引起腹泻最常见的病因，可分为：

(1) 细菌感染：包括细菌性痢疾、沙门菌属感染、大肠埃希杆菌性肠炎、小肠弯曲菌感染、急性出血性坏死性小肠炎，腹痛、腹泻及里急后重感，腹泻特征为黏液脓血便，每天次数不等。显微镜下发现大便中含大量红细胞、白细胞，大便培养可发现痢疾杆菌。

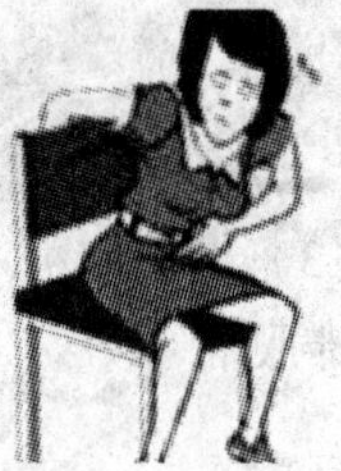
疾病专题　腹泻

(2) 原虫与寄生虫感染：主要包括阿米巴痢疾、急性血吸虫病、梨形鞭毛虫感染、滴虫感染；

(3) 病毒感染：多见于肠道轮状病毒感染、肠道腺病毒感染，临床症状一般较轻，可有腹痛、腹泻等，腹泻每天数次不等，以稀便或水样便为主。

(4) 真菌感染：长期应用抗生素、激素或患有慢性消耗性疾病的中晚期，患者肠道可发生真菌感染，引起肠黏膜充血、水肿、糜烂及溃疡形成而导致腹泻，表现为大便次数增多，轻者为稀软便可伴黏液，每天数次不等，有时大便呈蛋清样表现；重者大便可呈黏液脓血样。粪便常规检查找到或培养发现致病的真菌时可明确诊断。

(5) 食物中毒：

①食了被金黄色葡萄球菌、沙门菌、嗜盐杆菌或肉毒杆菌等污染了的食物后，可出现发热、腹痛、呕吐、腹泻及脱水的症状，称之为食物中毒。患者大便可呈稀便或水样便，常伴有黏液，少数可有脓血。

②服用了毒蕈、河豚鱼、较大的鱼胆及其他有毒化学性毒物，如毒鼠药、农药等可发生腹泻。腹泻以稀便或水样便为主，少有脓血，可伴有呕吐、腹痛等症状。上述各种毒物除腹泻外，尚有其各自的特殊症状。

如何预防腹泻

把住“病从口入”关，搞好环境卫生及个人卫生是预防上述各种疾病发生的关键，具体应注意以下几点：

（1）动物性食品或海产品在食用前必须煮熟、煮透。海鱼、海虾、海蟹、海蛰等海产品中常存有副溶血弧菌（又称嗜盐菌），人们吃了未熟透的上述海产品后，可引起副溶血弧菌的感染；又如猪、牛、羊、鸡、鸭等动物内脏、肌肉、蛋及乳制品常污染有沙门氏菌，因此人们在购买各种酱制品或熟肉制品后，在进食前应重新加热，以防沙门氏菌感染。

（2）不吃腐败、变质的食品。剩饭、粥、牛乳、乳制品、鱼、肉、蛋等易受葡萄球菌肠毒素的污染，若被人们食入可引起葡萄球菌食物中毒，因此，剩饭、剩菜等在食用前必须充分加热，从冰箱中取出的食物也应加热后再食用。

（3）加工生食和熟食的餐具应分开，以避免交叉污染。此外，不在不洁摊位购买食品或进餐，从小养成良好的卫生习惯和饮食习惯。

止泻常用药

鞣酸蛋白、次碳酸铋及复方苯乙哌啶都属于止泻药，它们是通过收敛和吸附作用达到止泻目的。

（1）鞣酸蛋白：是鞣酸和蛋白质的结合制剂。口服后蛋白部分在肠道内被消化，释放出来的鞣酸，能在发炎的肠粘膜表面沉淀蛋白质，形成一层保护膜，减低了毛细血管的通透性，使炎症渗出减少，同时减低了肠内有害物质对神经末梢的刺激，有利于炎症的消散和抑制肠蠕动，发挥止泻功效。常用剂量成人每次 4 ~8 片，每日 3 次口服。

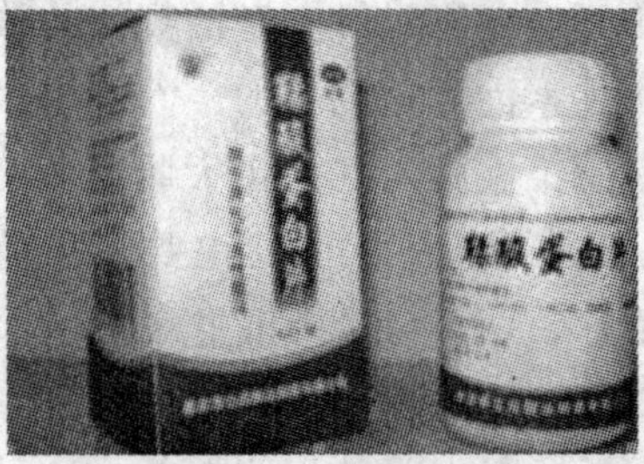

（2）次碳酸铋：属于吸附药，此类药还包括活性炭等。它的化学性质不活泼，不溶解，呈细微粉末状。口服后能在发炎的肠道内机械地吸附细菌、毒素和炎症产物；另一方面能附着在肠粘膜上，减缓炎症刺激，达到止泻目的。每片 0.3 克，1 次 1 ~3 片，每日服 3 次。

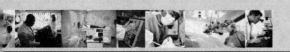

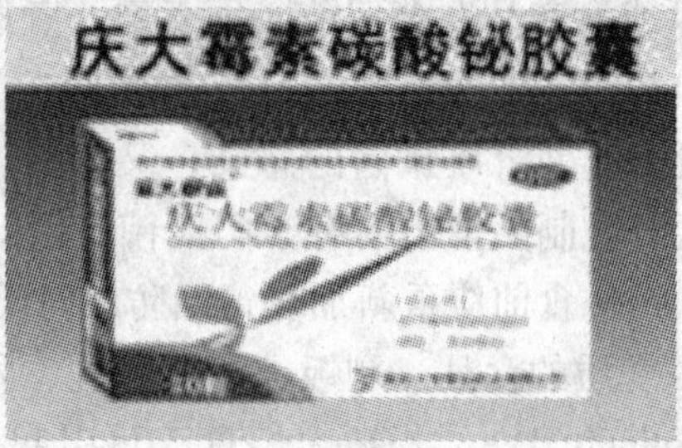

(3) 盐酸苯乙哌啶：是人工合成的止泻药，具有收敛及减少肠蠕动的作用，适用于急、慢性功能性腹泻的对症治疗。对于急、慢性细菌性痢疾或阿米巴痢疾，在应用特异性抗炎药物的同时应用本药，有助于腹泻症状的控制。复方苯乙哌啶是苯乙哌啶 2.5 毫克加入硫酸阿托品 0.025 毫克，每次 1～2 片，每日服 3 次。

上面介绍的止泻药只能起到单纯的对症治疗作用，故只适用于功能性腹泻，对于细菌感染等因素引起的急性腹泻，应以抗菌药物治疗为主，必要时加用止泻药。

腹泻用药避免四误区

[误区一]：滥用抗生素

许多患者一有腹泻，不管三七二十一，就使用复方新诺明或诺氟沙星等抗生素。其实这种做法是不对的。因腹泻有感染性和非感染性两类，非感染性腹泻可由饮食不当、食物过敏、生活规律的改变、气候突变等原因引起，此类腹泻使用抗生素治疗是无效的，而应当服用一些助消化药或采用饮食疗法等。即便是感染性腹泻（多由大肠杆菌、痢疾杆菌、绿脓杆菌及变形杆菌等引起），在选用抗生素时，也要先明确致病菌种类，再选用细菌最敏感的抗生素治疗，切不可滥用抗生素。

[误区二]：滥用止泻药

有些患者发生腹泻后，马上就使用止泻剂，这种做法是不科学的。因为发病初期，腹泻能将体内的致病菌与它们所产生的毒素和进入胃肠道的有害物质排出体外，减少对人体的毒害作用。此时如果使用止泻剂，无疑是闭门留寇。当然，如腹泻频繁，持续时间长且出现脱水症状者，在全身应用抗生素和纠正水电解质紊乱的前提下，可酌情使用止泻剂。

[误区三]：频繁换药

一些腹泻患者治病心切，用药1~2天后不见好转，就急于更换其他药品。其实，任何药物发挥作用都需要一个过程，如果不按规定的疗程用药，当然达不到效果。再则，频繁更换抗生素，易使机体产生耐药性，反而造成不良后果。因此，要按规定的疗程用药，不可随意频繁换药。

［误区四］：过早停药

少数腹泻患者常依症状服药，即腹泻重时多服药，腹泻轻时少服药，稍有好转就停药。这样做很容易造成治疗不彻底而使腹泻复发，或转为慢性腹泻，给治疗带来很多困难。

家庭应急处理

（1）卧床休息，进食易消化的稀软食物，避免刺激性食物，充分地补给水分，最好在温热开水中加少量的食盐饮用，也可饮用各种果汁饮料，不可饮用牛奶或汽水等。

（2）非感染性腹泻，可用复方苯乙哌啶、黄连素、痢特灵等；感染性腹泻应服用抗生素治疗。

（3）腹泻若伴有呕吐或腹泻严重者，应送医院治疗。

腹泻的食疗

处方：嫩黄瓜一条，好茶叶10克。

制用法：将嫩黄瓜洗净，好茶叶冲茶一碗，饮茶食黄瓜。服用期间忌腥冷。

功效：清热解毒，消食止泻。

主治：急性胃肠炎之水泄不止。

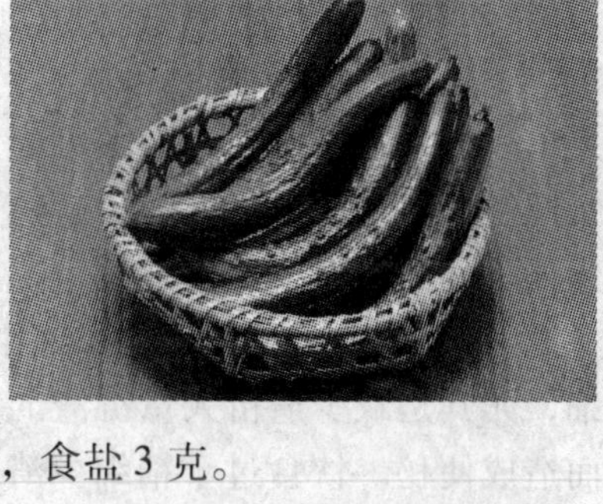

处方：鸡蛋1枚，食盐3克。

制用法：将鸡蛋打碎，调入食盐搅匀，不放油，干炒熟，当点心吃。

功能：温中补肾。

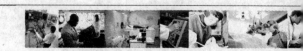

主治：肾虚五更泻。

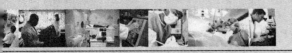

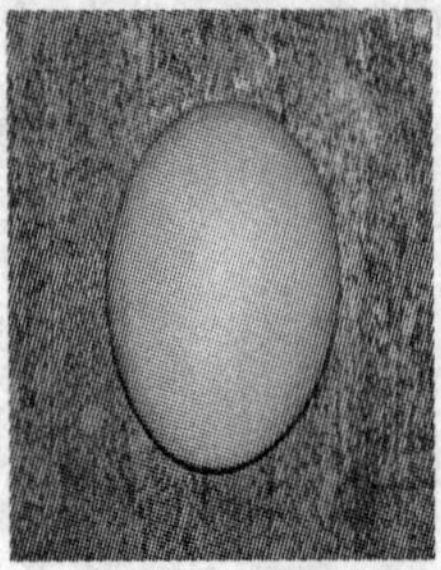

处方：醋 360 毫升，生姜 15 克，鸡蛋 3 枚、盐、葱、各适量。

制用法：将鸡蛋打入碗中，加入切碎的生姜、葱及盐搅匀，用油煎成鸡蛋饼时再用醋炙之。作点心吃，连食数次至症状改善为止。

功效：健脾升阳、益气养血、酸敛止泻。

主治：脾胃虚寒，久泻不止，纯虚无邪者。

（四）便秘

概述

便秘是多种疾病的一种症状，而不是一种病。对不同的病人来说，便秘有不同的含义。常见症状是排便次数明显减少，每 2 ~ 3 天或更长时间一次，无规律，粪质干硬，常伴有排便困难感的病理现象。

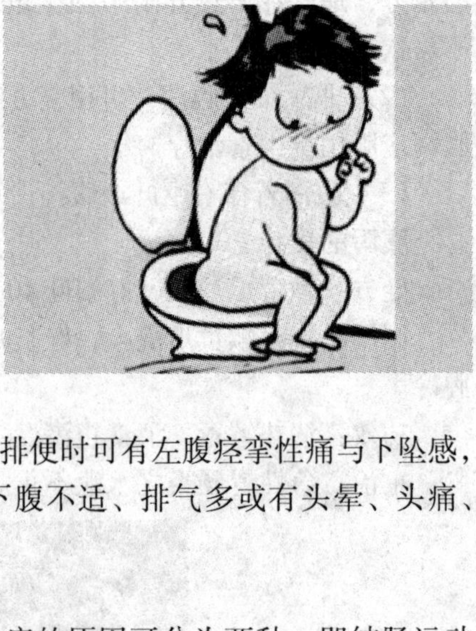

症状

多数慢性便秘患者仅表现为大便次数减少，排便困难，粪便干结，间隔时间延长数天甚至 1 周才排便一次，排便时可有左腹痉挛性痛与下坠感，部分病人诉口苦、食欲减退、腹胀、下腹不适、排气多或有头晕、头痛、疲乏等神经官能症状，但一般都不重。

病因

便秘的原因常不是单一的，直接发病的原因可分为两种，即结肠运动迟缓或痉挛引起的结肠性便秘和直肠反射迟钝引起的直肠性便秘，又称排便困难。具体可归纳为如下几种原因：

（1）由于不良的饮食习惯，使食物的机械性或化学性刺激不足，或因摄入的食物过少、过细，尤其是缺少遗留大量沉渣的食物，使肠道刺激减少，反射性蠕动减弱而造成便秘。饮食过于精细少渣，缺乏食物纤维，由于纤维缺乏令粪便体积减小，粘滞度增加，在肠内运动缓慢，水分过量被吸收而导致便秘。

(2) 生活习惯改变、排便姿式不当、经常服用强泻剂及灌肠等，均可造成直肠反射敏感性下降，以致虽有粪便进入，而不足以引起有效的神经冲动，使排便反射不能产生而引起便秘。没有养成定时排便的习惯，忽视正常的便意，排便反射受到抑制，日久引起便秘。

(3) 不良的生活习惯、睡眠不足、持续高度的精神紧张状态等，也可造成结肠的蠕动失常和痉挛性收缩而引起便秘。肥胖，不活动，特别是因病卧床或乘坐轮椅，缺乏运动性刺激以推动粪便的运动，摄食本身不能使粪便向前推进。

(4) 某些疾病的影响：全身衰弱性疾病；肛门疾患（痔疮、肛裂等）所引起的局部疼痛；结肠病变如肿瘤、炎症、狭窄或憩室病等；神经性疾患，如截瘫、偏瘫、多发性硬化、脑血管或脊髓病变；精神性疾患，如焦虑或抑郁症、痴呆；内分泌疾病，如甲状腺功能低下；代谢紊乱，如高钙血症、低钾血症、利尿剂所引起的脱水，糖尿病，尿毒症等。

便秘首先要找出病因，根据病因积极治疗。

便秘应该如何预防

1. 便秘预防

因为粪便主要是由食物消化后构成的，所以通过饮食调节来防治大便秘结是简单易行的方法。首先要注意饮食的量，只有足够的量，才足以刺激肠蠕动，使粪便正常通行和排出体外。特别是早饭要吃饱。其次要注意饮食的质，主食不要太精过细，要注意吃些粗粮和杂粮，因为粗粮、杂粮消化后残渣多，可以增加对肠管的刺激量，利于大便运行。副食要注意多食含纤维素多的蔬菜，因为正常人每公斤体重需要 90～100 毫克纤维素来维持正常排便。可多食青菜、韭菜、芹菜、蕃芋等。因为纤维索不易被消化吸收，残渣量多，可增加肠管内的容积，提高肠管内压力，增加肠蠕动，有利于排便。还有就是要多喝水，特别是重体力劳动者，因出汗多，呼吸量大，水分消耗多，肠管内水份必然被大量吸收，所以要预防大便干燥就得多喝水。早饭前或起床后喝一杯水有轻度通便作用。足量饮水，使肠道得到充足的水分可利于肠内容物的通过。另外可有意多食含脂肪多的食品，如核桃仁、花生米、芝麻、菜籽油、花生油等，它们都有良好的通便作用。

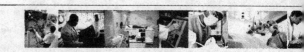

2. 养成良好的排便习惯

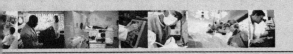

每个人都有各种习惯，大便也不例外，到一定的时间就要排便，如果经常拖延大便时间，破坏良好的排便习惯，可使排便反射减弱，引起便秘，所以不要人为地控制排便感。对经常容易发生便秘者一定要注意把大便安排在合理时间，每到时间就去上厕所，养成一个良好的排便习惯。

3. 极锻炼身体

活动、活动，大便自通。散步、跑步，作深呼吸运动、练气功、打太极拳，转腰抬腿、参加文体活动和体力劳动等可使胃肠活动加强、食欲增加，膈肌、腹肌、肛门肌得到锻炼；提高排便动力，预防便秘。经常劳动的农村老年人很少便秘，而懒于活动，养尊处优的城市老年人便秘者较多，说明了这个道理。

4. 及时治疗有关疾病

有关疾病的治疗对预防大便秘结亦有一定的作用。如过敏性结肠炎、大肠憩室炎、结肠肿瘤、结肠狭窄；甲状腺功能低下、糖尿病；子宫肌瘤；铅、汞等金属中毒。

5. 坐马桶自我训练

生活中，许多人早巳习惯了方便时才上厕所，而不是依照体内的反应。然而，忍便会逐渐导致便秘。但现在改善你的排便习惯还不迟。饭后是最自然的如厕时间。因此，不妨每餐饭后，坐马桶 10 分钟。假以时日，即可制约结肠养成自然的习惯。

6. 放松心情

当你受到惊吓或紧张时，你会嘴巴干涩，心跳加速。你的肠子也会停止蠕动。这是一种对抗或逃生的机制。如果你感到便秘的压力，不妨试着放松自己，或者听些节奏轻快的音乐。

治疗方法

（1）一般治疗：包括饮食、锻炼、改变不良习惯等方面。对于没有器质性病变的一般人来说，食疗是首选的，即在饮食中增加纤维食物，如麸糠、水果、蔬菜等；运动锻炼对于常人的排便很有帮助；纠正生活中的紧张情绪，减缓工作节奏及纠正长期忍便等不良习惯，对某些便秘者也是至关重要的。

（2）药物治疗：尽管施用上述方法，但许多便秘者还需要用泻药来辅助排便。对一般便秘者偶用泻药是不会造成不良后果的，但长期使用泻药，有引起依赖的可能。

（3）粪便嵌塞的治疗：可采用手法挤压肛周，临床常用的方法是将食指（戴手套）插入肛门内，将干粪团分割成小块，抠出或加用开塞露刺激排出，无效时应在局麻下将粪团挖出。

（4）手术治疗：便秘经过一段保守治疗仍无效者，可通过一些检查手段看是否存在着器质性病变。即有否需要经手术治疗的外科疾患。

自我按摩治便秘

便秘的经历相信很多人都有过，虽然它看似一个小毛病，但却给生活带来了不少烦恼。你不妨巧用双手，坚持以下的自我按摩法，相信能起到安全通便的作用。

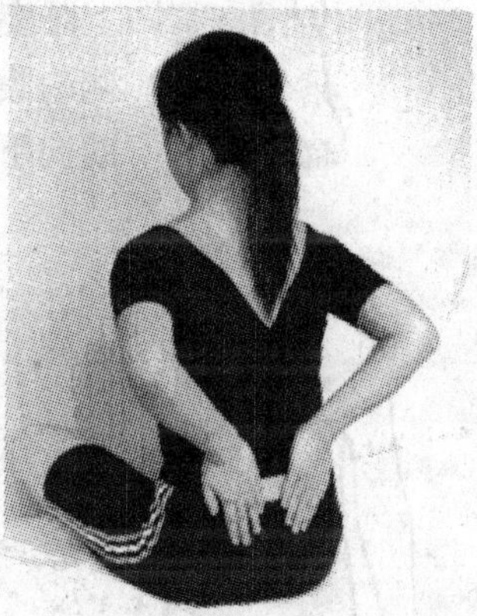

（1）推揉腰骶部：坐于床上，两手五指并拢，反手以掌根附于同侧的腰骶部，适当用力自上而下地推擦30~50次，直至腰骶部发热。

（2）按揉肾俞穴：同上坐姿，两手叉腰，拇指向前按于同侧肋端，中指按于肾俞穴，适当用力按揉30~50次。

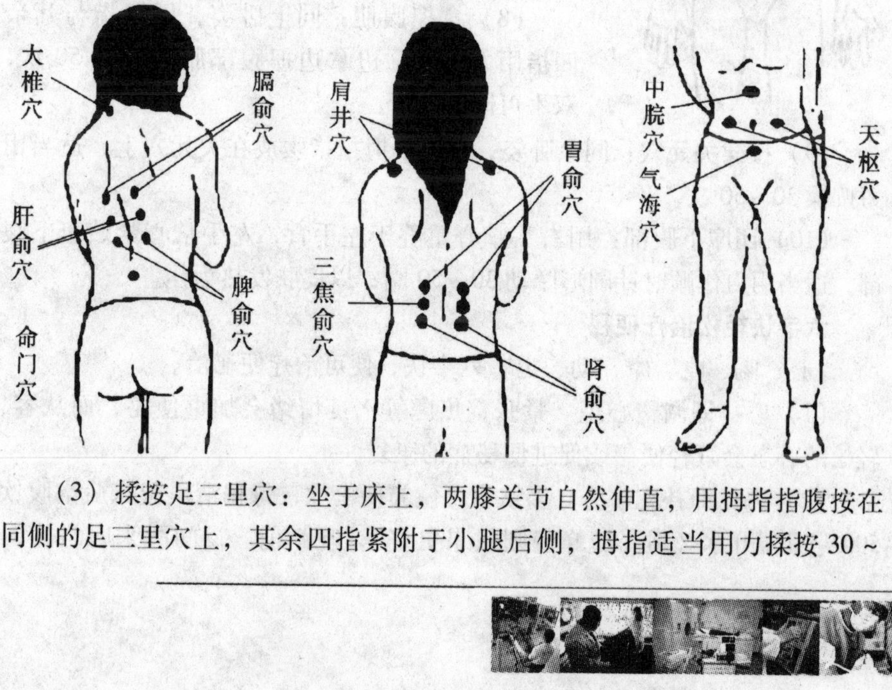

（3）揉按足三里穴：坐于床上，两膝关节自然伸直，用拇指指腹按在同侧的足三里穴上，其余四指紧附于小腿后侧，拇指适当用力揉按30~

50 次。

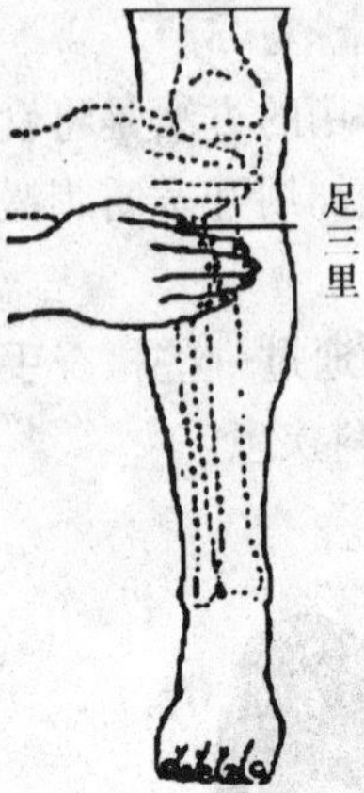

（4）按揉天枢穴：同上卧姿，双手叉腰，中指指腹放在同侧的天枢穴上，大拇指附于腹外侧，中指适当用力按揉 30 ~ 50 次。

（5）掌揉中脘穴：仰卧于床上，双腿自然伸直，将右手掌心重叠在左手背上，左手的掌心紧贴于中脘穴上，适当用力揉按 30 ~ 50 次。

（6）推腹外侧：同上卧姿，两手分别放在同侧的腹外侧，以掌根从季肋向下推至腹股沟，反复做 30 ~ 50 次。

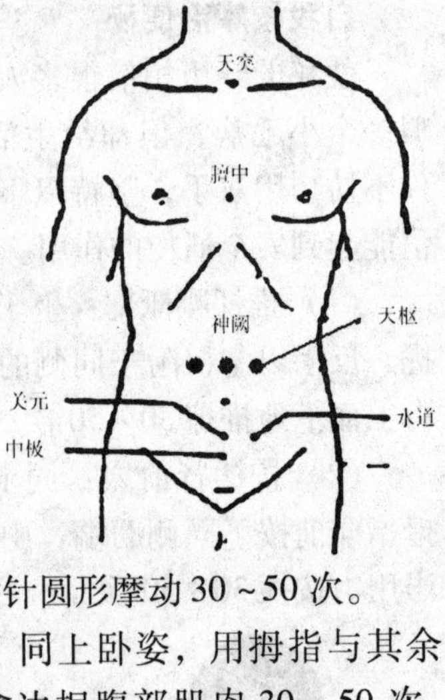

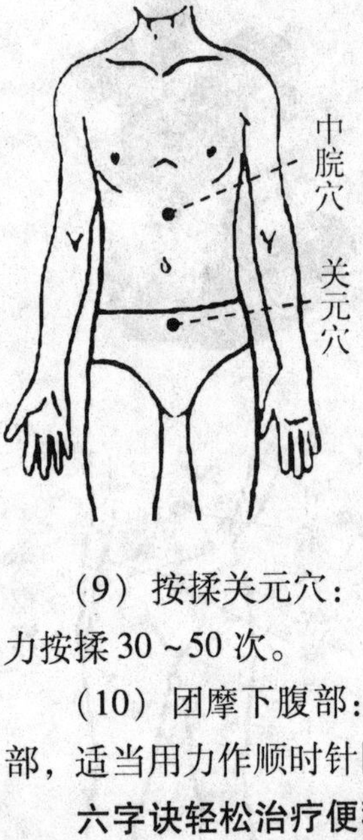

（7）团摩脐四周：同上卧姿，将右手掌心重叠在左手背上，左手掌心放于肚脐旁，适当用力，绕脐作顺时针圆形摩动 30 ~ 50 次。

（8）拿捏腹肌：同上卧姿，用拇指与其余四指用力对合，边拿边捏腹部肌肉 30 ~ 50 次，双手可同时进行。

（9）按揉关元穴：同上卧姿，用一手拇指指腹放在关元穴上，适当用力按揉 30 ~ 50 次。

（10）团摩下腹部：用右手掌心重叠于左手背，左手掌心紧贴于下腹部，适当用力作顺时针圆形摩动 30 ~ 50 圈，以皮肤发热为佳。

六字诀轻松治疗便秘

“心、喝、吃、摩、动、定”六字诀，便可治疗便秘治。

（1）心：即调整心理。紧张、焦虑等不良情绪会加重便秘，而从容、轻松的心态会减轻便秘或促进便秘症的康复。

（2）喝：即补充水分。多饮水可使粪便松软，每日清晨起床后空腹饮 500 毫升温开水（适当加蜂蜜则效果更好），晚睡前、夜间醒来时（零时以后）各饮300~400毫升温开水。

（3）吃：即合理膳食。常吃含纤维素多的食物，如水果、蔬菜，少吃高脂饮食，有利于通便。从嫩玉米上市开始，每天吃3~4个煮熟煮烂的嫩玉米（秋冬季常吃玉米粥），玉米所含的纤维素比精米、精面高4.10倍，纤维素可加速胃肠蠕动，有益大便通畅。从红薯上市起，我每天都吃400克左右蒸熟的红薯（吃红薯最好与米饭、蔬菜搭配或适当吃咸菜等），红薯内含大量淀粉及纤维素等，具有和胃、润肠通便之功效。常吃核桃仁、花生仁治便秘疗效颇佳，核桃仁、花生仁有润滑肠壁的作用。

（4）摩：按摩胃肠部位，增加胃肠蠕动。早晚揉腹，手放脐周，依次按摩升结肠——横结肠—降结肠。另外，每日做收腹提肛动作，早晚各做60次。

（5）动：早晚进行腰部运动，提高胃肠部蠕动功能，以促进排便。腰部运动有多种多样，可选择不剧烈的运动项目。前后弯腰、左右侧弯腰、转腰等运动项目都适合老年人，活动时动作要缓慢。转腰动作每天早晚最少要做60次。

（6）定：要养成定时排便的习惯，即使是暂时没有便意也要定时排便。排便时千万不要紧张。注意力要集中，不要在排便时看书报、吸烟。还应当张口呼吸排便。老年人发生便秘时千万不要操之过急，要悠着点，宜慢，顺其自然解出，防止干硬的粪块将肠黏膜及肛门边缘撑破，引起溃疡、肛裂、痔疮等疾患。

治疗误区

［误区一］：应该多摄入纤维

虽然纤维素确实能提高大便的数量和排便频率，但低纤维饮食不是便秘的原因。研究表明，只有20%的病人能通过摄取纤维素比如芹菜受益，还有人会因为增加纤维素的摄入而导致病情恶化。

［误区二］：多喝水有利排便

专家认为，大便中水分的变化会导致大便稠度改变，但这些小变化与本身发生在肠道内的流体交换总量相比，可算是微不足道。除非便秘患者存在脱水迹象，否则多喝水可以说是一点用也没有。

［误区三］：缺乏运动导致便秘

多运动可能有助于病情的改善。但如果是患有严重习惯性便秘的年轻

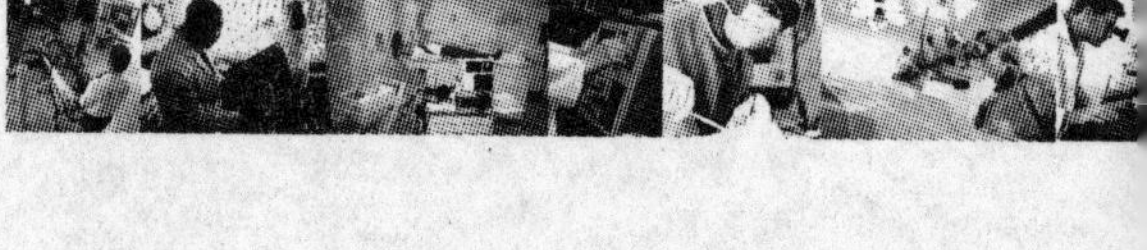

人，运动是起不了作用的。

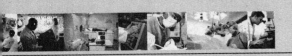

[误区四]：月经期间容易便秘

与人们通常想的不一样，月经期间的内分泌变化对便秘的影响也不大。人们可能是发现，便秘在15～45岁的女性中最为普遍，所以会产生这种想法。事实上，只有怀孕期间那种较大程度的荷尔蒙变化才可能引起便秘。

[误区五]：多吃萝卜能通便

便秘分为很多类型，比如内热上火导致的热秘、脾肾亏虚和津液亏虚导致的虚秘等。白萝卜有消食解气的作用，胀气性便秘吃点确实管用。

[误区六]：膳食纤维要多吃

膳食纤维的确可以缓解便秘，但它也会引起胀气和腹痛，胃肠功能差者多食反而会对肠胃道造成刺激也并不是所有富含膳食纤维的食物都有通便作用，比如山药，它性偏温热，吃多了反而加重便秘。

[误区七]：油和肉都不能多吃

便秘的人需要稍微多吃些油，尤其是香油，以及它的“前身”芝麻。每天一勺，一周内就可以改善便秘。至于肉，因为高蛋白食物对肠胃的刺激不足，便秘的人可以适当少吃。

[误区八]：多吃香蕉能通便

如果多吃了生的香蕉不仅不能通便，反而会加重便秘。因为，没有熟透的香蕉含较多鞣酸，对消化道有收敛作用，会抑制胃肠蠕动。

[误区九]：喝茶能通便

茶有收敛作用，喝多了会加重便秘。但是，便秘者一定要多喝水。普通人一天喝1200毫升水，便秘者要喝到2000毫升，把这些水分成8～10次喝，可以保证肠道湿润，有助缓解便秘。

（五）消化不良

概述

消化不良是一种由胃动力障碍所引起的疾病，也包括胃蠕动不好的胃轻瘫和食道反流病。引起消化不良的原因很多，包括胃和十二指肠部位的慢性炎症，使食管、胃、十二指肠的正常蠕动功能失调。

症状

症状表现为断断续续地有上腹部不适或疼痛、饱胀、烧心（反酸）、嗳气等。常因胸闷、早饱感、腹胀等不适而不愿进食或尽量少进食，夜里也不易安睡，睡后常有恶梦。到医院检查，胃镜下能见到轻型胃炎。

病因

引起消化不良的原因很多，包括胃和十二指肠部位的慢性炎症，使食管、胃、十二指肠的正常蠕动功能失调。患者的精神不愉快、长期闷闷不乐或突然受到猛烈的刺激等均可引起。胃轻瘫则是由糖尿病、原发性神经性厌食和胃切除术所致。

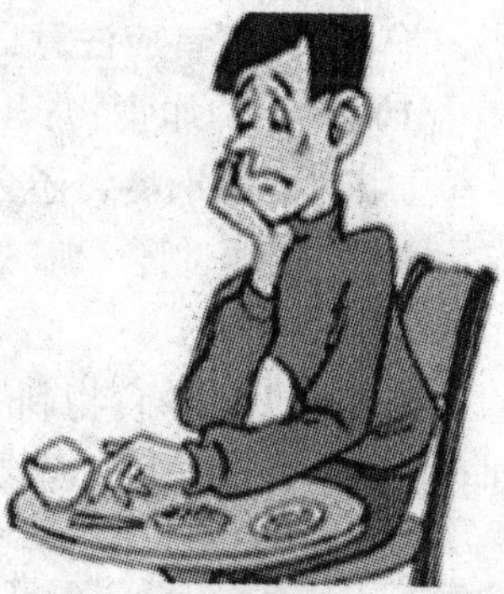

值得强调的是，一般在家中自我治疗的轻型消化不良，大都由于情绪不好、工作过于紧张、天寒受凉或多食不易消化食物所引起，仅有轻微的上腹不适、饱胀、烧心等症状。

防治

当发生消化不良时，应做到以下几点：

（1）应暂停进食，实行“饥饿疗法”。

禁食一餐或两餐酌情而定。禁食期间可根据口渴情况饮用淡盐开水，也可饮用糖+盐水，因为糖可迅速吸收，不至增加胃肠负担。如无需完全禁食时，则减量进食，或只吃易消化的粥类加点开胃小菜。

（2）适当使用助消化药物，一般应在专科医生指导下应用。如果是非处方药品，可以根据药品说明书使用。一般常用的药物有吗叮啉，、米曲菌胰酶片（慷彼申）、乳酸菌素片，其他助消化的中药如神曲、木香、山楂、麦芽、谷芽、陈皮等可酌情使用。

（3）较轻微的消化不良，或仅仅是一时性过饱，可采用饭后散步，腹部轻柔按摩、1~2 小时后参加体育运动或体力劳动，增强身体热量的消耗，尽快消除消化不良现象。

已出现消化不良症状后，忌进食荤腥、油腻、海味等不易消化食物。也不宜再吃较多的甜品或冰淇淋一类食物。必须以清淡食物为主，维持 1~2 天即可使胃肠道得以清除消化不良的食物残渣，从而使消化机能康复。

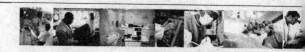

现代人经常会因某顿饭吃得过多或油腻，接下来几天不想吃东西。这时就需要吃点助消化药。消化内科专家建议，治疗消化不良最好选择中成药。保和丸、山楂丸、鸡内金片、沉香化滞丸、六味安消胶囊、王氏保赤丸。

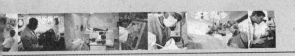

以上药物不可久服，症状缓解就要停药。

消化不良患者应注意哪些事项

（1）少吃油炸食物：因为这类食物不容易消化，会加重消化道负担，多吃会引起消化不良，还会使血脂增高，对健康不利。

（2）少吃腌制食物：这些食物中含有较多的盐分及某些可致癌物，不宜多吃。

（3）少吃生冷食物刺激性食物：生冷和刺激性强的食物对消化道黏膜具有较强的刺激作用，容易引起腹泻或消化道炎症。

（4）规律饮食：研究表明，有规律地进餐，定时定量，可形成条件反射，有助于消化腺的分泌，更利于消化。

（5）定时定量：要做到每餐食量适度，每日 3 餐定时，到了规定时间，不管肚子饿不饿，都应主动进食，避免过饥或过饱。

（6）温度适宜：饮食的温度应以“不烫不凉”为度。

（7）细嚼慢咽：以减轻胃肠负担。对食物充分咀嚼次数愈多，随之分泌的唾液也愈多，对胃黏膜有保护作用。

（8）饮水择时：最佳的饮水时间是晨起空腹时及每次进餐前 1 小时，餐后立即饮水会稀释胃液，用汤泡饭也会影响食物的消化。

（9）注意防寒：胃部受凉后会使胃的功能受损，故要注意胃部保暖不要受寒。

七种食物改善消化不良

1. 大麦及大麦芽

含有维生素 A、B、E 和淀粉酶、麦芽糖、葡萄糖、转化糖酶、尿囊素、蛋白质分解酶、脂肪和矿物质等。大麦中的尿囊素可促进胃肠道溃疡的愈合。

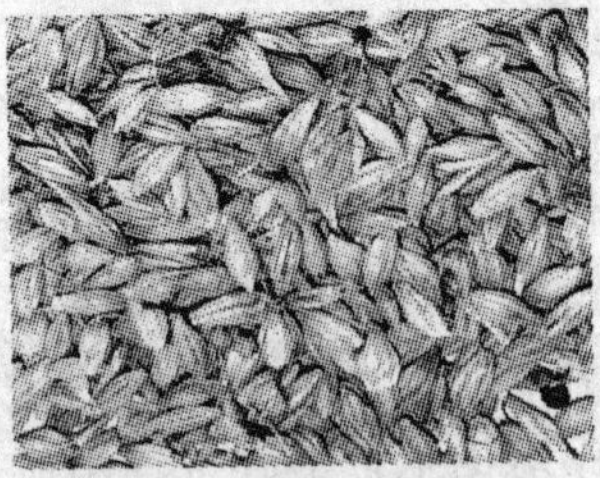

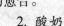

2. 酸奶

酸奶除含有牛奶的全部营养素外，突出的特点是含有丰富的乳酸，能将奶中的乳糖分解为乳酸。对于胃肠道缺乏乳酸酶或喝鲜牛奶容易腹泻的人，可改喝酸奶。乳酸能抑制体内霉菌的生长，可预防使用抗菌素类药物所导致的菌群失调。乳酸还可以防止腐败菌分解蛋白质产生的毒物堆积，因而有防癌作用，酸奶有轻度腹泻作用，可防止老年人便秘。

3. 苹果

苹果既能止泻，又能通便。其中含有的鞣酸、有机碱等物质具有收敛作用，所含果胶可吸收毒素。对单纯性的轻度腹泻，单吃苹果可止泻。苹果中含纤维素可刺激肠蠕动，加速排便，故又有通便作用。

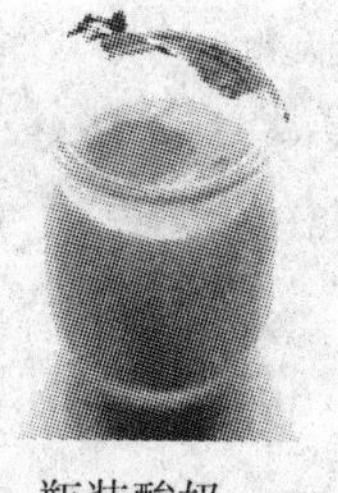

瓶装酸奶

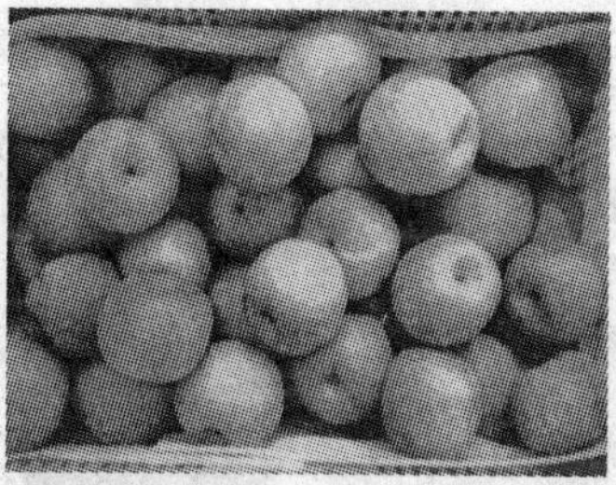

4. 西红柿

含有丰富的有机酸如苹果酸、柠檬酸、甲酸，可保护维生素C，使之在加工烹饪过程不被破坏，增加维生素的利用率。西红柿中还含有一种特殊成分——番茄素，有助于消化、利尿，能协助胃液消化脂肪，番茄素还能抑制细菌和真菌的生长，可治疗口角炎。

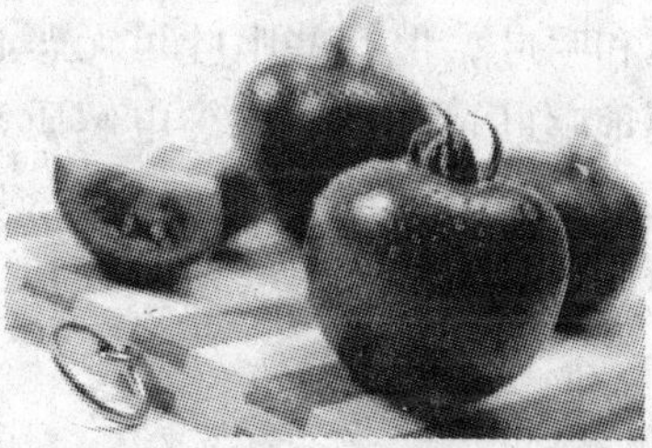

5. 橘皮

橘皮对消化的促进作用主要是其中含有的挥发油对消化道有刺激作用，可增加胃液的分泌，促进胃肠蠕动。

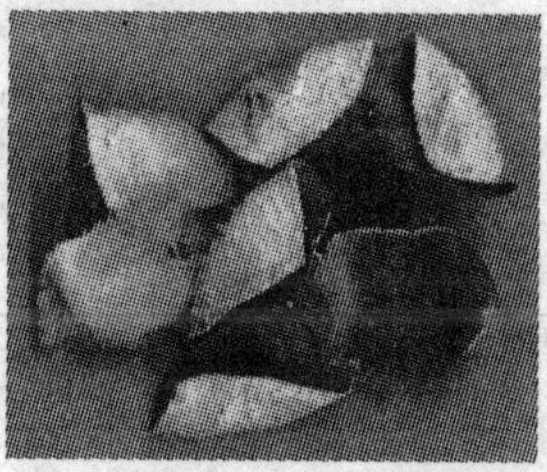

6. 鸡肫皮

又称鸡内金，为鸡胃的内壁。鸡肫含有胃激素和消化酶，可增加胃液和胃酸的分泌量，促进胃蠕动。胃激素遇高热易受破坏，故以生食为佳。

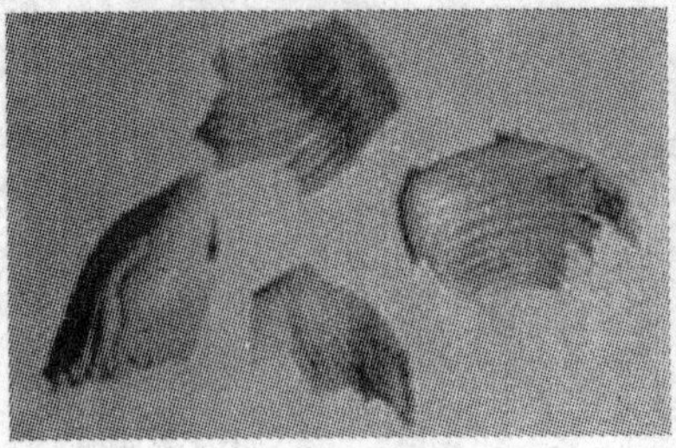

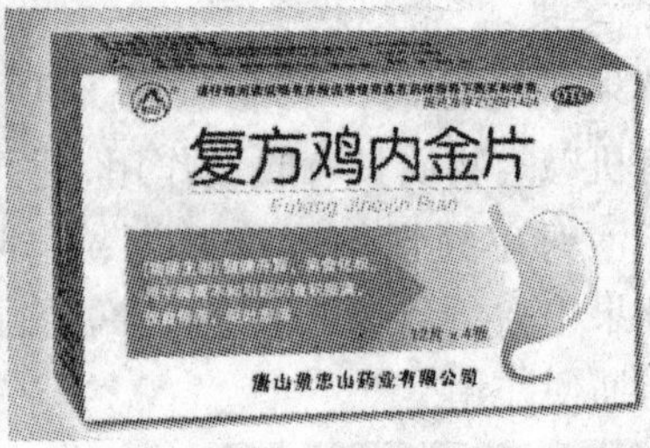

7. 白菜

含有大量的粗纤维，可促进胃肠道蠕动，帮助消化，防止大便干结。

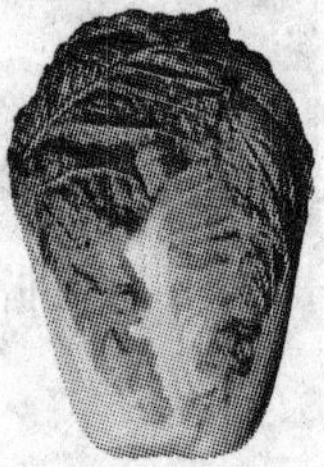

（六）呕吐

概述

呕吐是指胃内容物经食道反流出口腔的病证。呕吐是胃内容物反入食管，经口吐出的一种反射动作。可分为三个阶段，即恶心、干呕和呕吐，但有些呕吐可无恶心或干呕的先兆，频繁而剧烈地呕吐可引起脱水、电解质紊乱等并发症。

症状

恶心、干呕和呕吐

病因

呕吐病因为外感六淫，邪气犯胃，内伤七情，以及饮食不节，劳倦过度等，引起胃气上逆而致呕吐。

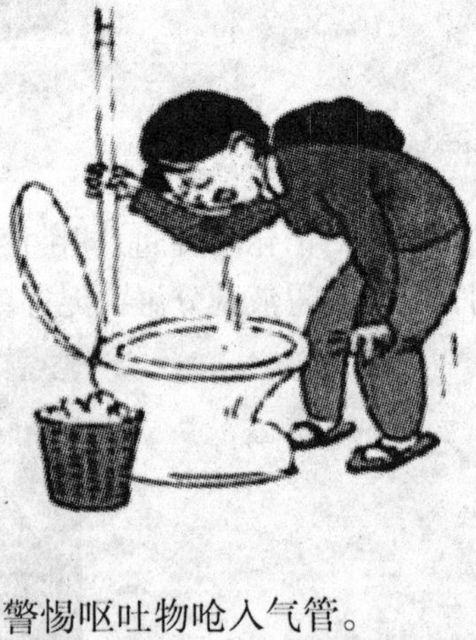

救护措施

（1）禁食、禁饮水4～6小时，以防误入气管。呕吐停止后逐渐进食。

（2）昏迷病人头侧位，及时擦净口腔内呕吐物，禁止用毛巾堵住鼻、口腔。警惕呕吐物呛入气管。

（3）一般呕吐可给予镇静药、止吐药治疗，如安定、胃复安、阿托品、吗丁啉等。

（4）剧烈呕吐者尽快送医院检查处理。

家庭应急处理

（1）了解了呕吐发生的原因，便不难理解当人们吃进了不洁食物而造成呕吐时，应当把这些不清洁的食物吐出来，吐得越干净越好，否则这些带有细菌、病菌和毒素的食物在胃里或进到肠腔里，便会被人体吸收，引起菌血症、毒血症和毒素中毒。正是为了避免引起不良后果的发生，所以不能止吐，把脏东西吐净了，呕吐便随即而止。

（2）卧床休息，头应偏向一侧，病人要呕吐时，应将病人扶起，以免呕吐物呛入气管引起窒息或肺炎。

（3）对常见疾病，如急性胃炎、痢疾、胃神经官能症、流行性感冒及晕动病的病人可作相应处理，口服镇吐药胃复安5～10毫克，一日3次或解痉剂阿托品0.5～1.0毫克，1日3次，另外可加服镇静药物如安定2.5～5毫克。

（4）用冰袋或冷毛巾置于患者胃部，可以止住恶心或呕吐。

推拿疗法

推揉脾经100～300次（约3分钟），健脾和胃。推板门穴100～300次（约3分钟），降逆止吐。按揉劳宫穴100～300次（约3分钟），温阳散寒止吐。直推天柱穴100～500次（约5分钟），降逆止呕。摩腹100～300次（约3分钟），消食和胃，降逆止呕。

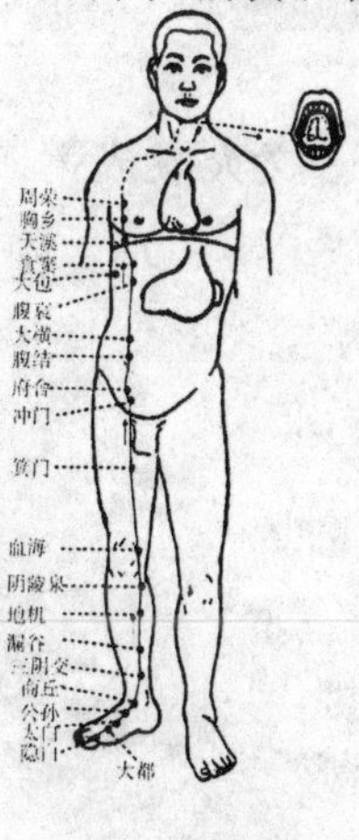

足太阴脾经

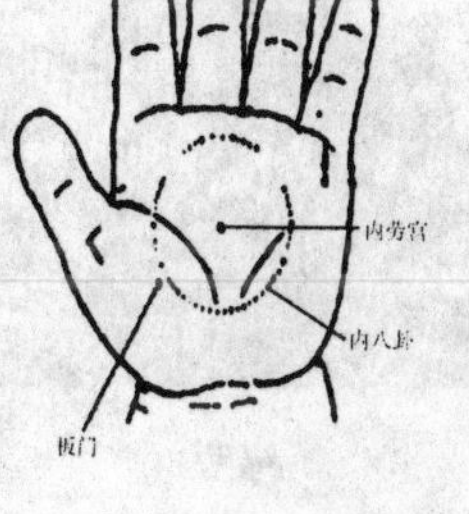

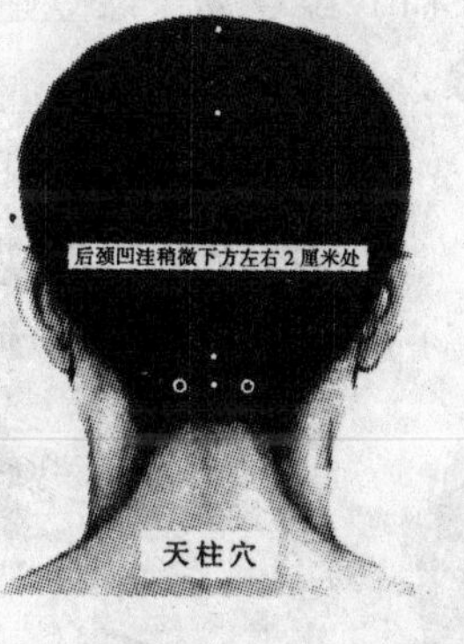

辩证食疗

1. 伤食型呕吐

（1）焦山楂10～15克，水煎少量频服，治油腻所伤及奶品所伤。

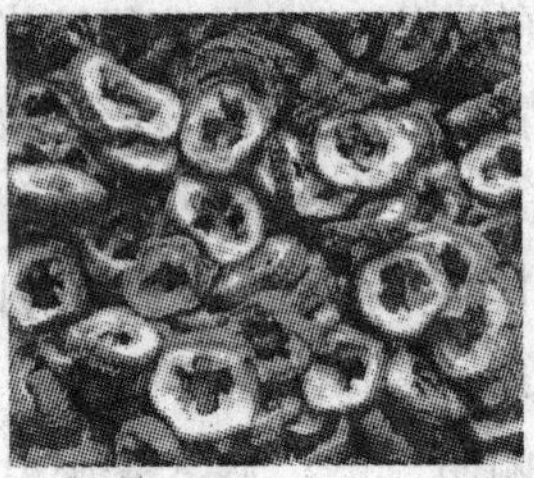

（2）生萝卜捣汁或萝卜子30克微炒，水煎服。少量多次服，治面食及豆类所伤。

（3）槟榔生姜饮：槟榔10克，莱菔子10克，生姜3片，白糖少量。莱菔子炒黄与槟榔一起打碎，放入砂锅，加水煎汤，煮沸后加入生姜片略煮片刻，取汁，频频温饮。用于宿食停滞，呕吐食少，脘腹胀痛，大便难下等症。

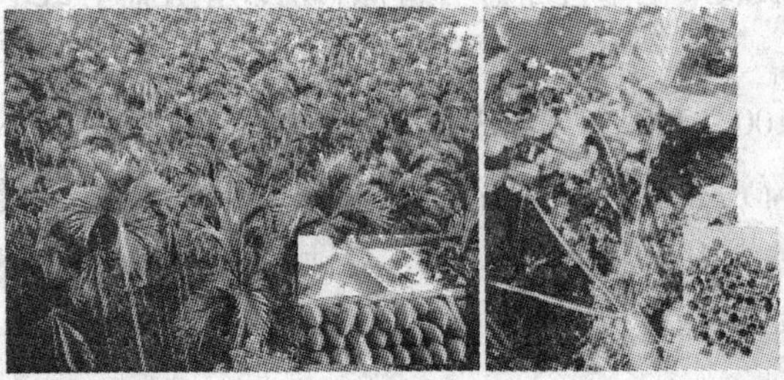

2. 胃热型呕吐

（1）绿豆粥：绿豆适量，白米50g，用适量水，文火煮成粥，分次温服。

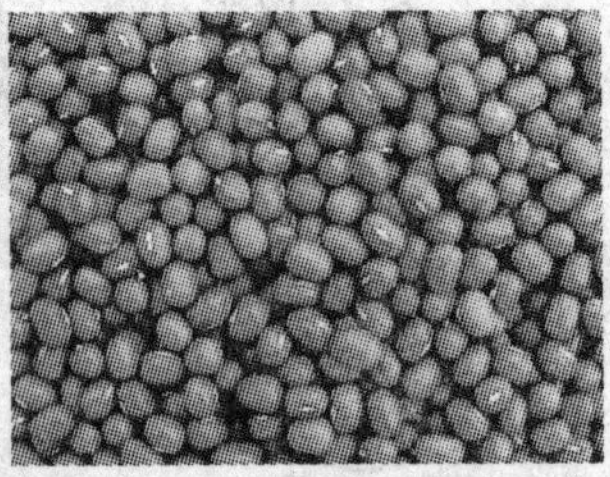

绿豆

（2）西瓜榨汁，每次兑入温水，少量多次服。

（3）姜藕饮：藕 90 克，生姜 10 克。将藕与生姜分别捣烂，绞取汁液，混匀后徐徐饮用。用于胃热而胃气不和、恶心呕吐、烦渴喜饮等症。

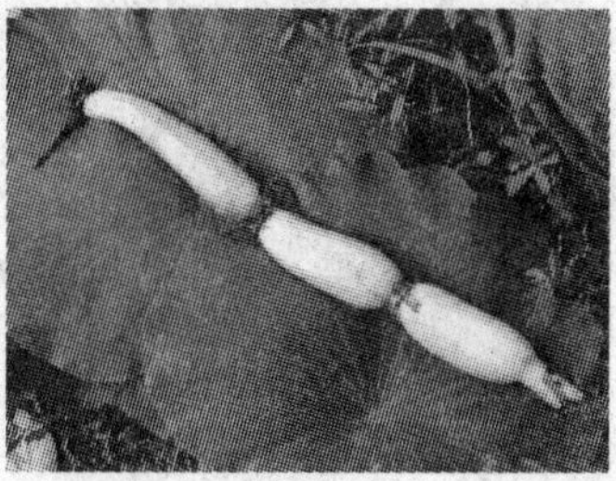

3. 胃寒型呕吐

（1）鲜生姜捣汁，加少量开水冲服。

（2）豆蔻粥：肉豆蔻 5 克，生姜 3 片，粳米 100 克。先将肉豆蔻捣碎为细末，用粳米煮粥，煮沸后加入肉豆蔻末及生姜，同煮成粥，随量服之。用于脾胃虚寒之脘腹胀痛、食少呕吐等症。

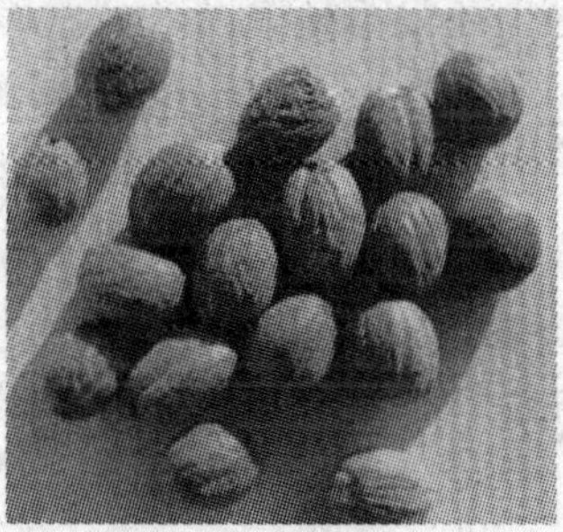

（3）干姜粥：干姜研末，每次 1～2 克，粳米 100 克，水煎服，每日早晨起来后空腹食之。用于病程较长的胃寒呕吐。

（七）胃炎

症状

胃炎的症状可以很轻也可以很重，最常见的有上腹部不适或疼痛，恶心、呕吐、腹泻、食欲不振。胃及十二指肠溃疡的症状则为上腹部烧灼痛，严重者可有柏油便、黑便或血便。

病因

具体地说，胃炎（慢性）的病因可以有下述五个方面：

（1）急性胃炎后胃黏膜损伤持久不愈。

（2）幽门螺杆菌感染。

（3）长期喝烈酒、浓茶、浓咖啡，吃辛辣和粗糙的食物，吸烟等不合理生活习惯。

（4）经常服用对胃黏膜有损害和有刺激性的药物，如阿司匹林、消炎痛、糖皮质激素、抗肿瘤药物等。

（5）一些慢性疾病，如慢性肾炎、尿毒症、重症糖尿病等。

防治

俗话说胃病“三分治七分养”，七分养应该在三分治的基础上进行，经全面检查确诊后进行系统治疗，并配合精神方面进行调养，才能达到理想的治疗效果。重视胃病患者的一般治疗，如合理的作息制度和饮食习惯，适度的休息、禁止吸烟和饮酒、禁用咖啡和浓茶。同时，应减少胃酸的含量并加强对直接与胃酸接触的粘膜层的保护。通常应用非处方药包括抗酸剂及胃粘膜保护剂，并可适当选用解痉剂。在我国，胃病患者的比例是相当高的。目前在治疗上还没有什么特效药，所以胃病的预防、自我调养就显得更加重要了。

首先，饮食规律化。有人在饮食上不能控制自己，遇到好吃的就猛吃一顿，不合口味的就饿一顿，这样就易造成胃的蠕动功能紊乱，久而久之就会出现胃炎或胃溃疡。因此，饮食应该定时定量，千万不要暴饮暴食。对于已经出现的胃病，在饮食上更应该注意。尽量做到定时进餐，每日可定时进食5～6次，进食量少，能减轻胃的负担，避免胃部过度扩张；进餐次数多，可使胃中经常存有少量食物，以中和胃内过多的胃酸。病重的人最好食用营养丰富、又易于消化的松软食品，如面条、米粥、牛奶等，如果有条件，还可多吃点蜂蜜，因为蜂蜜有抑制胃酸分泌、促进溃疡愈合的功能。胃病患者的秋季饮食应以温、软、淡、素、鲜为宜，做到定时定量，少食多餐，使胃中经常有食物和胃酸进行中和，从而防止侵蚀胃粘膜和溃疡面而加重病情。

忌嘴保养。胃病患者要注意忌嘴，不吃过冷、过烫、过硬、过辣、过粘的食物，更忌暴饮暴食，戒烟禁酒。另外，服药时应注意服用方法，最好饭后服用，以防刺激胃粘膜而导致病情恶化。酸度较高的水果，如：凤梨、柳丁、桔子等，於饭后摄食，对溃疡的患者不会有太大的刺激，所以并不一定要禁止食用。咖啡、酒、肉汁、辣椒、芥茉、胡椒等，这些会刺激胃液分泌或是使胃黏膜受损的食物，应避免食用。

另外，胃病患者平时不能吃零食，否则会使胃蠕动增加，促进胃酸的分泌，加重胃壁的溃疡。

其次，注意饮食卫生。吃饭时一定要细嚼缓咽，使食物在口腔内得到充分的磨切、并与唾液混合，这样可以减轻胃的负担，使食物更易于消化。此外，应尽量少吃刺激性食品，更不能饮酒和吸烟。烟酒对胃的危害很大。烟草中的尼古丁对胃的刺激作用，它会使胃容物排出延迟，进而引起胃酸分泌增加，造成胃炎、胃溃疡的病情加重。饮酒，特别是空腹饮酒对胃病患者的损害就更大，因为酒中乙醇对胃粘膜有非常大的刺激作用，胃受到刺激后会出现较强的收缩、扩张等运动，这极容易造成胃出血或胃溃疡部位的穿孔，以致出现生命危险。

再次，少吃对胃有刺激性的药物。长期服用对胃粘膜有刺激性的药物，如红霉素、强的松等，都可造成胃粘膜损伤而出现炎症或溃疡。因此，不要长期服用对胃有刺激性的药物。如偶尔要吃这些药，也应该在饭后吃。如果条件允许，最好改用有相同作用的中草药。

四是，保持精神愉快。胃是否健康与精神因素有很大关系。过度的精神刺激，如长期紧张、恐惧、悲伤、忧郁等都会引起大脑皮层的功能失调，促进迷走神经功能紊乱，导致胃壁血管痉挛性收缩，进而诱发胃炎、胃溃疡。因此，平时要精神愉快、性格开朗、意志坚强，并善于从困境中解脱自己。

养胃食谱

■紫菜南瓜汤：用料：老南瓜100克，紫菜10克，虾皮20克，鸡蛋1枚，酱油、猪油、黄酒、醋、味精、香油各适量。

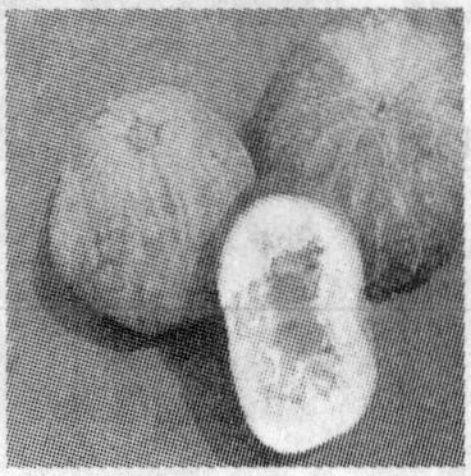

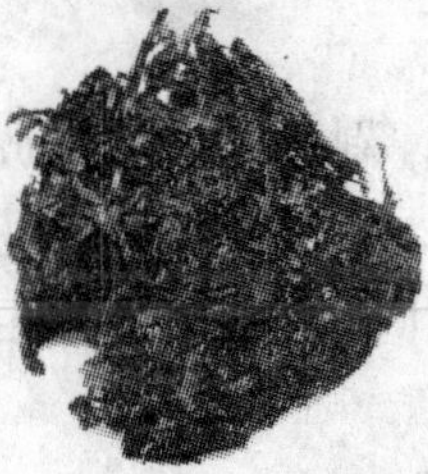

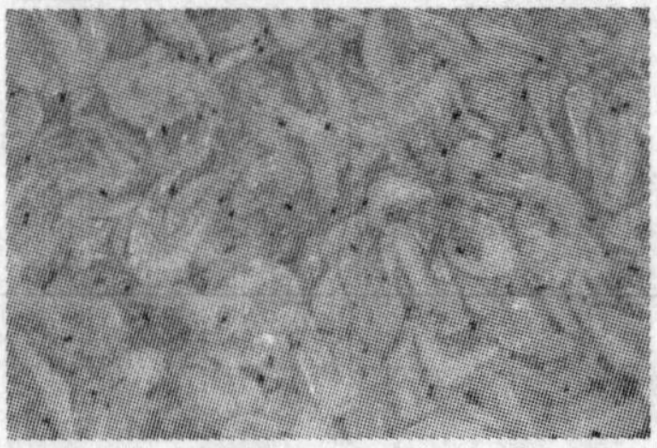

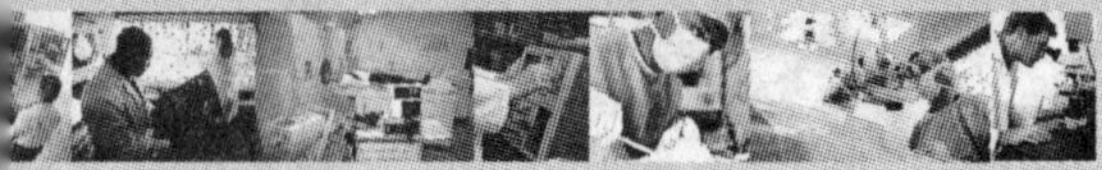

做法：先将紫菜水泡，洗净，鸡蛋打人碗内搅匀，虾皮用黄酒浸泡，南瓜去皮、瓤，洗净切块；再将锅放火上，倒人猪油，烧热后，放人酱油炝锅，加适量的清水，投人虾皮、南瓜块，煮约30分钟，再把紫菜投入，10分钟后，将搅好的蛋液倒人锅中，加人佐料调匀即成。此汤具有护肝补肾强体之功效。

注意事项：南瓜性温，胃热炽盛者少食

■参芪猴头炖鸡

用料：猴头菌100克，母鸡1只（约750克），黄芪、党参、大枣各10克，姜片、葱结、绍酒、清汤、淀粉各适量。

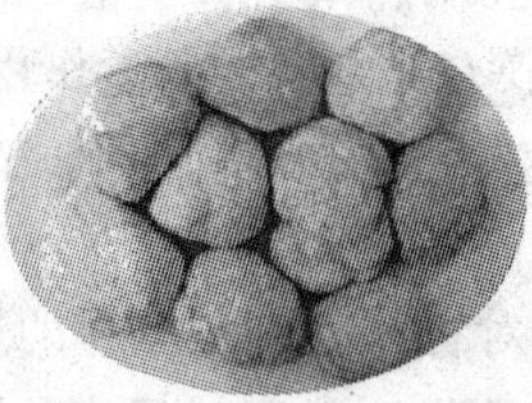

猴头菌

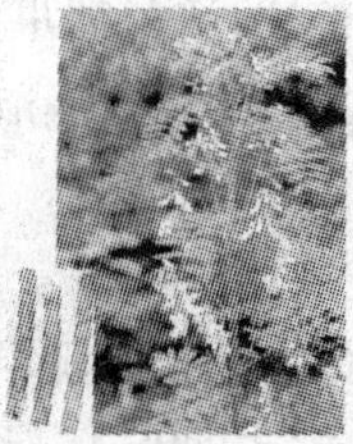

黄芪

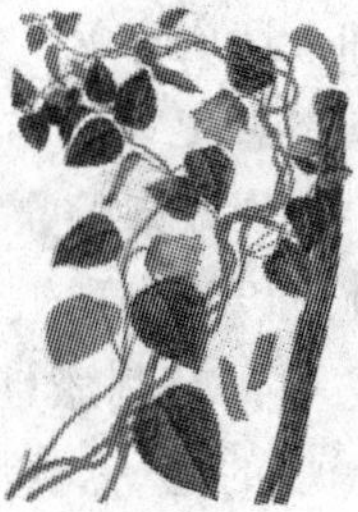

党参

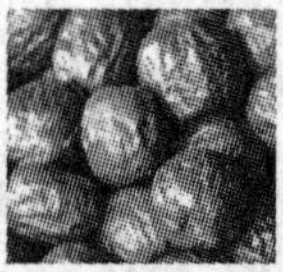

红枣

制法：将猴头菌洗净去蒂，发胀后将菌内残水挤压干净，以除苦味，再切成2毫米厚片待用。把母鸡去头脚，剁方块，放入炖盅内，加入姜片、葱结、绍酒、清汤，上放猴头菌片和浸软洗净的黄芪、党参、大枣，用文火慢慢炖，直至肉熟烂为止，调味即成。

功用：补气健脾养胃。

■胡萝卜大米粥

大米100克，胡萝卜50克，大米煮成粥后加入胡萝卜煮熟烂食之，有健康温胃的功效。

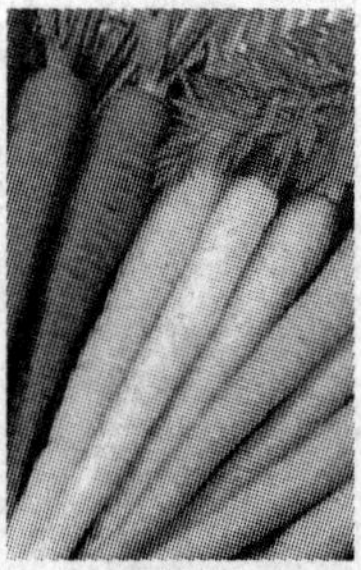

■姜汁牛肉饭

鲜牛肉100～500克，切碎，剁成肉糜状，放盘中，加入老姜汁20～40滴，拌匀后，再放些酱油、花生油，拌匀。米200克加水煮开，水将干时，放入牛肉蒸熟。有健脾补胃之功效。

■牛肉煮胡椒

牛肉1500克。胡椒、砂仁、桂皮各3克，生姜15克，加葱、盐同煮。一日2次，每次100克，有健脾胃、除虚寒、促食欲的功效。

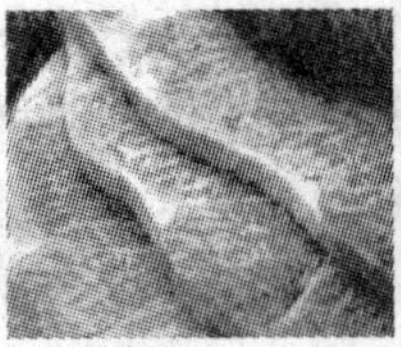
牛肉

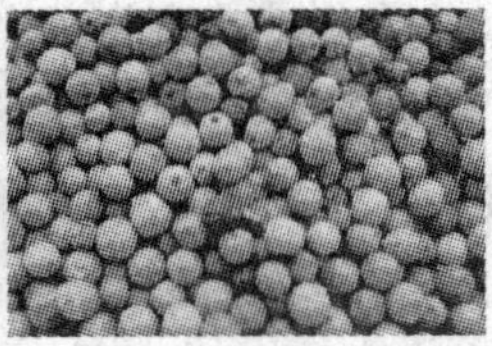
胡椒

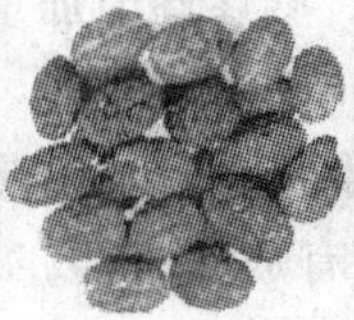
砂仁

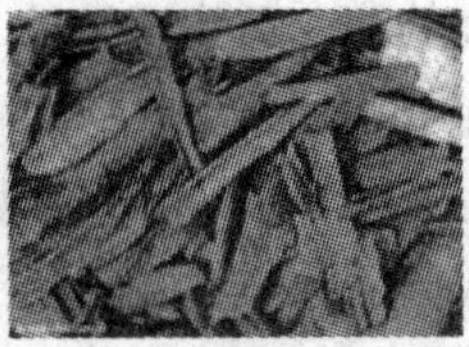
桂皮

■糯米小麦粥

糯米50克，小麦仁60克，煮成粥成加糖适量，调味服用。有健脾、益中气之功效。

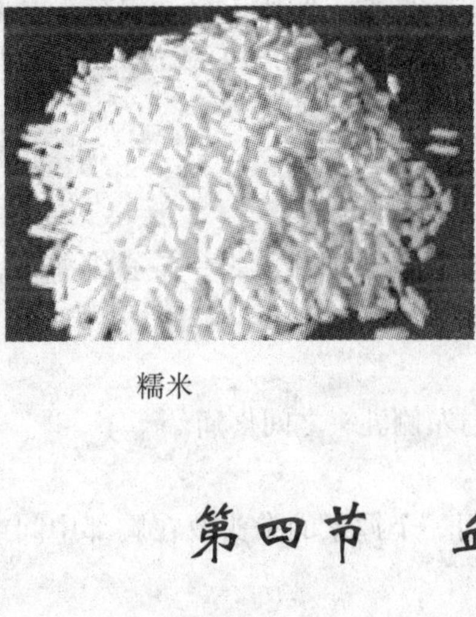
糯米

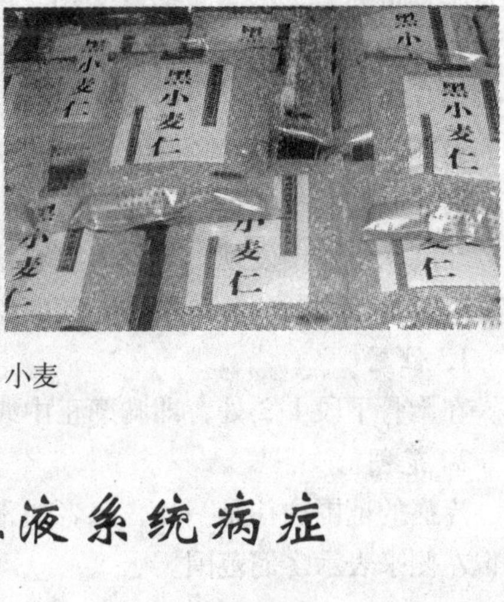

小麦

第四节　血液系统病症

一、心绞痛

概述

心绞痛（angina pectoris）是冠状动脉供血不足，心肌急剧的、暂时缺血与缺氧所引起的临床综合症。其特点为阵发性的前胸压榨性疼痛感觉，可伴有其他症状，疼痛主要位于胸骨后部，可放射至心前区与左上肢，常发生于劳动或情绪激动时，每次发作3～5min，可数日一次，也可一日数次，休息或用硝酸酯制剂后消失。

症状

心绞痛常表现为突然发生的胸骨中上部的压榨痛、紧缩感、窒息感、烧灼痛、重物压胸感，胸疼逐渐加重，数分钟达高潮，并可放射至左肩内侧、颈部、下颌、上中腹部或双肩。伴有冷汗，以后逐渐减轻，持续时间为几分钟，经休息或服硝酸甘油可缓解。不典型者可在胸骨下段，上腹部或心前压痛。有的仅有放射部位的疼痛，如咽喉发闷，下颌疼、颈椎压痛。老年人症状常不典型，可仅感胸闷、气短、疲倦，心悸，面色苍白，恶心、呕吐，出冷汗、恐怖感，迫使病人停止活动。

病因

剧烈运动、劳累、情绪激动、饱餐、饮酒、寒凉、贫血、心动过速、休克等均可诱发。劳累、情绪激动、饱食、受寒、阴雨天气、急性循环衰竭等为本病常见的诱因，主要有进行性心绞痛（恶化型心绞痛）、初发型心绞痛、中间综合征、自发型心绞痛、卧位性心绞痛

自测

自我判断心绞痛信号

在临床工作中发现，对许多冠心病患者的早期症状之一——心绞痛，患者是可以自己判断的。典型的心绞痛有如下特点：

1. 位置

在胸骨下段1/3处，即胸廓正中线与左侧乳头之间疼痛。

2. 范围

疼痛的范围往往是一片，患者通常用一个握紧的拳头放在胸部中间或稍偏左侧来表示疼痛范围。

3. 放射

疼痛常常不局限于胸部，还常放射至颈部前方喉头等处，并感觉到脖子像被人勒住了。疼痛有时还向左上肢尺侧、后背放射，向左肩、左手内侧的三个指头以及腿部放射。

4. 起始

心绞痛常常是慢慢开始，起初隐痛较轻，数分钟后可达高潮。

5. 持续

持续3～4分钟，最长15分钟。

6. 诱因

可因情绪激动或劳累而诱发。

7. 缓解

因体力活动所诱发的心绞痛，在停止活动后数秒钟内即可消失。

8. 体位的影响

发作时不宜平躺，平躺时下肢血流回心血量增多，心脏负担加重，而使心绞痛加剧。患者宜半卧位休息。

9. 进食的影响

饱餐常可诱发心绞痛，而且往往在进食 30 分钟内发生．喝冷水、醉酒、吸烟时疼痛也可加重。

总之，心绞痛多数情况下不是真痛，而是一种重压感、钳夹感和灼热塞闷感，好象心胸顿时变得很狭窄，无法扩展开来，因此又称“狭心症”。心绞痛是发现冠心病的确证线索，很难明确诊断，因此更要靠患者本人据此作出判断。

急救

（1）立即就地卧位休息，停止活动。

（2）很快吸氧气，痛剧者用杜冷丁 50～100mg 肌肉注射。

（3）将硝酸甘油 1～2 片（0.3～0.6mg）放舌下含化，2～3 分钟见效，能维持 30 分钟左右。或含服消心痛（硝酸异山梨醇）1～2 片（5～10mg）2～3 分钟见效，维持 3～4 小时。或将亚硝酸戊酯（0.2ml）裹在手巾内挤碎，立即捂鼻部让病人吸入挥发的气体，约 10～15 秒见效。

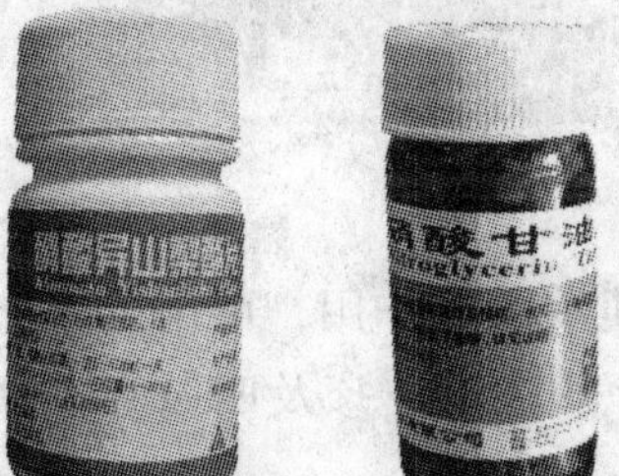

（4）含服速效救心丸 10～15 粒，很快见效。

（5）同时口服安定 2 片（5mg），能增加上述药物的疗效。

（6）手导引（在经穴按揉）内关、间使、足三里、百会等穴，有很好效果。

心绞痛中成药

一般认为，心绞痛是由于冠状动脉粥样硬化，引起管腔狭窄，血液与氧气供应心肌不足所致。目前应用于抗心绞痛的除西药外，尚有不少令人瞩目的中成药，简介如下：

速效救心丸　能增加冠状动脉血流量，而缓解心前区疼痛及胸闷、憋气等心绞痛急性发作，奏效迅速。

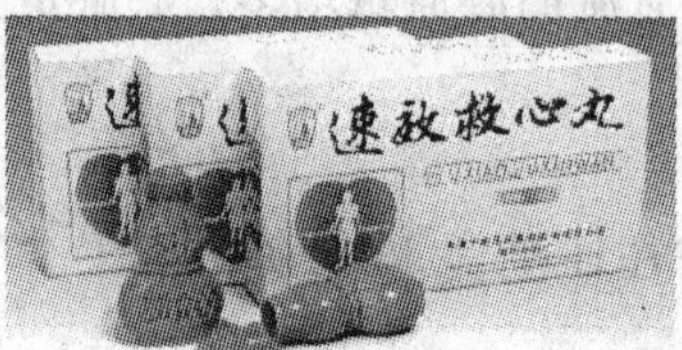

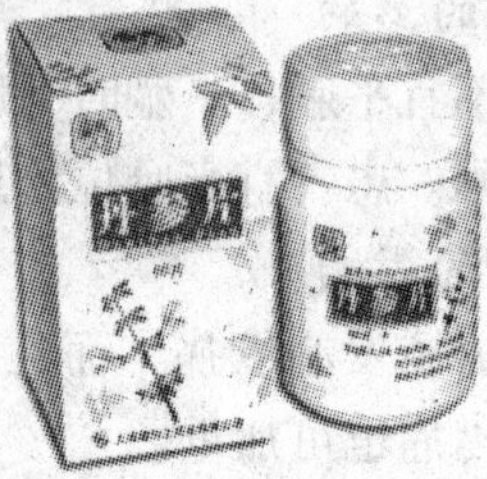

丹参片　具有扩张冠状动脉，增加血流量、耐缺氧、增强心肌收缩力、减慢心率作用。若能连服1～2个月，则效果更佳。此药尚有注射液、滴丸等剂型。

三七冠心宁　能扩张冠状动脉，增加血流量和降低心肌耗氧量、减慢心率，对多数心绞痛病人出现的胸闷、气短、乏力等症，均可缓解。但某些患者有头痛、恶心等副反应。

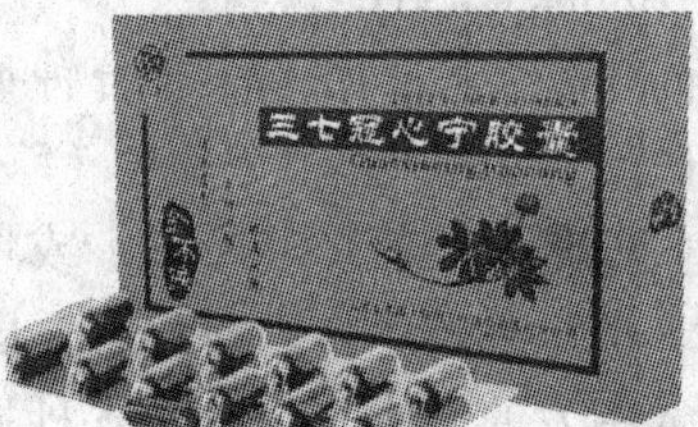

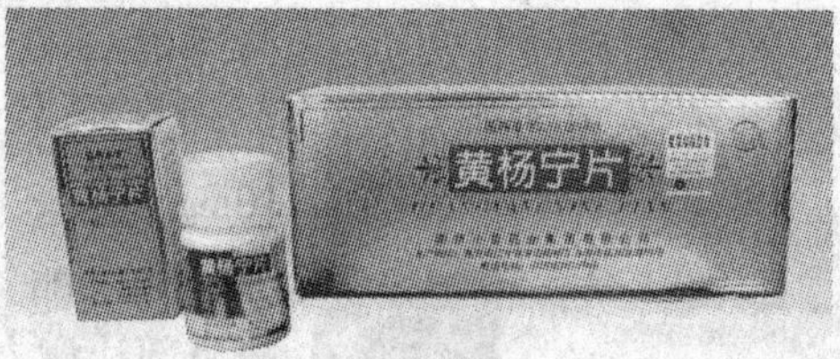

黄杨宁片　具有降低心肌耗氧量，改善心肌缺血等作用，可用于治疗心绞痛。少数病人服用后，有轻度头昏、恶心、腹泻、皮疹及四肢麻木等副作用，但短期内会自行消失。

心血康　具有活血化瘀、行气止痛等功效。能扩张冠状动脉增加血流量，降低心肌耗氧量、改善心肌缺血，从而缓解心绞痛。虽在服用初期可有头晕、口干、胃肠道不适等反应，但能耐受并逐渐减轻，不必停用。

心绞痛发作的正确自救

在临床中医生发现，不少患者在发做心绞痛之初往往没有采取正确的自救措施，有的只是服用了速效救心丸，而没有及时服用硝酸甘油，导致

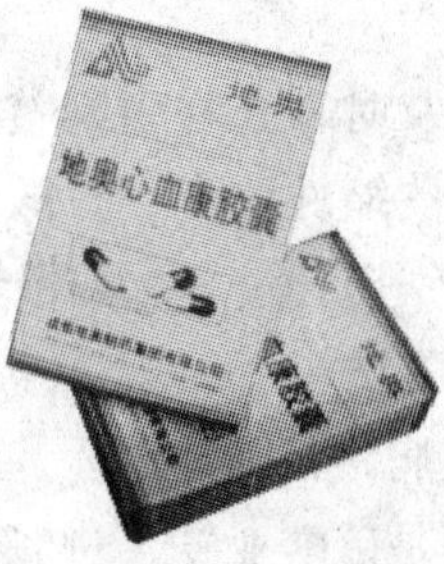

心肌梗塞的发生。提醒冠心病患者：一旦发生心慌、胸闷等症状，除拨打120急救电话外，应立即舌下含服硝酸甘油。

速效救心丸有芳香开窍、理气止痛的功效。从缓解疼痛的角度来看，速效救心丸作为应急使用，在胸痛时偶尔吃一下，可以缓解疼痛。但对冠心病患者来说，硝酸甘油是目前治疗心绞痛发作的首选药物，心绞痛发作时立即舌下含药，可最大限度地消除心肌梗死的危险。

冠心病患者应把药物放在随手可以取到的地方，药瓶的瓶盖要易于拧开。因硝酸甘油片容易变质失效，故应贮存于金属小盒子内，定期检查，已过半年保质期则不宜使用。服药时最好取坐位或卧位，不要直立，防止发生低血压。一般2分钟开始生效。如症状未见缓解，可加含服1片。

二、缺铁性贫血

概述

缺铁性贫血（Iron deficiency anemia，IDA）是体内铁的储存不能满足正常红细胞生成的需要而发生的贫血。是由于铁摄入量不足、吸收量减少、需要量增加、铁利用障碍或丢失过多所至。缺铁性贫血不是一种疾病，而是疾病的症状，症状与贫血程度和起病的缓急相关。

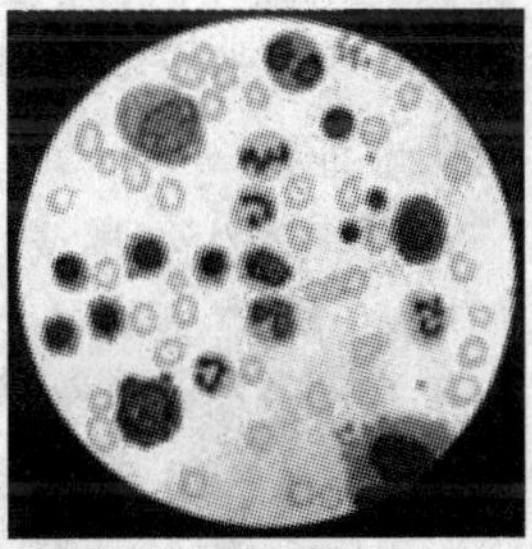
缺铁性贫血　显象

症状

缺铁性贫血多数起病缓慢，主要有皮肤和粘膜颜色苍白，疲乏无力，头晕耳鸣，眼花，记忆力减退，严重者可出现心力衰竭。恶心呕吐，食欲减退，腹胀、腹泻等，即所谓贫血的一般症状。面色白光白或苍黄外，皮肤常有微肿。

病因

需铁量增加，如得不到及时补充易引起贫血，铁的吸收不良，如胃次全切除及胃空肠吻合术后、萎缩性胃炎、胃酸缺乏、小肠粘膜病变或小肠功能紊乱、长期嗜浓茶等；铁损耗过多，如慢性出血等。

缺铁性贫血的营养治疗方法

（1）检查并治疗原发疾病，祛除病因。

（2）口服铁剂，常见的是硫酸亚铁，进餐时或餐后服用。

（3）补充富含铁的食物。各种肉类、禽蛋类、动物的肝、肾等；海带、紫菜、黑芝麻、芝麻酱、黑木耳、香菇、豆类及其制品。动物性食物中铁的吸收率（20%）明显高于植物性食物（1% ~7%）。

（4）补充维生素 C100 毫克，与饭同吃。因维生素 C 可促进铁的吸收利用。多吃富含维生素 C 的新鲜蔬菜和水果。

（5）选择强化铁的食品，如加铁酱油和牛奶。

（6）用铁锅烹调。

（7）纠正偏食和素食等不良饮食习惯。

缺铁性贫血的食疗

铁是构成血红蛋白的重要元素，缺铁性贫血便是由于体内缺少铁质，影响血红蛋白合成而引起的一种最常见的贫血。缺铁性贫血属中医“血虚”、“虚劳”、“黄胖病”等病证范畴。中医认为本病或由于脾胃虚，不能布化精微即铁源供给不足所致；或由于七情变化，思虑过度，精血暗耗所致。根据临床表现辨证一般可分为脾气虚弱、气血两亏、肝肾亏虚、脾肾阳虚证型。

（1）花生红枣汤

配方：连衣花生 200 克，红枣 30 ~50 克。

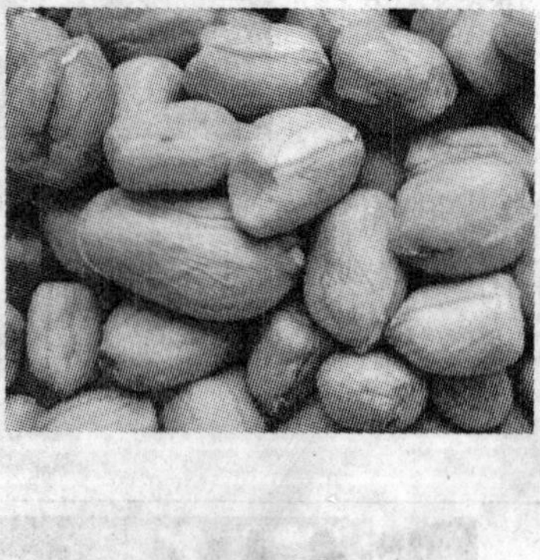

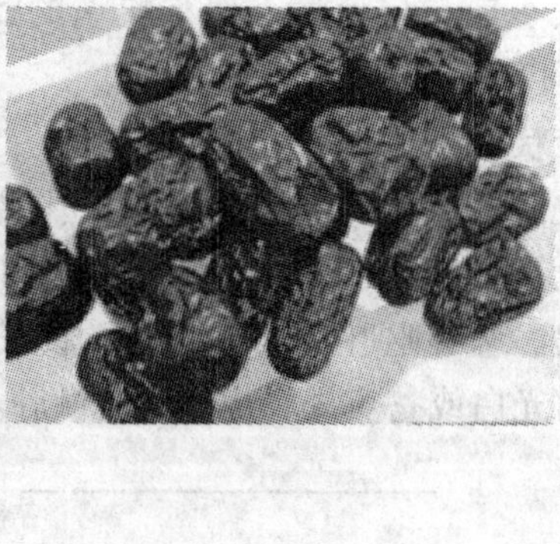

制法：红枣、花生同放锅中加水适量煮至花生烂熟即可。

功效：温补脾肾。

用法：吃红枣、花生，喝汤。

（2）多子汤

配方：枸杞子10克，女贞子15克，桑椹子20克，韭菜子10克，五味子6克，金樱子15克，补骨脂10克，菟丝子10克。

制法：上物水煎，代茶饮。

功效：滋养肝肾。

用法：每日1剂，不拘时饮服。

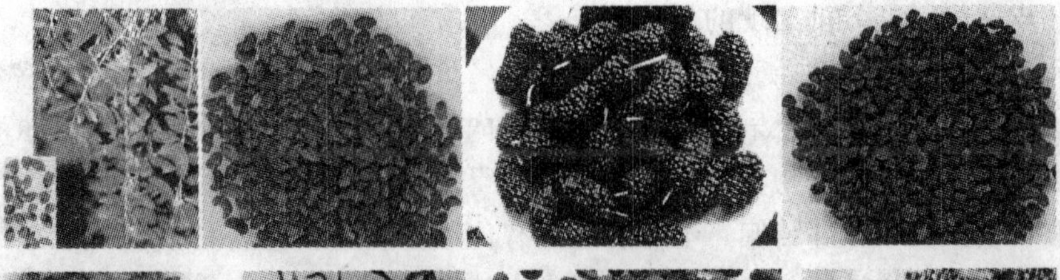

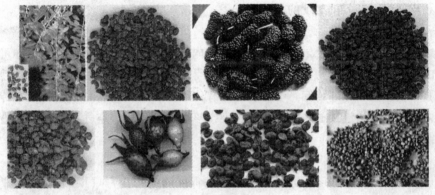

（3）猪肝菠菜粥

配方：猪肝、粳米各100克，菠菜150克。

制法：将猪肝切片，菠菜洗净去根切段，粳米加水熬成薄粥，然后放入猪肝和菠菜，加少许葱花、姜片及盐调味，至猪肝熟即可。

功效：补肝养血。

用法：可作早晚餐服食或点心。

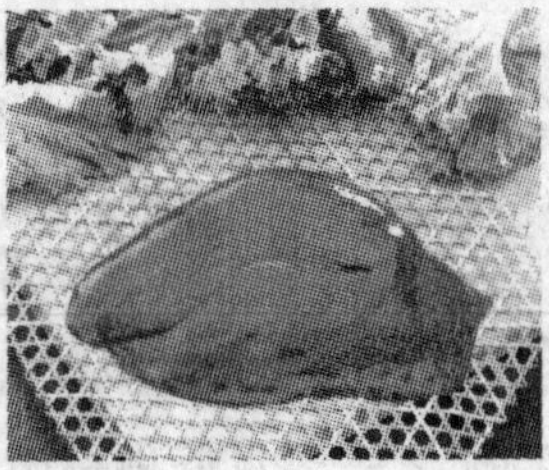

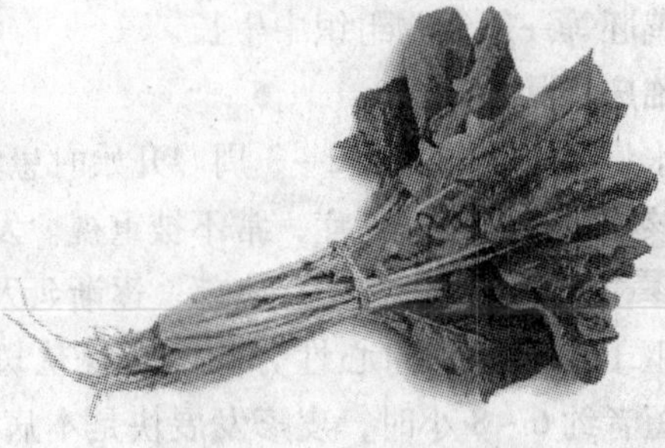

第五节　传染病与寄生虫病

一、水痘

概述

水痘是由水痘带状疱疹病毒所引起的急性传染病，以较轻的全身症状和皮肤粘膜上分批出现的斑疹、丘疹、水疱和痂疹和特征。

水痘的传播途径

水痘病毒存在于早期病人的呼吸道内，主要通过唾液飞沫传播，亦可由于接触病人的衣物、玩具、用具等而得病。一般自出疹前一日至出疹后五日或至皮疹全部结痂、干燥前均具有传染性。水痘患者是该病的唯一传染源。主要通过接触水痘疱疹液感染，咳嗽、打喷嚏等空气飞沫也能传染给别人。

病因

水痘—带状疱疹病毒与单纯疱疹病毒同属疱疹病毒（herpesvirus）亚科。病毒在宿主体内长期潜伏，发病时表现为全身或局部皮肤黏膜的疱疹性损害，易于复发为其共同特征。水痘—带状疱疹病毒为直径大约 150～200nm 的球形病毒颗粒，外有双层类脂蛋白包膜。水痘—带状疱疹病毒只有一种血清型，人类是唯一的自然宿主。水痘—带状疱疹病毒 VZV 对体外环境的抵抗力较弱，在干燥的疱疹痂壳内很快就失去活性；但在疱疹液中，可贮于 -65℃长期存活。病毒可用人胚纤维细胞进行体外培养，但不能在鸡胚等一般动物组织中生长。

临床症状

水痘的潜伏期大约 2～3 周。开始时患者可有微热、全身不适、食欲不振、咳嗽或轻度腹泻等症，常不被重视。发热的同时或于发热 1～2 天后开始出疹，皮疹先见于躯干、头部、逐渐延及面部，最后到达四肢。皮疹分布以躯干为多，呈向心性分布，而且从斑疹一丘疹——水疱——开始结痂，短者约 6～8 小时，皮疹发展快是本病的特征之一，水疮稍呈椭圆形，

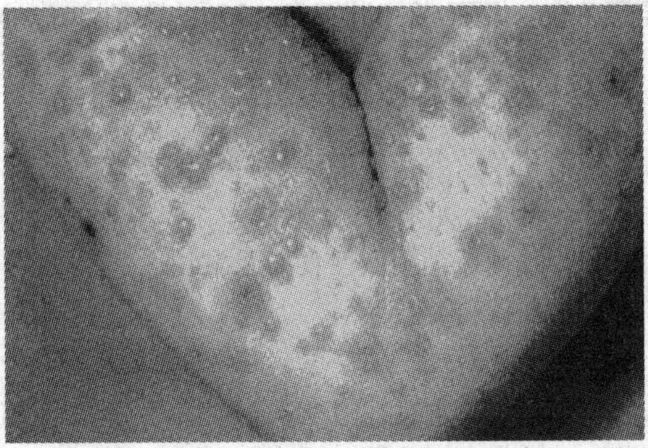

大小不一，表浅，似浮在表面，常伴痒感使患者烦躁不安。一般 1 ~3 日内，疮疹从中心开始枯干、结痂，再经数日后，痂盖自行脱落，脱落后不留疤痕。

水痘怎样预防

（1）管理传染源：水痘患者应隔离至全部疮疹干燥结痂脱落为止。学校开展晨检制度，发现有发热、出诊的学生要及时隔离治疗。

（2）切断传播途径：对水痘发生的学校教室要注意通风，保持空气流通，放学后可用 0.2% 过氧乙酸消毒。流行期间不宜举行大型集体活动。

（3）保护易感人群：水痘可通过接种水痘疫苗加以预防_ 学校加强卫生知识宣传，教育学生养成良好的个人卫生习惯，多参加锻炼，增强体质。

水痘的用药

（1）一般护理：本病传染性很强，发现应立即隔离，起码至痘疹全部结痂。发热患儿应卧床休息，给予易消化食物和充足水分。病儿皮肤应注意清洁，由于皮肤瘙痒，防止抓伤，应剪短指甲，带手套。

（2）药物治疗：对症治疗：对有皮肤破损者，可外涂 10% 龙胆紫；皮肤搔痒者，可涂 2% 石碳酸液或炉甘石洗剂等；若疱疹破裂，可涂搽新霉素软膏。水痘应用阿司匹林者有增加瑞氏综合征的危险。故一般不用水杨酸制剂，可选其它药物或物理降温。皮肤有继发感染，或合并肺炎、败血症者，可分别选用磺胺或抗生素等，抗病毒药物主要有三氮唑核苷、无环乌苷（Acyclovir）、阿糖腺苷。

（3）局部外治：若痘疹穿破流水，可用松花粉撒患处。痘疹溃破，可用青黛膏（青黛 60g，煅石膏、滑石各 120g，黄柏 30g，冰片、黄连各 15g。研细末，和匀，用麻油调搽）。

水痘的饮食原则

（1）宜给予易消化及营养丰富的流质及半流质饮食。宜饮绿豆汤、银花露、小麦汤、粥、面片、龙须鸡蛋面等。

（2）忌油腻、姜、辣椒等刺激性食物及发物。

（3）宜多饮开水及饮料。

水痘食疗方

（1）疏风清热宜选用下列食疗方

胡萝卜芫荽羹：胡萝卜、芫荽（香菜）各 60 克、洗净切碎，加水煮烂，加冰糖服，每日 1 剂，分 3 次服完。连服一星期，婴儿只服汤汁。

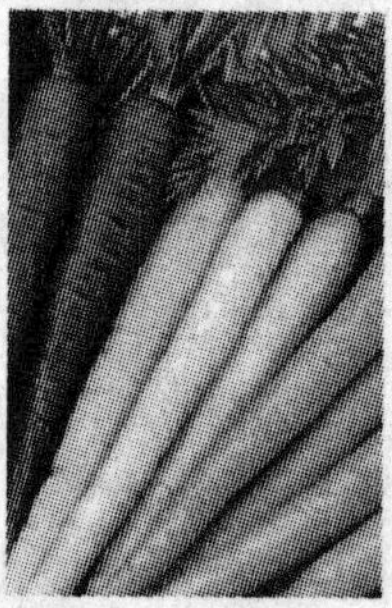

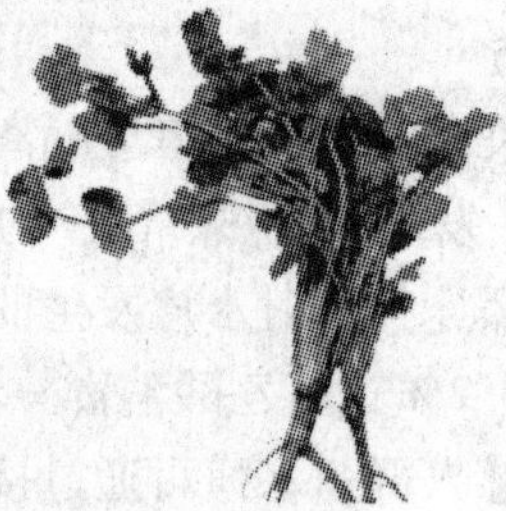

金银花甘蔗茶：金银花 10 克，甘蔗汁 100 毫升。金银花水煎至 100 毫升，兑入甘蔗汁代茶饮。可频频服之。日 1 剂，7～10 天为 1 疗程。

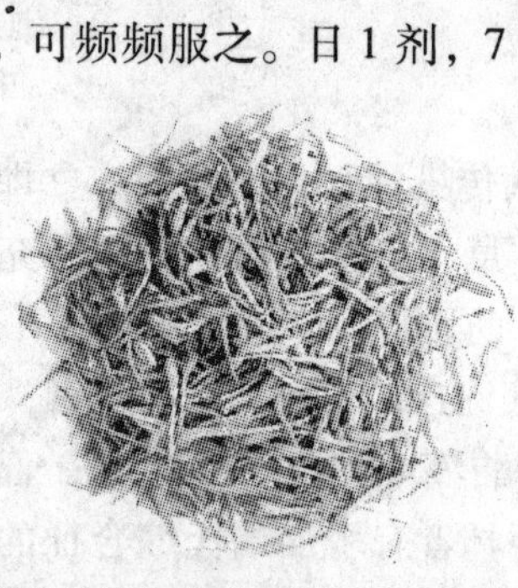

（2）解毒祛湿宜选用以下水痘食疗方

苡薏红豆粥：苡薏仁 20 克，红豆、土茯苓各 30 克，粳米 100 克，洗净共煮，粥熟豆烂拌冰糖。每日 1 剂，分 3 次服完。适于水痘已出，发热、尿赤、神疲纳差者。

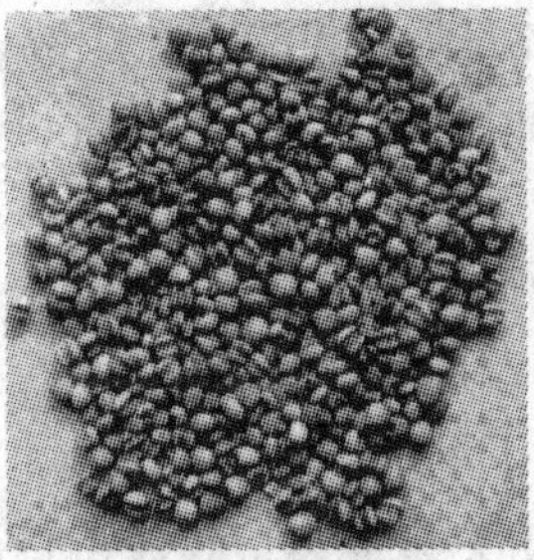
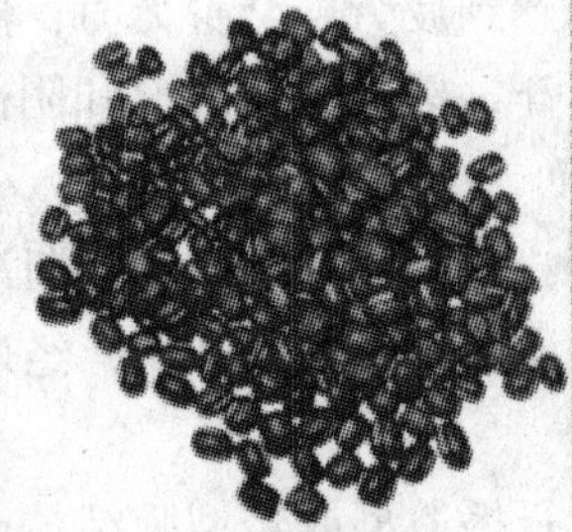
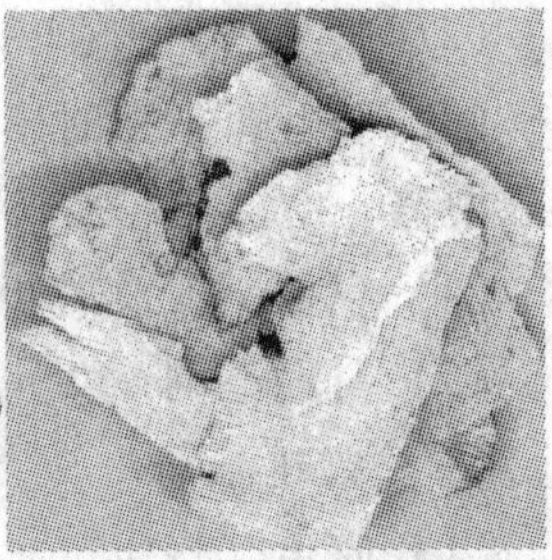

马齿苋荸荠糊：鲜马齿苋、荸荠粉各 30 克，冰糖 15 克，鲜马齿苋洗净捣汁，取汁调荸荠粉，加冰糖，用滚开的水冲熟至糊状。每日 1 剂。适于水痘已出或将出，发烧、烦燥、便稀溏。

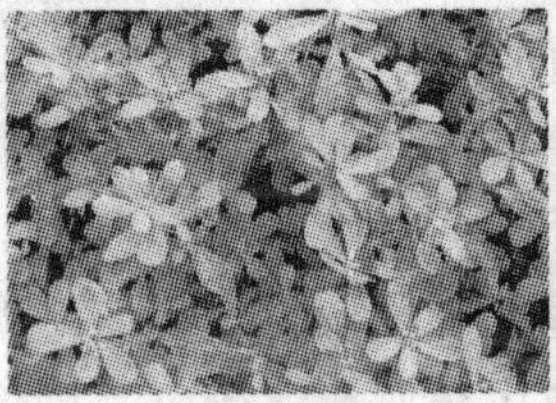
马齿苋

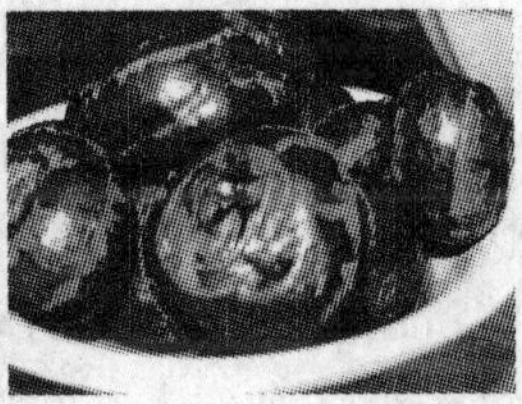
荸荠

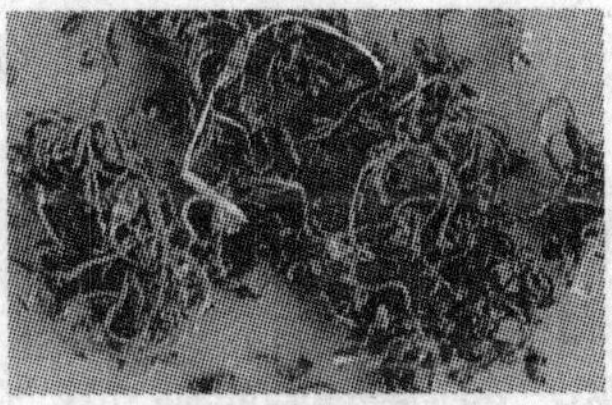
药材马齿苋

二、肺结核

肺结核的概况

结核病俗称“肺痨”，它是由结核杆菌侵入人体后引起的一种具有强烈传染性的慢性消耗性疾病。它不受年龄、性别、种族、职业、地区的影响，人体许多器官、系统均可患结核病，其中以肺结核最为常见。结核病是一种顽固的慢性疾病，一旦感染发病，若不及时、不规范、不彻底治疗，最终导致复发、恶化、产生耐药，形成难治性肺结核，形成慢性传染源，危害家庭、社会，最终因反复发作引发多种并发症而死亡。

肺结核常见症状

长期低热或高热、疲乏、无力、消瘦、盗汗等，是肺结核的全身症状；咳嗽、咳痰、咯血、胸痛、呼吸困难是肺结核的呼吸系统症状。

1. 全身症状

（1）发热：大多为午后低热，多为 38℃以下。重症患者、急性粟粒型肺结核，体温可在 39℃以上。病人常感手脚心燥热，面颊潮红。

（2）疲乏、无力：易感到疲劳，全身无力，休息后疲劳也不能缓解。

（3）盗汗：睡眠时出汗，以颈部、腋部和阴部出汗较多，严重者可使内衣湿透。

（4）食欲不振及消瘦：由于食欲不振，逐渐消瘦，体重减轻。

（5）月经不调：女病人可出现月经减少，经期不规则，甚至闭经。

2. 呼吸道症状

（1）咳嗽、咳痰：血行播散型或轻型肺结核病人表现为干咳或少量的白色粘痰，干酪空洞或损坏型肺结核咳嗽剧烈，痰量增加，合并感染时为咳大量脓性痰。

（2）胸痛：当结核病变波及壁层胸膜时，使胸膜产生炎症或粘连，即产生胸痛，胸痛可随着咳嗽、深呼吸或体位变动而加剧。

（3）咯血：相当多见，当肺部的任何病变损伤了血管时，便可出现咯血，咯血量的多少因血管损伤部位、大小不同而不同，痰中带血可因炎性病灶的毛细血管损伤所致，整口血痰是由于小的动静脉损伤，大咯血是损伤了大血管特别是肺动脉所致。对咯血病人，除应用止血剂外还应进行检查，如 X 线胸透或拍片，痰液检查，以明确咯血原因。

（4）呼吸困难：一般病人无呼吸困难，只有重度胸膜炎或肺部病灶范围很广泛时才会出现呼吸困难、气短或紫绀。

肺结核的传播与预防

结核病的传播途径有呼吸道、消化道、皮肤和子宫，但主要是通过呼吸道。

消化道对结核菌有较大的抵抗力，结核菌一进入胃内，很容易被大量胃酸杀死，除非吃了大量结核菌，否则不容易被感染，但呼吸道则不一样，只要有 1 ~ 2 个结核菌吸人到肺泡，一旦机体抵抗力低下，即可引起发病。消化道结核多数由于饮用未经煮沸的牛奶引起。

肺结核是通过呼吸道传播与传染的，传统的观点偏重于尘埃带菌传染，现称菌尘气溶胶传染，即指因肺结核排菌病人随地吐痰，干燥后细菌随尘土飞扬，被他人吸人而引起感染发病。

因此过去在结核病防治措施中，特别强调肺结核病人痰的消毒，主张肺结核病人的痰不论在医院或家庭，都要求吐在一个痰瓶内经煮沸以后再倒掉，在农村可以把痰深埋等，在群众中广泛持久地开展宣传，禁止随地吐痰。此外，也强调病人要和健康人隔离，能分房的分房，不能分的可分床或分头睡，注意病人的食具消毒，防止消化道传染。

以上的传染方式固然应该注意，但对排菌病人说话、咳嗽、打喷嚏排至空气中的微滴核的传染性也应该引起重视。

肺结核是呼吸道传染病，主要通过病人咳嗽、打喷嚏或大声说话时喷出的带有结核菌的飞沫传播给他人。如果家中有结核病人，要注意房间的通风，保持室内空气新鲜，病人的衣物要经常洗晒，病人的餐具可煮沸消毒；病人不要随地吐痰，要将痰吐在纸上烧掉，也不要近距离对着别人咳嗽或高声谈笑，以减少传播机会。

在人群高度集中的场所如有传染性肺结核病人，极易造成疾病蔓延，严重时还引起暴发流行。因此，在学校或者集体生活环境，尤其要保持环境的清洁和空气畅通。

如果出现肺结核病人，特别是经过检查确定是涂片阳性的结核病人时，首先要让病人离开集体环境并接受正规治疗，待传染性消失后可以恢复学习或工作。

其次是要让与病人有过密切接触并出现咳嗽、咳痰等肺结核可疑症状的人到当地结核病防治机构进行必要的检查，如发现异常，及时进行治疗。

肺结核患者如何预防复发

（1）要重视退烧，肺结核患者正规用药后，仍然有午后发烧，如在夏季，应设法降低患者室内的温度，因为在高温环境下给患者降温，往往是事倍功半。所以，有条件者可使用空调，通过室温调节人体体温，室温一般控制在25°C左右，采取这一的措施，退烧效果好，简便易行，患者也轻松。科学使用空调，有益于人体退烧。

（2）肺结核患者摄食，当无发烧的时候，适量摄入蛋白质、碳水化合物等能量食物，多吃绿色蔬菜、瓜果，可做成各种营养粥：如用瘦肉（鱼）、蔬菜煮粥，百合、白果、银耳、红枣、桂圆煮粥及各种豆子煮粥。在发烧状况下，高蛋白质、高能量饮食只会使肺结核患者发烧更猛或发烧长期不退，所以应清淡饮食。

（3）肺结核患者要密切注意气候与该病的关系，随着气候变化及时增、减衣裤以防感冒、咳嗽。

（4）结核患者病情稳定，体质好者，可适当运动，夏季锻炼要在阴凉处散步、练太极拳、做健身操等，但不搞剧烈运动或活动，以免刺激、损伤肺组织。体质过差者适合静养，听音乐、听广播、看电视等。

（5）患者生活要有规律，睡眠充足，合理按排生活、工作、学习，不过劳。

（6）戒烟戒酒，注意清洁卫生。

家有肺结核患者注意消毒

肺结核是慢性呼吸道传染病，主要通过呼吸道传染，其次通过被结核菌污染的食物或食具感染。肺结核治疗时间长，恢复慢，绝大多数患者急性期过后均需要在家中进行治疗。因此，做好肺结核患者的家庭消毒，直接关系到肺结核患者及其家人的安全。

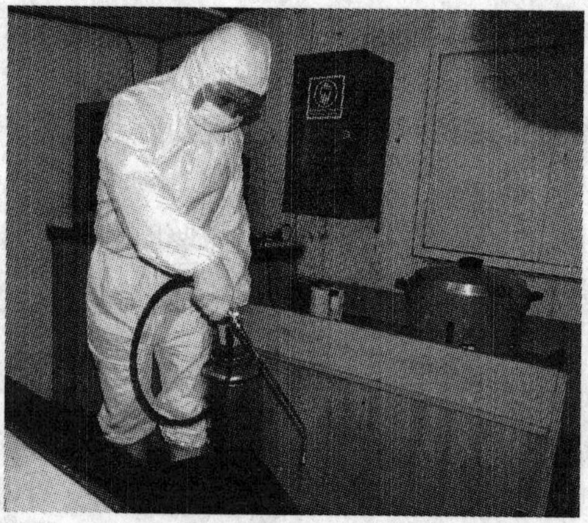

1. 居室消毒

排菌期间患者应单独居住。居室每日开窗通风是最简单有效的空气消毒方法，一般早晚各开窗通风1小时；有条件时每天对居室用化学消毒液如过氧乙酸进行喷雾消毒，也可用食醋煮沸熏蒸消毒或用艾叶燃烧熏蒸消毒。消毒时室内人员必须离开房间，消毒后开窗通风半小时后再进入。

2. 痰具消毒

肺结核患者绝对不能随地吐痰。痰最好吐在带盖的玻璃杯内。这样，一方面可以观察痰的颜色和量，另一方面可防止痰液中的结核菌随时向空气中播散。应急情况下将痰吐在纸上，并连同擦拭口鼻分泌物的纸张烧掉，不要随处乱扔。有条件时在痰杯内加2%的煤酚皂溶液每日消毒1次，无条件时将痰液煮沸 15～20 分钟后倒弃。痰杯用流水冲净，煮沸消毒 20 分钟，或用含 1000 毫克/升的有效溴或有效氯的消毒溶液浸泡 30 分钟。一次性痰杯用后可焚烧处理。

3. 餐具消毒

患者的餐具应该专人专用，定位单独放置。用过的餐具在开水中煮沸 20 分钟后晾干，剩余食物煮沸 20 分钟后倒弃。每天将洗漱用品在含有 1000 毫克/升有效溴或有效氯的消毒溶液中浸泡 30 分钟并冲洗晾干备用。

4. 用物消毒

患者的被褥要经常在日光下暴晒消毒，一般每次直接日光暴晒 6 小时才能达到消毒效果。小的物品如棉质床单、枕巾、衣服等可煮沸 10～20 分钟，或用 0.5% 的过氧乙酸浸泡消毒 0.5～1 小时。化纤织物只能用消毒液浸泡消毒。家具、陈设品、墙壁和地面可用含氯消毒液或碘伏溶液，按照先上后下、先左后右的顺序擦拭消毒。门把手、水龙头、门窗、洗手池、卫生间、便池等很容易受到污染的物体表面，每天用含氯消毒液消毒，再用洁净水擦拭干净。

5. 人员消毒

家属直接接触排菌患者时应戴口罩，护理患者后及时认真洗手消毒，必须用流动的皂液水或碘伏溶液洗净双手。如果条件有限，也可以每次接触患者后用食醋擦拭消毒双手。

肺结核的治疗措施

1. 治疗措施

一个合理正规的化疗方案必然有二种或二种以上的杀菌药，合理的剂量、科学的用药方法，足够的疗程，还要规律、早期用药，才能治愈。缺少哪一个环节都能导致治疗失败。

（1）早期：对任何疾病都强调早诊断、早治疗，特别对一定要早诊断、早治疗、早期治疗以免组织破坏，造成修复困难，早期、肺泡内有炎症细胞浸润和纤维素渗出，肺泡结构尚保持完整、可逆性大。同时细菌繁殖旺盛，体内吞噬细胞活跃，抗痨药物对代谢活跃生长繁殖，旺盛的细菌最能发挥抑制和杀灭作用。早期治疗可利于病变吸收消散不留痕迹。如不及时治疗小病拖成大病，大病导致不治愈，一害自己，二害周围人。

（2）联合：无论初治还是复治患者均要联合用药、临床上治疗失败的原因往往是单一用药造成难治病人。联合用药必须要联合二种或二种以上得药物治疗，这样可避免或延缓耐药性的产生，又能提高杀菌效果。既有细胞内杀菌药物又有细胞外杀菌药物，又有适合酸性环境内的杀菌药，从而使化疗方案取得最佳疗效。并能缩短疗程，减少不必要的经济浪费。

（3）适量：药物对任何疾病治疗都必须有一个适当的剂量。这样才能达到治疗的目的，又不给人体带来毒付作用，几乎所有的抗结核药物都有毒付作用，如剂量过大，血液的药物浓度过高，对消化系统、神经系统、泌尿系统、特别对肝肺可产生毒付反应，剂量不足，血液浓度过低，达不到折菌、杀菌的目的、易产生耐药性。所以一定药采用适当的剂量，在专科医生的指导下用药。

（4）规律：一定要在专科医生指导下规律用药，因为结核菌是一种分裂周期长，生长繁殖缓慢杀灭困难大的顽固细菌。在治疗上必须规律用药，如果用药不当，症状缓解就停停用，必然导致耐药的发生，造成治疗失败。日后治疗更加困难，对规律用药必须做到一丝不苟，一顿不漏，决不可自以为是。

（5）全程：所谓全程用药就是医生根据患者的病情判定化疗方案，完成化疗方案所需要的时间，一个疗程三个月。全疗程一年或一年半。短化不少于 6 个月或 10 个月。

要想彻底治疗必须遵循以上五个原则、早期、联合、适量、规律、全程、才能确保查出必治、治必彻底。本文还提供每日用药方案：

①方案：强化期：异烟肼，利福平，吡嗪酰胺；每日一次，2 个月。巩固期：异烟肼，利福平，每日一次，4 个月。（为初治涂阴肺结核治疗发案）

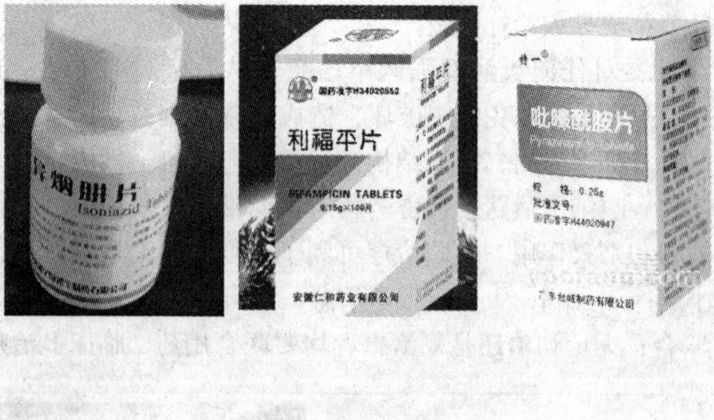

②方案：强化期：异烟肼，利福平，吡嗪酰胺，链霉素和乙胺丁醇，每日一次，2 个月。巩固期：异烟肼，利福平和乙胺丁醇，每日一次，4～6 个月。巩固期治疗 4 个月时，痰菌未转阴，可继续延长治疗期 2 个月。（为复治涂阳肺结核治疗发案）

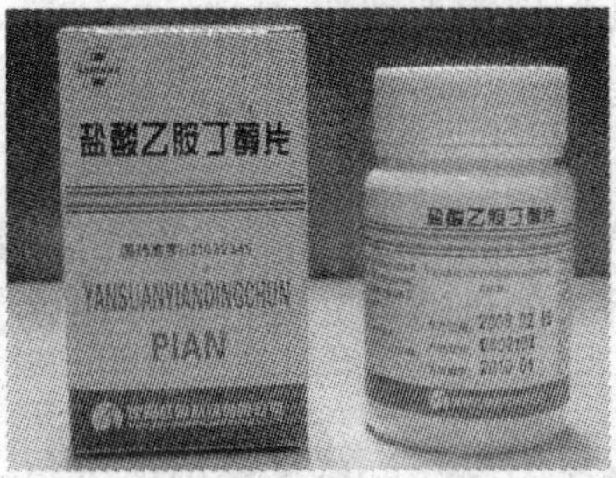

③方案：强化期：异烟肼，利福平，吡嗪酰胺和乙胺丁醇，顿服，2 个月。巩固期：异烟肼，利福平，顿服，4 个月。（为初治涂阳肺结核治疗发案）

④，⑤为间隔用药方案

④方案：强化期：异烟肼，利福平，吡嗪酰胺和乙胺丁醇，隔日一次或每周三次，2 个月。巩固期：异烟肼，利福平，隔日一次或每周三次，4 个月。（同样为初治涂阳肺结核治疗发案）

⑤方案：强化期：异烟肼，利福平，吡嗪酰胺，链霉素和乙胺丁醇，隔日一次或每周三次，2 个月。巩固期：异烟肼，利福平和乙胺丁醇，隔日一次或每周三次，6 个月。（同样为复治涂阳肺结核治疗发案）

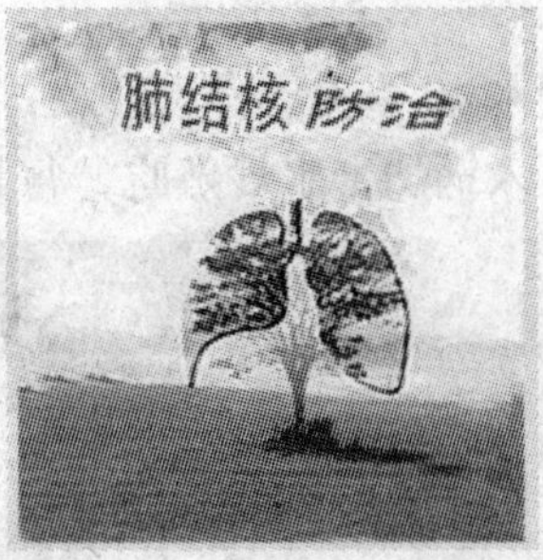

肺结核患者的饮食原则

（1）供给充足的高蛋白质和足够的热能，患儿蛋白质以每公斤体重 2.5～4 克。热能 100～120 千卡（每日每公斤体重），以补充消耗。

（2）脂肪摄入不宜过高，每公斤体重 1 ~ 2 克，荤素搭配适当，不要过于油腻，以免影响消化。

（3）膳食应具有丰富的无机盐和维生素。有利于病灶的钙化、病体的康复。

（4）有咯血的患儿，应增加铁的摄入。

（5）长期低烧的患儿，可多食牛奶、鸡蛋、瘦肉、鱼、豆腐等，补充蛋白质代谢的消耗。

（6）供给大量含 A、D、C 及 B 族维生素，以增强身体抵抗力。

（7）注意膳食纤维素的供给量，保持大便通畅。多吃新鲜的蔬菜、水果、粗粮。

（8）对消化功能较差的患儿，饮食以清淡爽口，多样化为好。可用高蛋白少油半流食，以提高病人的营养和增进食欲。

肺结核的食物选择

牛奶、鸡蛋、瘦肉、鱼、鸡、虾、豆类等。鳗鲡鱼、甲鱼、海蜇、猪肺、山药、百合、莲子、白木耳、藕粉、梨、荸荠、菱、芡实、藕、青菜、洋山芋、番茄、胡萝卜、菠菜等。

肺结核食疗方

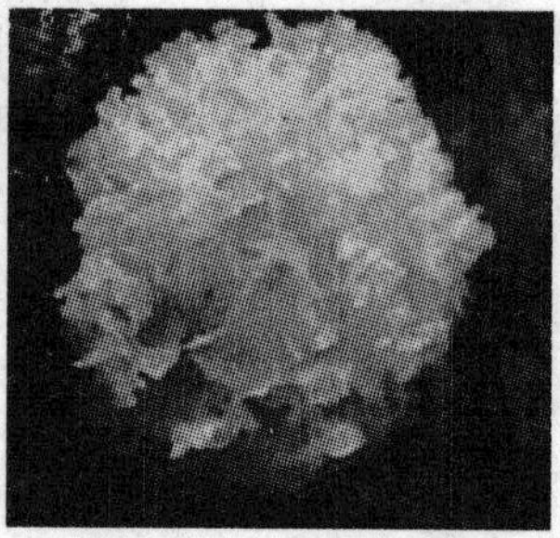

银耳羹：银耳 5 克，鸡蛋 1 个，冰糖 60 克，猪油适量，银耳发泡好煮熟烂，鸡蛋取蛋清，加冰糖并同时倒入银耳搅匀，起锅，加少许猪油即成，每日酌量食用。

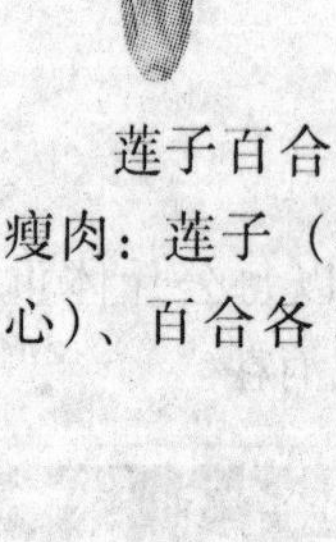

蜜水炒芹菜根：芹菜根 30 克，蜂蜜水 10 毫升，芹菜根洗净切碎，入锅加蜜水炒熟吃，每日 2 ~ 3 次。

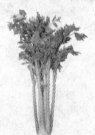

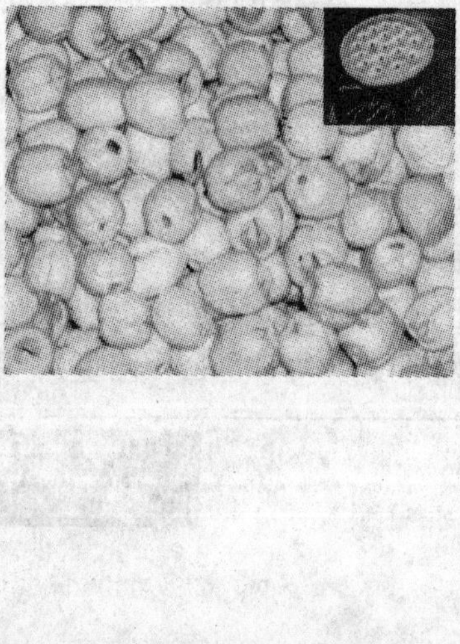

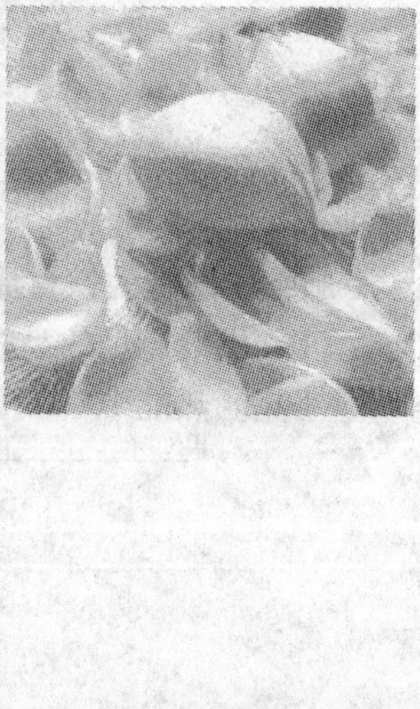

莲子百合炖瘦肉：莲子（去心）、百合各 30

克，瘦猪肉 200 ~ 250 克，三物洗净，隔水炖熟烂，加盐、味精调服。

海参粥：海参适量，粳米或糯米 100 克。海参浸胀发好，剖洗干净，切片煮烂与米一同煮成粥，经常食用。

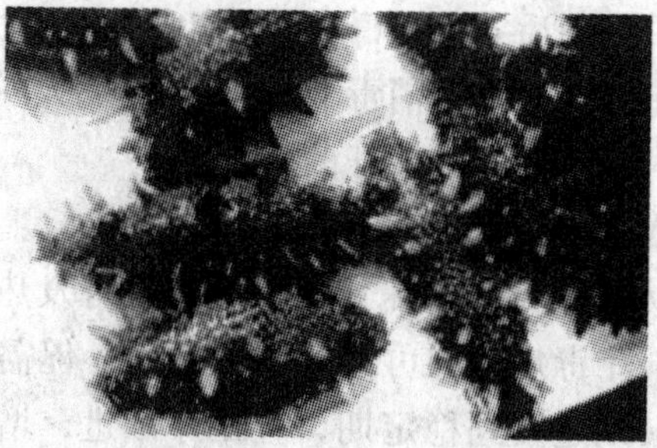

党参百合猪肺汤：党参 15 克，百合 30 克，猪肺 250 克。三物加水适量，文火煎煮，熟后调味，饮汤食猪肺，分二次服，每天 1 次连服 15 ~ 20 天。

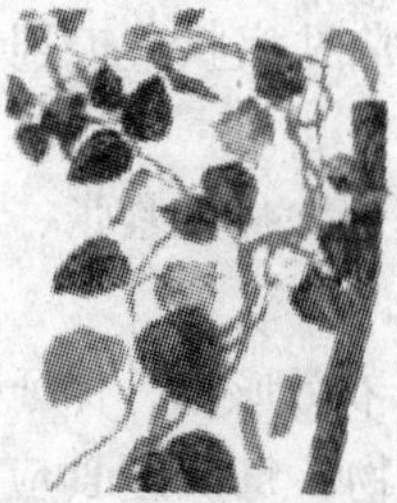

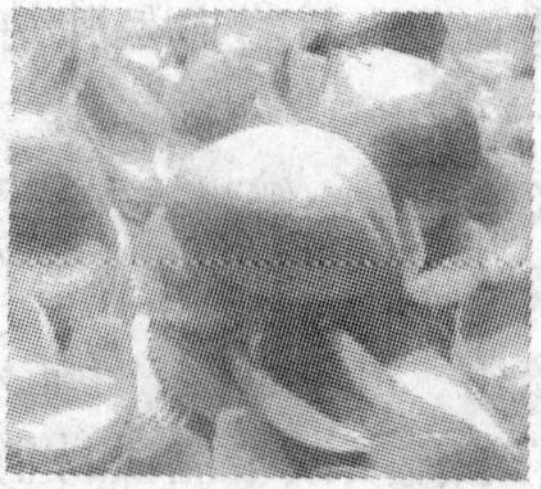

肺结核患者如何护理

肺结核病是由结核杆菌引起的肺部慢性感染性疾患，俗称"肺痨"。肺结核的传染源主要是排菌的肺结核病人的痰，健康的人吸入病人咳嗽、打喷嚏时喷出的带菌飞沫，就可引起肺部感染。

（1）结核病是慢性传染病，治疗时间长，恢复慢，在工作、生活等方面都会对病人乃至整个家庭产生不良影响，家人要正确对待这些问题，对病人不能嫌弃，要给病人以心理上支持，创造良好的环境，使其树立战胜疾病的信心，安心休息，积极配合治疗，最后达到真正治愈。

（2）肺结核主要是通过呼吸道传染的，其次是通过被结核菌污染的食物或食具而引起肠道感染，因此要做好肺结核病人的消毒与隔离。

①病人咳嗽、打喷嚏和高声讲话时不能直向旁人，同时要用手或手帕

掩住口鼻，手帕应煮沸消毒。

②不随地吐痰，做好病人痰液的消毒处理，痰吐在纸上和擦拭口鼻分泌物的纸张一起烧掉，或将痰吐在痰杯里加2%煤酚皂溶液每日消毒一次。

③病人所用食具应餐后煮沸消毒。

④有条件者对室内空气每天消毒1~2次，将病人所用卧具、书籍每日在阳光下暴晒2小时，可杀死结核杆菌。

⑤密切接触病人者应作卡介苗接种。

（3）肺结核病人进展期应卧床休息，尤其是有发热、咯血和肺代偿功能不全者；没有明显中毒症状的可进行一般活动，但需限制活动量，保证充分休息时间；好转期过渡到稳定期，应循序渐进，增加活动量，可参与一定的劳务，不宜过度劳累，减少复发。

（4）肺结核是慢性消耗性疾病，进展期病人往往十分虚弱，饮食上要增加营养，增加高蛋白、高热量、高维生素食物的摄入，增强体质，增加其免疫系统功能。

（5）痰中带血或少量咯血是肺结核的常见症状，护理上应注意以下几点：

①要予以关心和耐心解释，保持镇静，消除病人紧张、恐惧心理。

②病人应安静休息，宜向患侧卧位。

③慎用镇咳药、镇静药，指导病人进行有效咳嗽，保证呼吸道通畅。

④饮食应给予流质或半流质易消化食物，每次进食应温凉且不宜过多，同时注意保持大便通畅。

⑤病人突然在咯血过程中出现胸闷、烦躁、呼吸困难或咯血不畅，应立即抱起病人双脚，呈倒立位，轻拍背部，以利血块排出，并尽快就地挖出或吸出口鼻、咽喉部血块，同时尽快通知急救中心或社区医疗人员，就地进行抢救，待病情平稳后再进行搬动或转送。

（6）肺结核应用抗结核药物治疗，其原则是早期、规律、全程、联用和适量用药，治疗时间较长，一般为1~2年，治疗成功的关键在于规定时间内有规律地用药，避免遗漏与中断。因此病人坚持按规定的方案进行治疗十分重要，家人应起协助和督促作用，同时要注意药物的副作用：异烟肼易造成周围神经炎，可服维生素B1、维生素B6预防；链霉素易产生听力和肾损害，应注意病人听力有无变化，定期复查肾功能；利福平会引起胃肠反应；乙胺丁醇会产生球后视神经炎。

此外，几乎所有的抗结核药物对肝脏均有不同程度的损害，在治疗期间应定时复诊复查肝功能，向医生详细汇报服药后的反应，以及时调整用药，提高治疗效果。

（7）肺结核病人机体抵抗力较差，应保持愉快的心情，循序渐进地进行体育锻炼，以增强体质，注意个人防护，避免呼吸道感染。

（8）老年人患肺结核后，症状常不如青壮年病例典型，发热不明显，中度以上发热者不及1/4，咯血者也只占1/4，而咳嗽、咯痰、心慌、胸闷、气短、乏力、厌食、瘦弱、浮肿等症状及体征出现者相对较多，容易误诊。

三、猪流感

概述

是一种急性呼吸道传染病，其病毒为A型流感病毒，H1N1亚型猪流感病毒毒株，该毒株包含有猪流感、禽流感和人流感三种流感病毒的基因片断，是一种新型猪流感病毒，可以人传染人，严重的会导致死亡。症状和其他流感类似，一般是高热、咳嗽，浑身没力气。

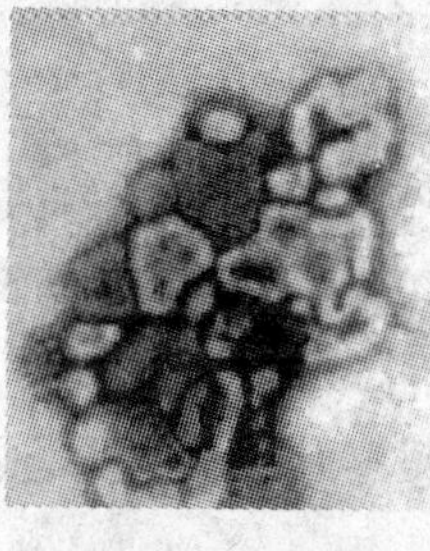

电子显微镜下猪流感病毒

传播

通过感染者说话、咳嗽或打喷嚏等方式将病毒散播到空气中，易感者吸入后就会被感染。人群拥挤、空气不流通的公用场所传播最快。还可能通过被病毒污染的玩具、茶具、餐具、毛巾等方式间接传播，通过手接触最多，所以要勤洗手。

甲型H1N1流感的症状表现

人感染甲型 H1N1 流感后的症状与普通人流感相似，包括发热、咳嗽、喉咙痛、身体疼痛、头痛、发冷和疲劳等，有些还会出现腹泻和呕吐，重者会继发肺炎和呼吸衰竭，甚至死亡。

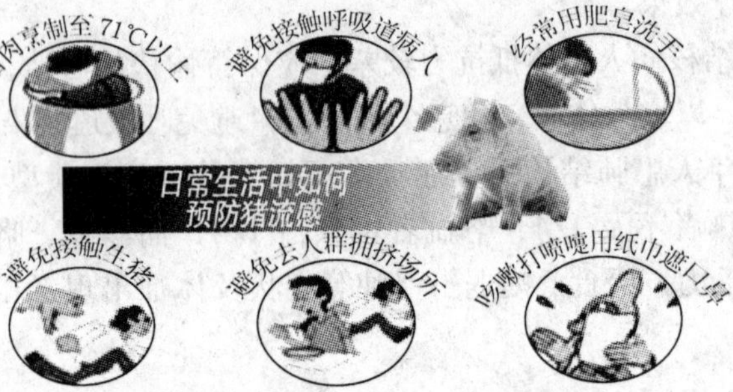

甲流常识——口罩的正确戴法

佩戴外科口罩要注意的事项（佩戴口罩前，以及脱下口罩前后都必须洗手）：

（1）要让口罩紧贴面部：

①口罩有颜色的一面向外，有金属片的一边向上；

②系紧固定口罩的绳子，或把口罩的橡皮筋绕在耳朵上，使口罩紧贴面部；

③口罩应完全覆盖口鼻和下巴；

④把口罩上的金属片沿鼻梁两侧按紧，使口罩紧贴面部。

（2）佩戴口罩后，避免触摸口罩，以防降低保护作用；若必须触摸口罩，在触摸前后都要彻底洗手。

（3）脱下口罩时，应尽量避免触摸口罩向外部分，因为这部分可能已沾染病菌。

（4）脱下口罩后，放入胶带或纸袋内包好，再放入有盖的垃圾桶内弃置。

（5）外科口罩应最少每天更换，口罩如有破损或弄污，应立即更换。

保持手部卫生是预防传染病的首要条件。用洗手液彻底洗手或用酒精搓手液消毒双手均可保持手部卫生。

1. 什么时候应洗手

（1）在接触眼、鼻及口前

（2）进食及处理食物前

（3）如厕后

（4）当手被呼吸道分泌物染污时，如打喷嚏及咳嗽后

（5）触摸过公共对象，例如电梯扶手、升降机按钮及门柄后

（6）为幼童或病人更换尿片后，及处理被染污的物件后

（7）探访医院及饲养场的前后

（8）接触动物或家禽后

一般情况下，当双手有明显污垢或可能被体液沾污例如如厕后或更换尿片后，打喷嚏及咳嗽后，应用洗手液（肥皂）及清水洗手。如双手没有明显污垢时，可用含70%～80%酒精搓手液消毒双手。

2. 正确洗手步骤

用洗手液洗手，程序如下：

（1）开水龙头冲洗双手。

（2）加入洗手液，用手擦出泡沫。

（3）最少用二十秒时间揉擦手掌、手背、指隙、指背、拇指、指尖及手腕，揉擦时切勿冲水。

（4）洗擦后才用清水将双手彻底冲洗干净。

（5）用干净毛巾或抹手纸彻底抹干双手，或用干手机将双手吹干。

（6）双手洗干净后，不要再直接触摸水龙头，可先用抹手纸包裹着水龙头，才把水龙头关上；或泼水将水龙头冲洗干净。

3. 用酒精搓手液消毒双手，程序如下

把足够份量的酒精搓手液倒于掌心，然后揉擦手掌、手背、指隙、指背、拇指、指尖及手腕，各处至少20秒直至双手干透。

甲流的预防

（1）养成良好的个人卫生习惯，充足睡眠、勤于锻炼、减少压力、足够营养。增加户外活动和锻炼，均衡饮食、合理营养，注意做好防寒保暖等个人防护。

（2）避免接触流感症状（发热，咳嗽，流涕等）或肺炎等呼吸道病患者。

（3）注意个人卫生，经常使用肥皂和清水洗手，尤其在咳嗽或打喷嚏后。咳嗽或打喷嚏时用纸巾遮住口鼻，然后将纸巾丢进垃圾桶；

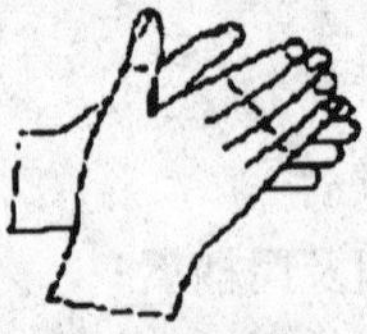

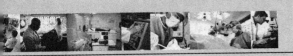

1. 掌心对掌心搓擦

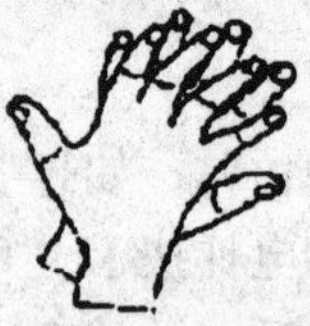

2. 手指交错掌心对手背搓擦

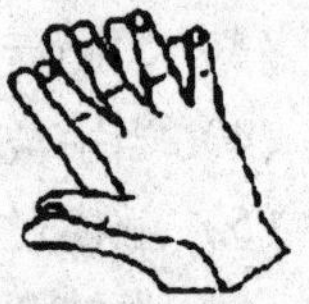

3. 手指交错掌心对掌心搓擦

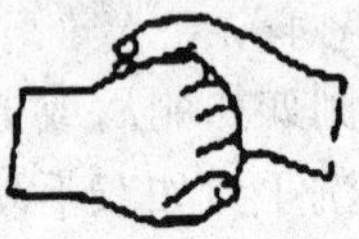

4. 两手互握互搓指背

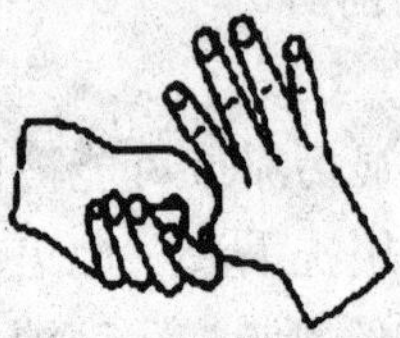

5. 拇指在掌中转动搓擦

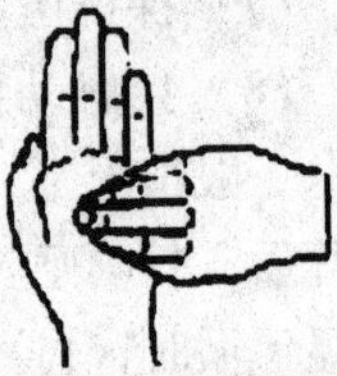

6. 指尖在掌心中摩擦

（4）避免前往人群拥挤场所。

（5）增强个人防范意识，应尽量避免与禽、鸟类不必要的接触，特别是儿童应避免密切接触家禽和野禽；

（6）对于一些密切接触禽类的工作人员，如养殖、销售、屠宰人员，要做好个人防护，戴口罩、穿防护衣等；

（7）如在境外出现流感样症状（发热，咳嗽，流涕等），应立即就医（就医时应戴口罩），并向当地公共卫生机构和检验检疫部门说明。

四、禽流感

禽流感常识

禽流感经过什么途径引起人发病

（1）经过呼吸道飞沫与空气传播。病禽咳嗽和鸣叫时喷射出带有H5N1病毒的飞沫在空气中漂浮，人吸入呼吸道被感染发生禽流感。

（2）经过消化道感染。进食病禽的肉及其制品、禽蛋，病禽污染的水、食物，用病禽污染的食具、饮具，或用被污染的手拿东西吃，受到传染而发病。

（3）经过损伤的皮肤和眼结膜容易感染H5N1病毒而发病。

我们怎样预防禽流感

第一是不要接触有病的家畜；第二千万不要吃没有煮熟的家禽，吃鸡蛋前要把外壳洗干净，而且要把蛋黄煮熟；第三要保持居室内空气新鲜，

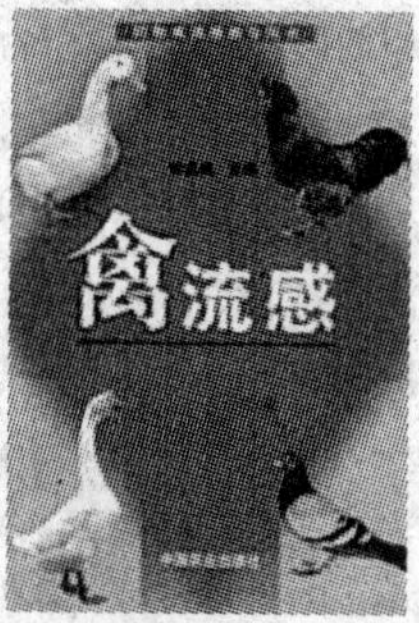

多开窗通气，勤晒衣被；第四如有感冒症状时不要到人多拥挤的场所去，而且应当及早就医；第五可以吃一些有抗病毒作用的中草药加以预防，并在进餐时加一些葱蒜；第六是平时体质较差的人更要加强锻炼，保持个人卫生，并适当增加一些提高免疫力的药物。

禽流感的临床表现

人禽流感的潜伏期通常在1周内，多为1~3天，常急性起病，早期症状类似普通流感，主要表现为发热，体温一般在39oC以上，持续1~7天，多数为2~4天。患者可有头痛、乏力、肌肉酸痛等全身中毒症状和流涕、鼻塞、咳嗽、咽痛等呼吸道症状，部分患者有食欲下降、恶心、呕吐、腹胀、腹痛、腹泻、稀水样便等消化道症状，有的患者还可伴发结膜炎。

重症人禽流感患者病情发展迅速，可出现肺炎、肺出血、胸腔积液、急性呼吸窘迫综合征（ARDS）、全血细胞减少、肾功能衰竭、败血症、休克、MODS及Reye综合征等多种并发症，甚至死亡。近半数患者可出现肺实变体征，肺部闻及湿性啰音。

人禽流感的治疗

患者一旦怀疑禽流感病毒感染，应立即住院观察治疗，防止病情恶化，同时进行疫情报告，以防疫情扩散。目前对人禽流感尚无特异性治疗方法，临床上主要采用对症支持疗法及抗病毒治疗。

一般对症治疗：确诊或疑似人禽流感患者，应予隔离，保持室内通风，并作空气消毒。让患者充分休息，多饮水，加强营养，给予易消化的饮食。根据患者的临床症状进行对症治疗，高热者，酌用解热镇痛药或物理降温方法予以降温；流涕、鼻塞者，应用缓解鼻粘膜充血药物；咳嗽、咳痰者，给予镇咳祛痰药物。

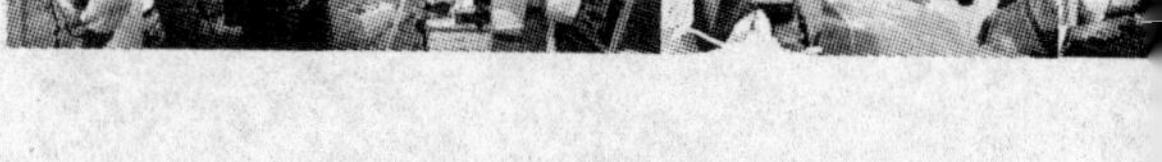

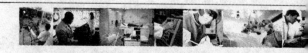

抗流感病毒治疗：早期应用抗流感病毒药物可改善症状、缩短病程、减少并发症并降低病死率，一般在发病 1～2 天内使用，方可取得最佳疗效。目前常用的抗病毒药物包括离子通道 M2 阻滞剂和神经氨酸酶抑制剂。

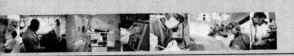

中医中药治疗：对人禽流感患者，可进行辨证施治，予以中医中药治疗。发热期，可酌用瓜霜退热灵胶囊、紫雪等退热类中成药治疗；清开灵、双黄连、银翘、鱼腥草等口服液或注射剂具有清热解毒、抗病毒作用，可酌情选用。

禽流感饮食

禽流感令人闻之色变，人们生怕一不小心就可能买到“流感鸡”或“流感蛋”，虽然目前尚未发现食用鸡肉、鸡蛋之后，间接感染禽流感的病例，但是我们应该尽量以健康的蔬果类取代肉类，就能避免病从口入。

其实，禽流感病毒并不耐热，只要加热到一定温度，即可杀灭病毒，一般以 56℃度加热 3 小时、60℃加热 30 分钟和 100℃加热 1 分钟均可。因此，如果要食用家禽肉类、蛋类时，最好能保证加热煮熟后再食用。

想要增强免疫力，又能吃得健康，主食类可以用五谷饭取代白米饭，因为全谷类含有丰富的维生素 B、维生素 C、维生素 E，这些抗氧化剂能增强免疫力，并加强免疫细胞的功能。

蔬菜类每日最少食用 3 盘，并尽量选择新鲜的深色蔬菜，如甜椒、番茄、红萝卜，以及绿花椰菜、芥蓝菜等十字花科蔬菜，其中所含的番茄红素、胡萝卜素、维生素 C 等天然抗氧化剂，能对抗自由基的破坏。

菇类能增强免疫力，预防及对抗癌症，而且所含的丰富维生素 B，还能舒缓压力；水果富含抗氧化作用的维生素，以及帮助肠道益菌生长的糖，都有增强身体免疫力的功能。

此外，每天至少饮 1～2 杯约 240 毫升的奶类，可适度选择低糖、低脂的优酪乳，不仅可以抑制肠道内坏菌的繁殖，还可促进胃肠蠕动，降低血液中胆固醇和增强免疫力的功能。

预防传染病最好的方法，除了防止病从口入之外，做好个人卫生更不可少，平时应多洗手，并避免以手接触口鼻；正常而有规律的生活作息；搭配均衡的饮食及适当的运动，都是预防禽流感的最佳妙方。

家庭预防禽流感传染的必要措施

（1）远离家禽的分泌物，尽量避免触摸活的鸡、鸭等家禽及鸟类；

（2）保持室内空气流通，应每天开窗换气两次，每次至少 10 分钟，或使用抽气扇保持空气流通；

（3）保持地面、天花板、家具及墙壁清洁，确保排水道去水顺畅；

（4）吃禽肉要煮熟、煮透；

（5）注意多摄入一些富含维生素 C 等增强免疫力的食物和药物；

（6）适当进行体育锻炼，以增加机体对病毒的抵抗能力；

（7）勤洗手。

五、乙肝

乙肝病毒主要传播途径

（1）乙肝病毒主要是经血传播：如输入全血、血浆、血清或其它血制品，通过血源性注射传播。

（2）胎源性传播：如孕妇带毒者通过产道对新生儿垂直传播；妊娠期发生肝炎的孕妇对胎儿的感染等。

（3）医源性传播：如医疗器械被乙肝病毒污染后消毒不彻底或处理不当，可引起传播；用一个注射器对几个免疫对象预防注射时亦是医源性传播的途径之一；血透患者常是乙肝传播的对象。

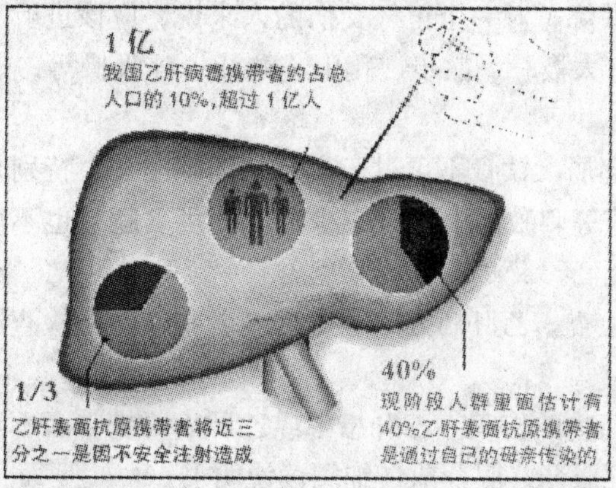

（4）性接触传播：近年国外报道对性乱交、同性恋和异性恋的观察肯定：乙型肝炎的性传播是传染性伙伴的重要途径，这种传播亦包括家庭夫妻间的传播。

（5）昆虫叮咬传播：在热带、亚热带的蚊虫以及各种吸血昆虫，可能对乙肝传播起一定作用。

（6）生活密切接触传播：与乙型肝炎患者或携带者长期密切接触，唾液、尿液、血液、胆汁及乳汁，均可污染器具、物品而传播乙型肝炎。

乙肝的症状

除了乙型肝炎病毒携带者外，其他各型乙肝均有轻重不同的症状和体征，归纳起来，包括以下几个方面。

（1）全身症状：乙肝患者常感到体力不支，容易疲劳，打不起精神。

（2）消化遭症状：乙肝常出现食欲不振、恶心、厌油、上腹部不适、腹胀等。

（3）肝区疼痛：部分患者可有右上腹、右季肋部不适、隐痛。

（4）肝脾肿大：由于炎症、充血、水肿、胆汁淤积，乙肝常有肝脏肿大。

（5）肝外表现：不少慢性肝炎特别是肝硬化患者面色黝黑晦暗，称肝病面容。

乙肝病人生活应注意七个方面

（1）注意休息。患者可工作，但不可劳累，劳累过度，对身体的正气是有伤害的。

（2）适度锻炼。对一个正气受伤的人来说，应该进行一些内养精气方面的锻炼，如打太极拳、散步、爬山、游泳、呼吸操等，这些有助于人体内力的恢复。

（3）饮食起居。饮食不可过于辛辣，油腻肥甘，特别是牛羊狗肉不宜多吃，大蒜洋葱等刺激性食物也应少食。不可贪睡，也不可熬夜。并且还要禁过食和禁酗酒。

（4）定期检查。乙肝病人或病毒携带者都应定期检查肝功能等，且应定期看医生。

（5）减少药物的伤害。乙肝患者或乙肝病毒携带者不可乱服药，一定要在医生指导下服药，服药前仔细阅读说明书。

（6）保持心情舒畅。如今工作压力大，生活琐事多，人生追求高，要保持心情舒畅，实属有点难，但情绪对肝的影响又是那么大，该怎么办呢？这就要把身体和利益两者调到一个最佳点，“留得青山在，不怕没柴烧。”

（7）中医治疗。中医治疗乙肝，主要针对“人”，针对人的抵抗力。或健脾益气、利湿退黄；或补益肝肾、活血化淤。什么药什么方，完全取决于患者目前的状况，这就告诉你了，不是药物选择你，而是你选择药物。不能因某某药可以治乙肝，你就可以用。

重视乙肝病人的一般治疗

一般治疗是乙肝病人最基本的治疗，包括饮食、休息和心理治疗等，许多急性乙型肝炎和轻度慢性乙肝病人，可经休息、营养而康复。

1. 饮食

急性肝炎和慢性乙肝急性发作期，患者消化道症状明显，食欲不振，恶心，呕吐，应予清淡易消化食物，适当补充维生素，热量不足者应静脉补充葡萄糖，适量脂肪，因为肝病时胆汁、消化液、消化酶的分泌减少，病人多有厌油感，较多地脂肪很难吸收，也难以耐受，过分限制可影响食欲，且影响脂溶性维生素和一些微量元素的吸收。慢性肝炎应强调高蛋白、高维生素的饮食，避免饮酒，不必进食过多的糖类，以防发生脂肪肝。肝硬化的病人由于血浆白蛋白过低，需要高蛋白饮食，但进食大量蛋白后，肠原性血氨升高，可诱发肝昏迷，应采取少食多餐，口服乳果糖，保持大便通畅，口服诺氟沙星抑制肠道细菌等措施减少氨的吸收。当肝昏迷时，应严格限制蛋白质的摄入。另外肝硬化腹水病人应限盐限水，有门脉高压食道胃底静脉曲张病人避免进食坚硬粗糙食物，以免发生消化道大出血。

2. 休息

急性肝炎和慢性肝炎症状明显或病情较重者应强调卧床休息，恢复期可逐渐增加活动量，但要避免过度劳累，肝功能正常 1 ~3 个月后可恢复工作. 慢性肝炎活动期尽量减少活动，因卧床可增加肝脏血流量，有助肝功能恢复，病情轻者以活动后不觉疲乏为度。慢性无症状 HBV 携带者需要随访，不需要休息。重症肝炎应绝对卧床休息。

总之，乙肝治疗总治疗的原则是抗病毒为主的综合治疗，一般治疗是很重要的一个组成部分，希望本文能引起广大乙肝患者的重视，有一句经典话“药物代替不了休息”，足见一般治疗的重要性。

中医养生治疗乙肝

肝炎、肝硬化主要有两个问题。一个是肝脏合成蛋白的能力下降了，

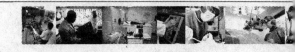

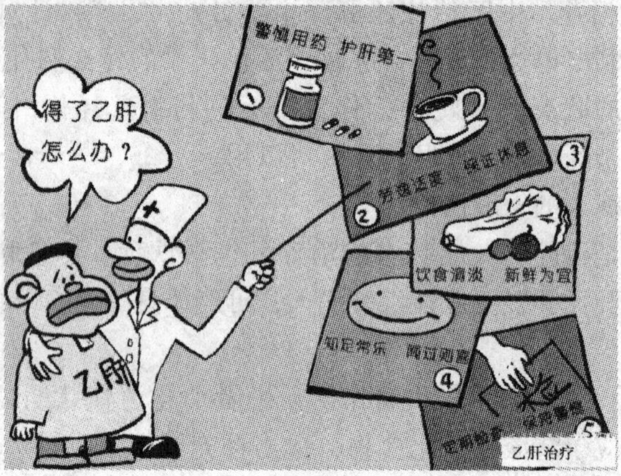

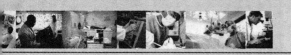

乙肝治疗

因此要补充蛋白质；另一个是肝脏解毒功能减退了，因此不能乱用药，尤其是化学药物。但是目前的治疗恰好相反，病人是乱吃药物，因此极难痊愈。

“中医多维立体疗法”治肝炎

1. 治病必须有胃一气

首先喝100克山楂50克广木香熬的开胃汤，提升胃一气，增强病人的消化机能；同时必须产生和保持饥饿感，尤其晚饭要少吃，让肠胃得到休息，激发免疫系统活性。人像饿狼你的免疫细胞也像饿狼。

山楂，可以到菜场买新鲜的山楂；广木香，500克才十几元钱。但是，广木香不容易买到质量好的，注意不要买霉变的或被硫磺熏过的！如果实在不行，可以用萝卜代替。

2. 正确的饮食补充营养

喝肉汤鱼汤补充蛋白质，喝果汁补充维生素，吃粗粮提供纤维素；不吃细粮和油脂。所谓的三高一低（高蛋白质、高维生素，高纤维素；低热量）。这是我们战胜疾病的物质基础。油脂、大米、糯米、小麦面食是细粮，高热量低营养。不利于肝炎的健康。

3. 每天做的事：运动＋七分饱

早上起来先喝一大杯凉开水。刺激胃一气，滋润肠道。早饭必须吃，但是不要吃得太多。每天喝一碗肉汤，泡一个窝头就行了。早上锻炼的话不可过度。

午饭了，要先要喝熬12小时撇去油的牛肉或鲫鱼鲤鱼汤，然后吃粗粮，以及小菜。不要吃大块的肉，不容易消化而且代谢时产生毒素对人体有害。

午饭后散步一会儿然后午睡。可以减少了其他部位的血液供应，使得胃肠道得到充足的血液供应，去充分吸收食物。

午睡后喝大量的鲜榨果汁，苹果、梨很安全可以大量喝。李子杏子有毒，热性的水果不要吃。

傍晚运动一下，能出点汗最好，要大喊大叫有利身体健康。

晚饭不吃。可以喝点肉汤果汁小米粥。年级大的人睡前烫烫脚。

保持良好的心态。有信仰或有宗教能帮助人保持心平气和。

八种乙肝免疫治疗药

乙肝用药

α 干扰素：α 干扰素具有抗病毒、抗肿瘤和免疫调节作用。α 干扰素的免疫调节作用很强，还有增强免疫对病毒感染细胞的免疫杀伤活性。α 干扰素还能增强巨噬细胞的吞噬功能和细胞毒活性。

胸腺肽：常用的胸腺肽制剂主要是胸腺肽 α1，胸腺肽 α1 是人工合成的，含有 28 个氨基酸的多肽，治疗过程中无不良反应，对治疗慢性乙型肝炎有一定疗效，多与其它抗病毒药物联合应用。

左旋咪唑：左旋咪唑是一种有效的免疫调节剂。近年来用于临床上的左旋咪唑涂布剂，可外涂于皮肤表面，涂抹 72 小时后，药物吸收率在 90% 以上，具有提高细胞免疫和体液免疫功能，剂量为 5 毫升，外涂躯干及四肢皮肤表面，保持 24 小时不洗去，每周 2 ~ 3 次，疗程为 6 个月。有研究证实，左旋咪唑联合乙型肝炎疫苗对慢性乙型肝炎患者和乙型肝炎病毒携带者具有治疗作用，且没有明显不良反应。

潘生丁合用卡介苗：据北京大学第一医院感染疾病科斯崇文报道，潘生丁可以在人体透生干扰互助，发挥抗病毒及免疫调节作用。

免疫核糖核酸：是一种免疫增强剂，用于慢性乙型肝炎的辅助治疗，可使部分细胞免疫功能低下的患者恢复正常，临床适应证与转移因子相似。

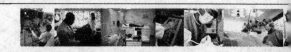

转移因子：转移因子是从健康人白细胞中提取制得的一种多核苷酸和多肽小分子物质，为细胞免疫促进剂。具有能获得特异和非特异的细胞免疫功能，并能促进释放干扰素。不良反应有畏寒、发热、全身不适、皮疹和皮肤瘙痒等。

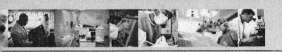

乙型肝炎患者应多注意什么

乙肝患者在平时的生活和工作中会遇到很多的问题，乙型肝炎患者应该注意什么？

1. 饮食

牛奶：含优质蛋白质、人体易吸收的乳糖与乳脂、多种维生素、丰富的钙与磷及多种微量元素，是肝炎患者理想的天然美食。

鱼类：其蛋白质与人体的蛋白质结构相似，易于消化和吸收。

蜂蜜和蜂乳：主要成分是葡萄糖和果糖，可以直接被人体吸收，还含有多种无机盐和微量元素，容易被人体吸收，利用率高。

鸡蛋：蛋黄中含有丰富的脂肪，包括中性脂肪、卵磷脂和胆固醇。肝炎患者可以合理地摄食蛋类，以每天不超过2个为宜。

蘑菇：含有丰富的氨基酸和维生素，还具有抗菌、抗癌的作用和健脾开胃的功能。

2. 体力劳动

乙型肝炎患者是否能参加体力劳动，不取决于治疗，而是根据患者的肝功能状态决定的。如果肝功能异常，患者应当适当休息。不能过于劳累。

日常生活就注意什么

（1）保持心情舒畅，肝病忌恼怒，悲观，焦虑，怒伤肝，肝气郁结不舒易成积癖。

（2）生活规律，保证充足睡眠，合理营养，劳逸结合，忌烟、酒。

（3）是药三分毒，乙肝病人用药一定要在正规医院专科医生指导下，合理用药。

（4）切忌有病乱投医，不要轻信江湖游医，以免延误了正确的治疗，使病情加重甚至恶化。

（5）膳食平衡是保持身体健康的首要条件。如滋补不当，脏腑功能失调，打破机体平衡，反而会影响健康。日常生活多食新鲜蔬菜、水果。忌食辛辣刺激之品。

六、疥疮

概述

疥疮是由寄生在人体皮肤表皮角质层内的疥虫而引起的一种慢性传染性皮肤病。疥虫属于螨类，故又称疥螨。寄生在人身上的为人疥螨。疥虫在离开人体后尚能存活2～3天。使用疥疮病人的手套、衣服或被褥等。亦可间接传染。

疥疮是这样传染上的

疥疮是一种由疥虫引起的极易接触传染的皮肤病。疥虫一般躲藏在皮肤的毛囊口内和角质层（皮肤的最外层），靠吞噬人体皮肤上的角蛋白来生存。疥疮一般通过以下途径传染：

（1）直接接触：疥疮患者的手指缝、肘窝、腋窝、脐窝、大腿内侧、生殖器有针头大红色小疹子，这种小疹子内往往有疥虫存在。健康人可以通过直接接触患者的皮肤而被传染上，如与患者握手、同卧、拥抱等。

（2）间接接触：患者的内衣、被褥和使用过的毛巾往往带有大量的疥虫，健康人使用患者的被褥、内衣和毛巾就很容易被传染上。疥疮还可以通过浴室的更衣箱传染。

疥虫还可以寄生在狗、猫、家禽等身上，人可以通过接触这些动物而被传染上。

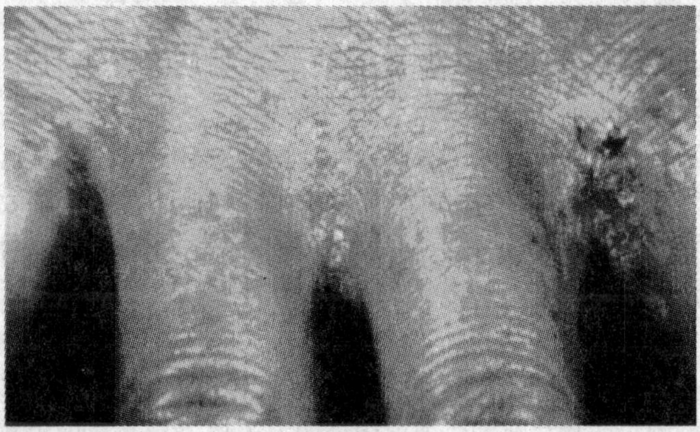

疥疮——引起病因

疥疮主要由人疥螨引起，少数由寄生于兔、羊、狗等的动物引起。疥

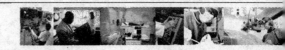

疮主要由人疥螨通过人与人的接触（包括性接触）而传染，如同卧一床、相互握手。疥虫离开人体后可生活2～3天，因此通过病人使用过的衣物而间接传染。在家庭或集体单位中可相互传染。

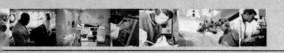

疥疮常见的症状有哪些

（1）皮疹好发于皮肤薄嫩的地方，尤其是在手指缝、小腹部、腋窝、腹股沟、阴部等。皮损主要为粟米大小的丘疹或丘疱疹。

（2）疥疮结节。在阴囊、阴茎、阴唇、腹股沟等处发生黄豆大小的淡红色结节，此为疥疮结节。这种结节往往经久不消，常伴有剧烈瘙痒。

（3）夜间阵发性剧烈瘙痒。

（4）手缝可见疥虫掘的隧道，长约2～4mm，呈灰褐色不规则曲线。此为疥虫钻行的痕迹。

（5）抓痕血痂由于疥疮患者，瘙痒剧烈，患者不自觉地搔抓，常常出现皮肤的抓痕和血痂。

谚语云："疥是一条龙，先从手缝行，围腰转三圈，阴部扎大营"。这十分形象地描述了疥疮的一般特征。"疥是一条龙"，说明了疥疮的症状是泛发的，不是集中在某处，同时也说明了疥疮有发展性，常常痒无定处，如龙穿行；"先从手缝行"，说明手缝是最好发的部位；"围腰转三圈"，说明腰部常常是主要的发病部位；"阴部扎大营"，说明疥疮最后在阴部出现疥疮结节。

治疗疥疮的注意事项

疥疮是一种寄生虫疾病，不是性病！治疗时既不能当成性病治疗，也不能忽视治疗疥疮的注意事项：

注意饮食禁忌：不要吃辛辣刺激性食物，酒不能喝，啤酒更不能喝；

注意消毒方法：疥疮患者在用完肤清疥宁后脱下的贴身的衣物一定要做到开水烫洗，家里接触过的一些器械买上一瓶84消毒液彻底擦洗一下，这样治愈疥疮后是不会再复发的。

注意家人感染：凡是与病人密切接触的家属与朋友应同时治疗疥疮。如果其中任何一个人未彻底消除疥疮，那么其他人有被再次传染的可能，使得疥疮的治疗前功尽弃。对未被传染的家人要进行必要的隔离，对病人所用的物品要经常消毒。

外出娱乐注意事项

（1）由于工作原因经常出差的朋友，外出一定要带上自己的一套被单床单；记得有好多疥疮患者说，我住的都是高级宾馆，怎么会感染上疥疮呢？其实啊，不论是高档宾馆还是低档旅馆，由于这些地方是流动人口比较多的地方，所以很多人都住过，什么样的人住过，咱们也不知道，所以呢，为了自己的健康，自己辛苦点，带上一套自己的被单，避免感染疥疮。

（2）去公共浴池，脱下的衣服最好不要直接放进共用衣物柜，最好将其装入自带的塑料袋里。最好不要用公共的坐便器，实在不行，没办法了，急啊！最好是在公共坐便器上叠上点东西。

大搞环境卫生：疥疮患者家中或集体感染者要大搞环境卫生，清洗曝晒衣服、被褥、枕头等。个人的脸盆、水桶、毛巾要独自使用，以免传染给其他人。

疥疮如何治疗

疥疮的治疗并不复杂，主要以外治为主，一般不需口服全身用药。如合并感染或湿疹化等也可用内服药治疗。

外用药常用的有硫黄软膏等，一般可以治愈。

有的患者治疗效果不尽如人意，是由于用药不规律，治疗周期短等所致。对疥疮的治疗特别要注意被褥、内衣的消毒。如家庭共患本病要同时治疗。疥疮的治疗周期一般需要 7～10 天。

常用的外用药主要有：硫黄软膏、1% 丙体六六六（γ-666）霜剂、25% 苯甲酸苄酯乳剂、30% 硫代硫酸钠溶液、甲硝唑、优力肤软膏。

在使用这些药物时须注意：

（1）治疗前须先用热水肥皂洗澡。

（2）用药范围除头面部以外部位均须涂抹，尤其是皮肤皱褶部位如指缝等，需多次用力涂抹。

（3）若用硫磺霜应早晚各 1 次，连用 3 天，第四天洗澡更衣，为一个疗程。若用 1% γ-666 制剂则在用药后 24 小时洗澡更衣为一个疗程，第二疗程需在下周进行。两种疗法最好都用两个疗程为宜，因为疥螨虫卵发育为成虫需 10 天左右。

（4）同居一室者需一起治疗，以避免反复交叉感染。

（5）疗程结束后，衣物及被具需煮沸消毒，不能煮的可水烫或日晒。

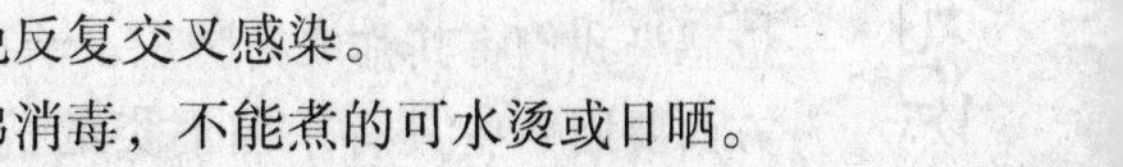

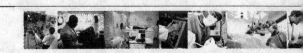

（6）男性阴囊瘙痒性结节的治疗往往需要1～2个月。

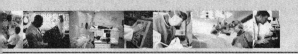

疥疮患者在阴部特别是男性的阴囊可见黄豆大小的结节，质地较硬，瘙痒剧烈，这种结节是由于人体局部对疥虫的一种反应所致。严格来说，疥疮结节是由于人体对疥虫的一种过敏反应，治疗这种疥疮结节用杀疥虫的药物是无效的，要使用含有皮质类固醇激素的药膏治疗。常用的药物为肤轻松、肤疾宁贴膏、去炎松、复方康纳乐、尤卓尔等，每日外擦2～3次。

有一些疥疮结节顽固不消，全身疥疮已经治愈，但阴囊的结节则经久不消，患者常为此痛苦。下面介绍几种治疗疥疮结节的方法。

（1）冷冻　采用液氮冷冻的方法，可治疗疥疮结节。具体的方法是用直接接触法或喷雾的方法治疗，每周1次，每次2～3个结节。

（2）局封　取强的松龙注射液加入2%普鲁卡因注射液局部封闭，每周1次，共3～4周。

有一些偏方验方可用于治疗疥疮：

（1）猪大板油100g，硫黄粉20g，胡椒粉20g，混合成膏，外用，每日1次，7天为1疗程。

（2）雄黄30g，百部30g，艾叶30g，水煎外洗，每日1次，10天为1疗程。

（3）硫黄50g，樟脑5g，百部50g，冰片2g，捣烂为末，溶于95%酒精500mL中，24小时过滤即可。用时加温，涂于患处，每日3次，共3～6天。

（4）地肤子60g，花椒20g，苦参60g，百部30g，水煎外洗，每日1次，连用7天。

（5）桐油90g，硫黄50g，花椒20g。首先将桐油煎沸，再把硫黄、花椒研末，入油内煎10分钟，贮瓶备用，用时涂于患处。

（6）10%的百部酊 百部50g，酒精500mL，浸泡1周，外用每日2～3次。

由于患者的搔抓，很容易继发皮肤的破损及皮肤的感染。这种感染多数是葡萄球菌的感染，表现为皮肤有脓疱或脓痂或有脓性分泌物。这种疥疮感染我们将其称之为脓疥。治疗脓疥一方面要用杀灭疥虫的药物，另一方面要用一些具有杀菌消炎的药物。严重者可口服抗生素，外用青黛膏

（青黛75g，凡士林300g，先将凡士林烊化冷却，再将药粉徐徐调入即成）。

疥疮的家庭预防治常识

疥疮是由疥虫引起的接触性传染性皮肤病。疥虫属于螨类，寄生在人和哺乳动物的皮肤内。此病可选择外用产品直接涂抹在症状部位，轻揉待乳膏吸收，效果较好。

（1）家中或集体感染者要大搞环境卫生，清洗曝晒衣服、被褥、枕头等。个人的脸盆、水桶、毛巾要独自使用，以免传染他人。凡是与病人密切接触的家属与朋友应同时就诊治疗。如果其中任何一个人未治愈，那么其他人会被再次传染，使得治疗前功尽弃。对未被传染的家人要进行必要的隔离，对病人所用的物品要经常消毒。

（2）继发感染可口服抗生素，皮疹剧痒可口服抗过敏药物。

（3）使用肤清疥宁时一定要用完5～8天，这样可以确保潜伏在皮肤凿开隧道中的疥虫虫卵杀灭。

（4）对于疥疮长时间不能清除引起的疥疮结节要坚持使用到10～14天，这样可以确保治愈。

（5）疥疮防治知识的了解，疥疮预防知识的宣传已经成为疥疮治疗的一部分，不可忽视。早日摆脱疥疮的烦恼。

第六节　校园其他

一、饮食卫生与食物中毒

分类及原因

1. 细菌性食物中毒

是指人们摄入含有细菌或细菌毒素的食品而引起的食物中毒。引起食物中毒的原因有很多，其中最主要、最常见的原因就是食物被细菌污染。据我国近五年食物中毒统计资料表明，细菌性食物中毒占食物中毒总数的50%左右，而动物性食品是引起细菌性食物中毒的主要食品，其中肉类及熟肉制品居首位，其次有变质禽肉、病死畜肉以及鱼、奶、剩饭等。

食物被细菌污染主要有以下几个原因：

（1）禽畜在宰杀前就是病禽、病畜；

（2）刀具、砧板及用具不洁，生熟交叉感染；

（3）卫生状况差，蚊蝇滋生；

（4）食品从业人员带菌污染食物。

并不是人吃了细菌污染的食物就马上会发生食物中毒，细菌污染了食物并在食物上大量繁殖达到可致病的数量或繁殖产生致病的毒素，人吃了这种食物才会发生食物中毒。因此，发生食物中毒的另一主要原因就是贮存方式不当或在较高温度下存放较长时间。食品中的水分及营养条件使致病菌大量繁殖，如果食前彻底加热，杀死病原菌的话，也不会发生食物中毒。那么，最后一个重要原因为食前未充分加热，未充分煮熟。

细菌性食物中毒的发生与不同区域人群的饮食习惯有密切关系。美国多食肉、蛋和糕点，葡萄球菌食物中毒最多；日本喜食生鱼片，副溶血性弧菌食物中毒最多；我国食用畜禽肉、禽蛋类较多，多年来一直以沙门氏菌食物中毒居首位。引起细菌性食物中毒的始作俑者有沙门茵、葡萄球菌、大肠杆菌、肉毒杆菌、肝炎病毒等。这些细菌、病毒可直接生长在食物当中，也可经过食品操作人员的手或容器，污染其他食物。当人们食用这些被污染过的食物，有害菌所产生的毒素就可引起中毒。每至夏天，各种微生物生长繁殖旺盛，食品中的细菌数量较多，加速了其腐败变质；加之人们贪凉，常食用未经充分加热的食物，所以夏季是细菌性食物中毒的高发季节。

2. *真菌毒素中毒*

真菌在谷物或其他食品中生长繁殖产生有毒的代谢产物，人和动物食人这种毒性物质发生的中毒，称为真菌性食物中毒。中毒发生主要通过被真菌污染的食品，用一般的烹调方法加热处理不能破坏食品中的真菌毒素。真菌生长繁殖及产生毒素需要一定的温度和湿度因此中毒往往有比较明显的季节性和地区性。

3. *动物性食物中毒*

食入动物性中毒食品引起的食物中毒即为动物性食物中毒。动物性中毒食品主要有两种；将天然含有有毒成分的动物或动物的某一部分当做食品，误食引起中毒反应；在一定条件下产生了大量的有毒成分的可食的动物性食品，如食用鲐鱼等也可引起中毒。近年，我国发生的动物性食物中毒主要是河豚鱼中毒，其次是鱼胆中毒。

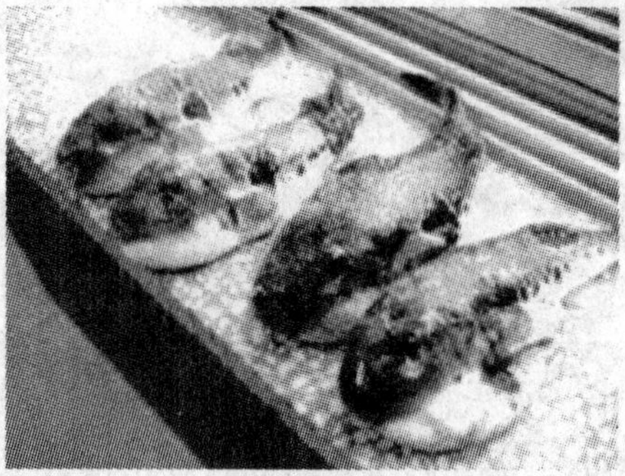

海豚美味而有毒

4. 植物性食物中毒

主要有 3 种：

（1）将天然含有有毒成分的植物或其加工制品当作食品，如桐油、大麻油等引起的食物中毒；

（2）在食品的加工过程中，将未能破坏或除去有毒成分的植物当作食品食用，如木薯、苦杏仁等；

（3）在一定条件下，不当食用大量有毒成分的植物性食品，食用鲜黄花菜、发芽马铃薯、未腌制好的咸菜或未烧熟的扁豆等造成中毒。一般因误食有毒植物或有毒的植物种子，或烹调加工方法不当，没有把植物中的有毒物质去掉而引起。最常见的植物性食物中毒为菜豆中毒、毒蘑菇中毒、木薯中毒；可引起死亡的有毒蘑菇、马铃薯、曼陀罗、银杏、苦杏仁、桐油等。植物性中毒多数没有特效疗法，对一些能引起死亡的严重中毒，尽早排除毒物对中毒者的预后非常重要。

5. 化学性食物中毒

主要包括：

（1）误食被有毒害的化学物质污染的食品；

（2）因添加非食品级的或伪造的或禁止使用的食品添加剂、营养强化剂的食品，以及超量使用食品添加剂而导致的食物中毒；

（3）因贮藏等原因，造成营养素发生化学变化的食品，如油脂酸败造成中毒。食入化学性中毒食品引起的食物中毒即为化学性食物中毒。化学

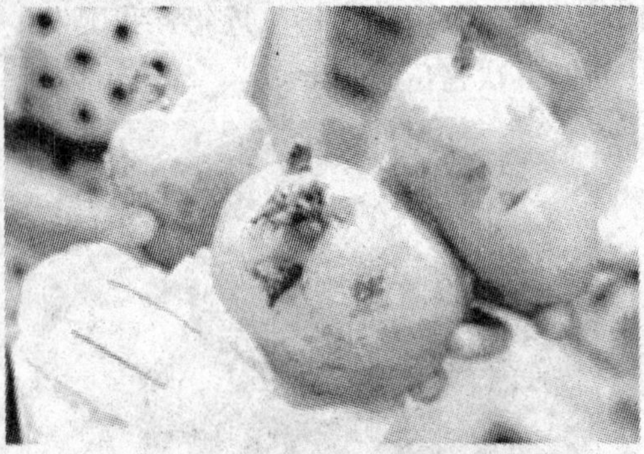

发芽土豆是常见食物中毒因素

性食物中毒发病特点是：发病与进食时间、食用量有关。一般进食后不久发病，常有群体性，病人有相同的临床表现。剩余食品、呕吐物、血和尿等样品中可测出有关化学毒物。在处理化学性食物中毒时应突出一个"快"字！及时处理不但对挽救病人生命十分重要，同时对控制事态发展，特别是群体中毒和一时尚未明化学毒物时更为重要。

食物中毒是由于进食被细菌及其毒素污染的食物，或摄食含有毒素的动植物如毒蕈、河豚等引起的急性中毒性疾病。变质食品、污染水源是主要传染源，不洁手、餐具和带菌苍蝇是主要传播途径。

此病的潜伏期短，可集体发病。表现为起病急骤，伴有腹痛、腹泻、呕吐等急性肠胃炎症状，常有畏寒、发热，严重吐泻可引起脱水、酸中毒和休克。本病处理主要是对症和支持治疗，重症可用抗生素。及时纠正水、电解质紊乱和酸中毒。肉毒中毒者可及早给于肉毒抗毒血清。

食物中毒的应急措施

食物中毒一般具有潜伏期短、时间集中、突然爆发、来势凶猛的特点。据统计，食物中毒绝大多数发生在七、八、九三个月份。临床上表现为以上吐、下泻、腹痛为主的急性胃肠炎症状，严重者可因脱水、休克、循环衰竭而危及生命。因此一旦发生食物中毒，千万不能惊慌失措，应冷静的分析发病的原因，针对引起中毒的食物以及服用的时间长短，及时采取如下应急措施：

1. 催吐

如果服用时间在 1～2 小时内，可使用催吐的方法。立即取食盐 20g 加开水 200ml 溶化，冷却后一次喝下，如果不吐，可多喝几次，迅速促进呕

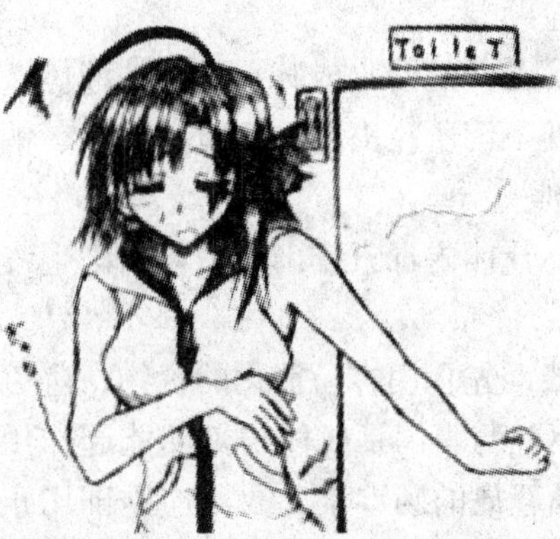

吐。亦可用鲜生姜100g捣碎取汁用200ml温水冲服。如果吃下去的是变质的荤食品，则可服用十滴水来促使迅速呕吐。有的患者还可用筷子、手指或鹅毛等刺激咽喉，引发呕吐。

2. 导泻

如果病人服用食物时间较长，一般已超过2～3小时，而且精神较好，则可服用些泻药，促使中毒食物尽快排出体外。一般用大黄30g一次煎服，老年患者可选用元明粉20g，用开水冲服，即可缓泻。对老年体质较好者，也可采用番泻叶15g一次煎服，或用开水冲服，也能达到导泻的目的。

3. 解毒

如果是吃了变质的鱼、虾、蟹等引起的食物中毒，可取食醋100ml加水200ml，稀释后一次服下。此外，还可采用紫苏30g、生甘草10g一次煎服。若是误食了变质的饮料或防腐剂，最好的急救方法是用鲜牛奶或其他含蛋白的饮料灌服。

如果经上述急救，症状未见好转，或中毒较重者，应尽快送医院治疗。在治疗过程中，要给病人以良好的护理，尽量使其安静，避免精神紧张，注意休息，防止受凉，同时补充足量的淡盐开水。

控制食物中毒关键在预防，搞好饮食卫生，严把“病从口入”关。

食物中毒的家庭急救

一般的食物中毒，多数是由细菌感染，少数由含有毒物质（有机磷、砷剂、升汞）的食物，以及食物本身的自然毒素（如毒蕈、毒鱼）等引起。发病一般在就餐后数小时，呕吐、腹泻次数频繁。如在家中发病，就视呕吐、腹泻、腹痛的程度适当处理。

主要急救方法有：

（1）补充液体，尤其是开水或其它透明的液体；

（2）补充因上吐下泻所流失的电解质，如钾、钠及葡萄糖；

（3）避免制酸剂；

（4）先别止泻，让体内毒素排出之后再向医生咨询；

（5）毋须催吐；

（6）饮食要清淡，先食用容易消化的食物，避免容易刺激胃的食品。

需强调的是，呕吐与腹泻是肌体防御功能起作用的一种表现，它可排除一定数量的致病菌释放的肠毒素，故不应立即用止泻药如易蒙停等。特别对有高热、毒血症及粘液脓血便的病人应避免使用，以免加重中毒症状。

由于呕吐、腹泻造成体液的大量损失，会引起多种并发症状，直接威胁病人的生命。这时，应大量饮用清水，可以促进致病菌及其产生的肠毒素的排除，减轻中毒症状。

腹痛程度严重的病人可适量给予解紊剂，如颠茄合剂或颠茄片。

如无缓解迹象，甚至出现失水明显，四肢寒冷，腹痛腹泻加重，极度衰竭，面色苍白，大汗，意识模糊，说胡话或抽搐，以至休克，应立即送医院救治，否则会有生命危险。

常见食物相克

（1）鸡蛋与豆浆同食不宜：人们经常食用豆浆冲鸡蛋，认为两者都富含蛋白质，食之对身体有益，从科学饮食角度讲，两者不宜同食。因为生豆浆中含有胰蛋白酶抑制物，它能抑制人体蛋白酶的活性，影响蛋白质在人体内的消化和吸收，鸡蛋的蛋清里含有粘性蛋白，可以同豆浆中的胰蛋白酶结合，使蛋白质的分解受到阻碍，从而降低人体对蛋白质的吸收率。

（2）萝卜与橘子同食不宜；临床实验发现，萝卜等十字花科蔬菜摄食到人体后，可迅速产生一种叫硫氰酸盐的物质，并很快代谢产生另一种抗甲状腺的物质——硫氰酸，该物质产生的多少与蒸蔬菜的摄入量成正比，此时，如果同时摄入含有大量植物色素的橘子中的类黄酮物质在肠道被细菌分解，转达化成羟苯甲酸及阿魏酸。这两种可加强硫氰酸抑制甲状腺功能，从而诱发或导致甲状腺肿。因此，这两种食物同食不宜，尤其在甲状腺肿流行的地区，或正在患甲状腺肿的人，更就注意。

(3) 柿子与白薯同食不宜：柿子味甘、性寒，能清热生津、润肺、内含蛋白质、糖类、脂肪、果胶、鞣酸、维生素及无机盐等营养物质。白薯味甘、性平，补虚益气，强肾健脾，内含大量糖类等营养物质，两者若分开食用对身体有益无害，若同时吃，却对身体无益无害，若同时吃，却对身体不利，因为吃了白薯，人的胃里会产生大量盐酸，如果再吃上些柿子，柿子在胃酸的作用下会产生沉淀，沉淀物积结在一起，会形成不溶于水的结块，既难于消化，又不易排出，人就容易得胃柿石，严重者还需手术。

(4) 牛奶与巧克力同食不宜：牛奶含丰富的蛋白质秘钙，巧克力则含草酸，若二者混在一起吃，牛奶中的钙会与巧克力中的草酸结合成一种不溶于水的草酸钙，食用后不但不吸收，还会发生腹泻、头发干枯等症状，影响生长发育，故不宜同食。

(5) 有些水果与海鲜同食不宜；人们喜欢吃海鲜，又喜欢吃水果，特别是儿童。但是应注意的是，在吃海鲜的同时，若再吃葡萄、山楂、石榴、柿子等水果，就会出现呕吐、腹胀、腹痛、腹泻等。因为这些水果中含有鞣酸，遇到水产品中的蛋白质，会沉淀凝固，形成不容易的消化的物质。同时鞣酸还有收剑作用，能抑制消化液的分泌，使凝固物质长时间滞留在肠道内，进而引起发酵。所以，海鲜不但不宜与上述水査同食，而且吃海鲜后，应间隔 4 小时以上再吃这类水果。

(6) 牛奶、酸奶，乳酪不宜与花椰菜、黄豆、菠菜、苋菜、蕹菜等同时食用。因前者含丰富的钙质，后者所含的化学成分影响钙的消化吸收。

(7) 其他，如羊肉与西瓜；香蕉与芋头；松花蛋与红糖；豆腐与蜜糖；黄瓜与花生；芥菜与兔肉；狗内与绿豆；柿子与螃蟹等也不宜同时食用。

上述不宜同时食的食物，可以分开进食，最好相隔 3 ~ 4 小时吃，以防其相克。

二、煤气中毒

概述

煤气中毒即一氧化碳中毒。一氧化碳是一种无色无味的气体，不易察觉。血液中血红蛋白与一氧化碳的结合能力比与氧的结合能力要强 200 多倍，而且，血红蛋白与氧的分离速度却很慢。所以，人一旦吸入一氧化碳，氧便失去了与血红蛋白结合的机会，使组织细胞无法从血液中获得足够的氧气，致使呼吸困难。

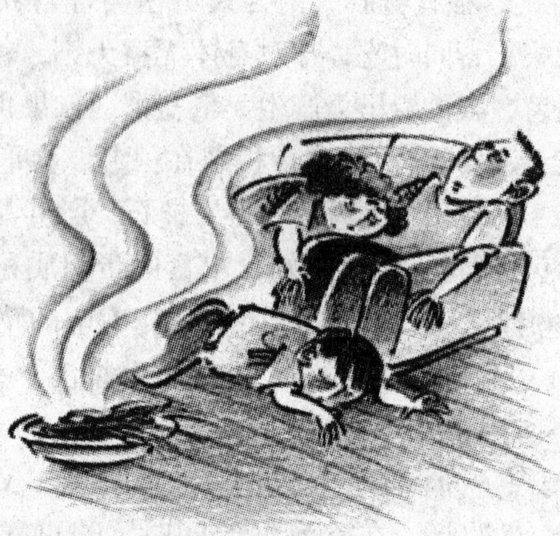

常见的煤气中毒原因

(1) 在密闭居室中使用煤炉取暖、做饭，由于通风不良，供氧不充分，可产生大量一氧化碳积蓄在室内。

①门窗紧闭，又无通风措施，未安装或不正确安装风斗；

②疏忽大意，思想麻痹，致使煤气大量溢出；

③烟囱安装不合理，筒口正对风口，使煤气倒流；

④气候条件不好，如遇刮风、下雪、阴天、气压低，煤气难以流通排出。

(2) 城区居民使用管道煤气，其一氧化碳量为 25～30。如果管道漏气、开关不紧，或烧煮中火焰被扑灭后，煤气大量溢出，可造成中毒。

(3) 使用燃气热水器，通风不良，洗浴时间过长。

(4) 冬季在车库内发动汽车或开动车内空调后在车内睡眠，都可能引起煤气中毒。因为汽车尾气中含一氧化碳 4～8，一台 20 马力的汽车发动机一分钟内可产生 28 升一氧化碳。

(5) 其他如矿井下爆破产生的炮烟，化肥厂使用煤气为原料，设备故障、管道漏气等均可造成煤气中毒。

煤气中毒有哪些表现

开始有头晕、头痛、耳鸣、眼花，四肢无力和全身不适，症状逐渐加重则有恶心、呕吐、胸部紧迫感，继之昏睡、昏迷、呼吸急促、血压下降，以至死亡。症状轻重与碳氧血红蛋白多少有关。

煤气中毒的救护措施

1. 现场急救

（1）立即打开门窗，移病人于通风良好、空气新鲜的地方，注意保暖。应尽快让患者离开中毒环境，转移至户外开阔通风处，并立即打开门窗，流通空气。【警告：在保证中毒环境空气流通前，禁止使用易产生明火、电火花的设备，如电灯、电话、手机、电视、燃气灶、手电筒、蜡烛等，防止一氧化碳浓度过高遇明火发生爆炸。】

（2）松解衣扣，保持呼吸道通畅，清除口鼻分泌物，如发现呼吸骤停，应立即行口对口人工呼吸，并作出心脏体外按摩。

（3）患者应安静休息，避免活动后加重心、肺负担及增加氧的消耗量。

（4）立即给氧，有条件应立即转医院高压氧舱室作高压氧治疗，尤适用于中、重型煤气中毒患者，不仅可使病者苏醒，还可使后遗症减少。

（5）立即静脉注射50%葡萄糖液50毫升，加维生素C500~1000毫克。轻、中型病人可连用2天，每天1~2次，不仅能补充能量，而且有脱水之功，早期应用可预防或减轻脑水肿。

（6）病情稳定后，尽快将病人护送到医院进一步检查治疗。【警告：即使患者中毒程度较轻脱离危险，或症状较轻，也应尽快到医院检查，进行注射葡萄糖、VC，吸氧等治疗，减少后遗症危险。切记避免因一时脱离危险而麻痹大意，不去医院诊治导致出现记忆力衰退、痴呆等严重后遗症。】

2. 后续处理

（1）坚持早晨到公园或在阳台进行深呼吸运动扩胸运动、太极拳，每天30分钟左右，轻、中型中毒者应连续晨练7~14天；重型中毒者可根据后遗症情况，连续晨练3~6个月，作五禽戏、铁布衫功、八段锦等。

（2）继续服用金维他每天1~2丸，连服7~14天，或维生素C0.1~0.2克，每天3次，亦可适量服用维生素B1、B6，复合维生素B等。

（3）检查煤气使用情况，以防再次中毒：

①检查煤气有无漏泄，安装是否合理，燃气灶具有无故障，使用方法

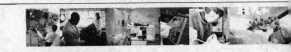

是否正确等；

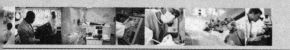

②冬天取暖方法是否正确，煤气管道是否畅通，室内通风是否良好等；

③尽量不使用煤炉取暖，如果使用，必须遵守煤炉取暖规则，切勿马虎；

④热水器应与浴池分室而建，并经常检查煤气与热水器连接管线的完好；

⑤如入室后感到有煤气味，应迅速打开门窗，并检查有无煤气漏泄或有煤炉在室内，切勿点火；

⑥经常擦拭灶具，保证灶具不致造成人体污染，在使用煤气开关后，应用肥皂洗手，并用流水冲净。在厨房内安装排气扇或排油烟机；

⑦一定要使用煤气专用橡胶软管，不能用尼龙、乙烯管或破旧管子，每半年检查一次管道通路。

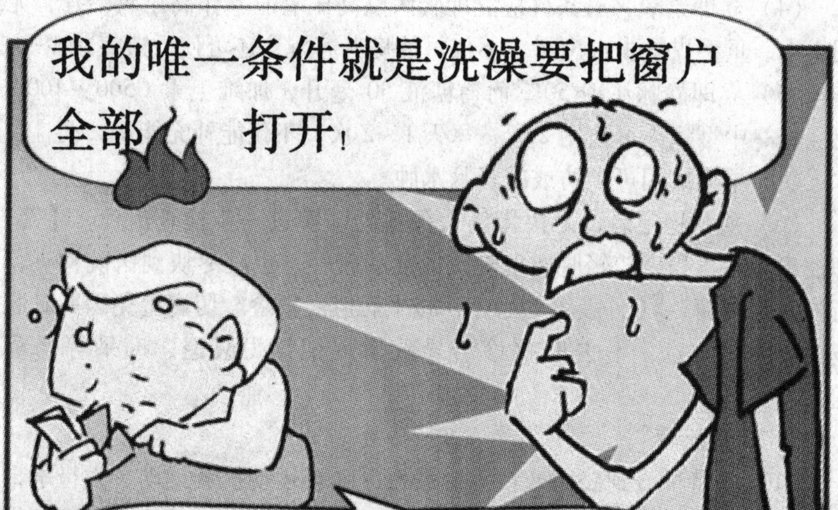

煤气中毒纠正后的处理

（1）坚持早晨到公园或在阳台进行深呼吸运动扩胸运动、太极拳，每天30分钟左右，轻、中型中毒者应连续晨练7～14天；重型中毒者可根据后遗症情况，连续晨练3~6个月，作五禽戏、铁布衫功、八段锦等。

(2) 继续服用金维他每天1~2丸，连服7~14天，或维生素C0.1~0.2克，每天3次，亦可适量服用维生素B1、B6，复合维生素B等。

(3) 检查煤气使用情况，以防再次中毒；①检查煤气有无漏泄，安装是否合理，燃气灶具有无故障，使用方法是否正确等；②冬天取暖方法是否正确，煤气管道是否畅通，室内通风是否良好等；③尽量不使用煤炉取暖，如果使用，必须遵守煤炉取暖规则，切勿马虎；④热水器应与浴池分室而建，并经常检查煤气与热水器连接管线的完好；⑤如入室后感到有煤气味，应迅速打开门窗，并检查有无煤气漏泄或有煤炉在室内，切勿点火；⑥经常擦拭灶具，保证灶具不致造成人体污染，在使用煤气开关后，应用肥皂洗手，并用流水冲净。在厨房内安装排气扇或排油烟机；⑦一定要使用煤气专用橡胶软管，不能用尼龙、乙烯管或破旧管子，每半年检查一次管道通路。

煤气中毒的急救误区

[误区一]：煤气中毒患者冻一下会醒。

一位母亲发现儿子和儿媳中了煤气，她迅速将儿子从被窝里拽出放在院子里，并用冷水泼在儿子身上。当她欲将儿媳从被窝里拽出时，救护车已来到，儿子因缺氧加寒冷刺激，呼吸心跳停止，命归黄泉。儿媳则经医院抢救脱离了危险。另有一爷孙二人同时中了煤气，村子里的人将两人抬到屋外，未加任何保暖措施。抬出时两人都有呼吸，待救护车来到时爷爷已气断身亡，孙子因严重缺氧导致心脑肾多脏器损伤，两天后死亡。

寒冷刺激不仅会加重缺氧，更能导致末梢循环障碍，诱发休克和死亡。因此，发现煤气中毒后一定要注意保暖，并迅速向“120”呼救。

[误区二]：认为有臭渣子味就是煤气。

一些劣质煤炭燃烧时有股臭味，会引起头疼头晕。而煤气是一氧化碳气体，是无色无味的，是碳不完全燃烧生成的。有些人认为屋里没有臭渣子味儿就不会中煤气，这是完全错误的。

[误区三]：以为在炉边放盆清水可预防煤气中毒。

科学证实，一氧化碳是不溶于水的，要想预防中毒，关键是门窗不要关得太严或安装风斗，烟囱要保持透气良好。

[误区四]：煤气中毒患者醒了就没事。

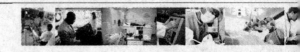

有一位煤气中毒患者深度昏迷，大小便失禁。经医院积极抢救，两天后患者神志恢复，要求出院，医生再三挽留都无济于事。后来，这位患者不仅遗留了头疼、头晕的毛病，记忆力严重减退，还出现哭闹无常、注意力不集中等神经精神症状，家属对让患者早出院的事感到后悔莫及。

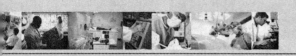

煤气中毒患者必须经医院的系统治疗后方可出院，有并发症或后遗症者出院后应口服药物或进行其他对症治疗，重度中毒患者需一两年才能完全治愈。

煤气中毒应该如何治疗

迁移病儿到空气畅通场所，但必须保持温暖，避免着冷，不可赤身露体。轻症患者离开有毒场所即可慢慢恢复。

供氧非常重要，因为吸入氧浓度越高，血内一氧化碳分离越多，排出越快。研究表明，血中一氧化碳减半时间，在室内需 200 分钟，吸纯氧时需 40 分钟。故应用高压氧舱是治疗一氧化碳中毒最有效的方法。将病人放入 2～2.5 个大气压的高压氧舱内，经 30～60 分钟，血内碳氧血红蛋白可降至 0，并可不发生心脏损害。

中毒后 36 小时再用高压氧舱治疗，则收效不大。及早进高压氧舱，可以减少神经、精神后遗症和降低病死率。高压氧还可引起血管收缩，减轻组织水肿，对防治肺水肿有利。如有条件亦可用氧和二氧化碳混合物（氧约93%，二氧化碳约7%），二氧化碳为刺激呼吸的重要因素，故不论早晚期都宜在输氧时供给一些二氧化碳。一般没有供二氧化碳条件和高压氧舱处，对呼吸困难的病例，在应用人工呼吸和给氧的时候，可间断进行口对口人工呼吸。此外，强心剂、呼吸兴奋剂、输液、输血、治疗休克、脑水肿及抗感染等均十分重要。人工冬眠降温疗法也有一定效果。

急性中毒后 2～4 小时，病人可呈现脑水肿，24～48 小时达高峰，并可持续多日，故应及时应用脱水剂如甘露醇与高渗葡萄糖等交替静脉滴注，同时并用利尿剂及地塞米松。

煤气中毒的预防

应广泛宣传室内用煤火时应有安全设置（如烟囱、小通气窗、风斗等），说明煤气中毒可能发生的症状和急救常识，尤其强调煤气对小婴儿的危害和严重性。煤炉烟囱安装要合理，没有烟囱的煤炉，夜间要放在室外。必须合理的使用煤炉。公安机关每年都要处理大量煤气中毒事件，有经验的民警提醒说，居民在安装炉具（含土暖气）时，要检查炉具是否完好，如发现有破损、锈蚀、漏气等问题，要及时更换并修补；要检查烟道是否畅通，有无堵塞物；烟囱的出风口要安装弯头，出口不能朝北，以防因大风造成煤气倒灌；烟囱接口处要顺茬儿接牢（粗口朝下、细口朝上），严防漏气；屋内必须安装风斗，要经常检查风斗、烟道是否堵塞，做到及时清理；每天晚上睡觉前要检查炉火是否封好、炉盖是否盖严、风门是否打开。

另外，建议在可能产生一氧化碳气体的地方安装一氧化碳气体报警器，当空气中一氧化碳气体超标时，可以声光报警，提醒人们及早采取避险措施。家庭用的一氧化碳气体报警器进口的有 kidde，honeywell 等品牌，国产的主要有 JHY-CO-AR 等型号。

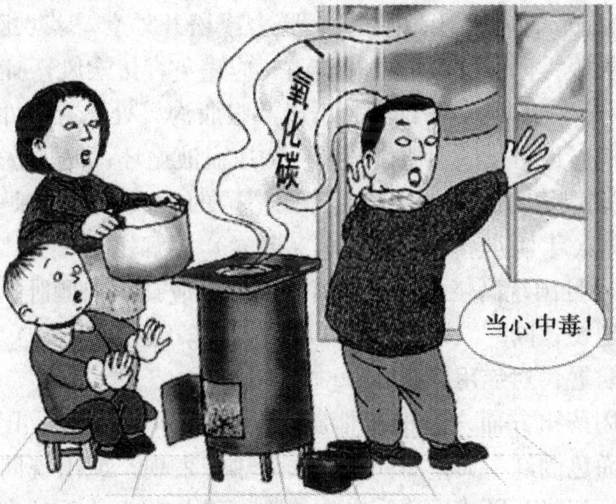

三、中暑

概述

中暑是指在高温和热辐射的长时间作用下，机体体温调节障碍，水、电解质代谢紊乱及神经系统功能损害的症状的总称。中暑是一种威胁生命的急诊病，若不给予迅速有力的治疗，可引起抽搐和死亡，永久性脑损害或肾脏衰竭

病因

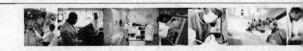

中暑的原因有很多，在高温作业的车间工作，如果再加上通风差，则极易发生中暑；农业及露天作业时，受阳光直接暴晒，再加上大地受阳光的暴晒，使大气温度再度升高，使人的脑膜充血，大脑皮层缺血而引起中暑，空气中湿度的增强易诱发中暑；在公共场所、家族中，人群拥挤集中，产热集中，散热困难。

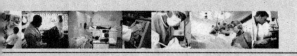

症状

（1）发热、乏力、皮肤灼热、头晕、恶心、呕吐、胸闷。

（2）烦躁不安、脉搏细速、血压下降。

（3）重症病例可有头痛剧烈、昏厥、昏迷、痉挛。

第一时间急救

（1）立即将病人移到通风、阴凉、干燥的地方，如走廊、树阴下。

（2）使病人仰卧，解开衣领，脱去或松开外套。若衣服被汗水湿透，应更换干衣服，同时开电扇或开空调（应避免直接吹风），以尽快散热。

（3）用湿毛巾冷敷头部、腋下以及腹股沟等处，有条件的话用温水擦拭全身，同时进行皮肤、肌肉按摩，加速血液循环，促进散热。

（4）意识清醒的病人或经过降温清醒的病人可饮服绿豆汤、淡盐水，或服用人丹、十滴水和藿香正气水（胶囊）等解暑。

（5）一旦出现高烧、昏迷抽搐等症状，应让病人侧卧，头向后仰，保持呼吸道通畅，同时立即拨打120电话，求助医务人员给予紧急救治。

夏季防暑，对症用好药

在使用药物方面，应根据情况服用。若体温很高，出现头晕、口渴外，还有面色潮红、大量出汗、皮肤灼热等表现，或出现四肢湿冷、面色苍白、血压下降、脉搏增快等表现，则可能是较为严重的中暑，对于程度严重的中暑者，除立即把其从高温环境中转移到阴凉通风处外，应将患者迅速送往医院进行抢救，以免发生生命危险。对于较轻中暑，可以服用以下几种药：

人丹、十滴水、藿香正气、清暑益气丸、清开灵口服液（冲剂、胶囊）、风油精和清凉油、六一散。

夏日中暑急救掌握6要点

在夏季，由于环境温度过高，空气湿度大，体内余热难以散发，热量越积越多，导致体温调节中枢失控而发生中暑。此时可作一些急救处理。

一移、迅速将病人移至阴凉、通风的地方，同时垫高头部，解开衣裤，以利呼吸和散热。

二敷、可用冷水毛巾敷头部，或冰袋、冰块置于病人头部、腋窝、大腿根部等处。

三促、将病人置于4℃到18℃水中，并按摩四肢皮肤，使皮肤血管扩张，加速血液循环，促进散热。待肛门温度降至38℃，可停止降温。

四浸、将患者躯体呈45度的角度浸在18℃左右井水中，以浸没乳头为度。体弱者和心血管病患者，水温过低不能耐受。

五擦、4人同时用毛巾擦浸在水中的患者身体四周，把皮肤擦红，一般擦15分钟至30分钟左右，即可把体温降至37℃至38℃，大脑未受严重损害者多能迅速清醒。

六服、取十滴水2~3滴，加适量温水灌服，或内服仁丹两三粒，也可起到作用。

中暑之后饮食5大忌

中暑之后，人体非常虚弱，在恢复过程中需注意饮食。

（1）忌狂饮水。中暑病人应采用少量、多次饮水方法，每次以不超过300ml为宜，切忌狂饮。因为大量喝水不仅会冲淡胃液而影响消化，还会引起反射性排汗亢进，导致体内水分和盐分进一步大量流失，严重时可促使热痉挛（抽风）的发生。

（2）忌油腻韧性食物。

（3）忌大量食用生冷瓜果。中暑后，大多有脾胃虚弱之象，大量食用生冷食物会进一步损伤脾胃阳气。

（4）忌偏食。

（5）忌纯补。中暑之后，暑气未清，虽有体虚之症，但不能单纯用补法。过早进补会使暑热不易消退，或使已经逐渐消退的暑热复燃。

预防高温中暑的七方法

预防高温中暑，除了健康的饮食习惯外，合理的生活习惯非常重要。医生为大家提出了7种避暑方法。

（1）温水冲澡：最好是用稍低于体温的温水冲澡或沐浴，特别是在睡前进行；

（2）避免剧烈运动：剧烈活动将激活身体能量，增加内部温度；

(3) 使用冰袋：可重复使用的冰袋是很好的降低皮肤温度的工具，冰袋里预充的液体有降温效果

(4) 选好枕具：使用羽毛或绒毛枕头，枕套最好是棉质的，合成纤维的枕套会积累热量；

(5) 日间小睡：研究表明，人体对“白日梦”的反应之一就是降低身体温度；

(6) 喝菊花茶：菊花茶能够降温醒脑；

(7) 凉水冲手腕：每隔几小时用自来水冲手腕5秒，因为手腕是动脉流过的地方，这样可降低血液温度。

自我按摩治中暑

中暑是在高温环境中发生的急性疾病，夏季常见。根据我国《职业性中暑诊断标准》，将中暑分为三级，即先兆中暑、轻症中暑和重症中暑。先兆中暑和轻症中暑可行自我按摩治疗。

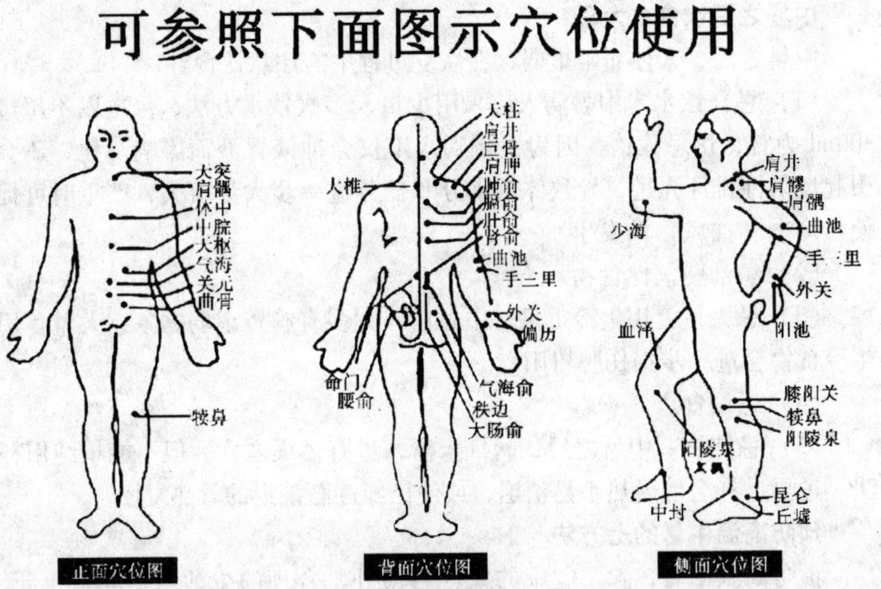

预备式

取坐位，腰微挺直，双脚平放与肩同宽；左手掌心与右手背重叠，轻轻放在小腹部；双目平视微闭，呼吸调匀，全身放松，静坐1~2分钟。

按揉大椎穴

将右手中指指腹放于大椎穴上，食指、无名指、小指附于穴位旁，中指用力按揉0.5~1分钟。

功效：清泄暑热，通络镇痛。

揉掐风池穴

将双手拇指指尖放在同侧风池穴上，其余四指附在头部两侧，适当用力揉掐0.5~1分钟。

功效：疏风清热，开窍镇痛。

掐百会穴

将右手半握拳，大拇指伸直，指尖放在百会穴上，适当用力掐0.5~1分钟。

功效：醒脑安神，镇静除烦。

按揉太阳穴

将双手拇指指腹放在同侧太阳穴上，其余四指附于头部，适当用力按揉0.5~1分钟。

功效：通络止痛，清热除烦。

按揉曲池穴

将一手拇指指腹放在对侧曲池穴上，由轻渐重地按揉0.5~1分钟，双手交替进行。

功效：疏风通络，镇静安神。

掐揉合谷穴

将一手拇指指尖放在另一手的合谷穴上，其余四指附在掌心，适当用力掐揉0.5~1分钟，以有酸胀感为度，双手交替进行。

功效：疏风清热，开窍醒神。

掐人中穴

将一手半握拳，拇指伸直，指尖放在人中穴上，适当用力掐压0.5~1分钟。

功效：开窍醒神，疏风清热。

掐十宣穴

用一手的拇指指甲和食指指甲，分别掐另一手的五个指头的指尖，每个指尖10~20秒钟。双手交替进行。

功效：开窍醒脑，清心泄热。

按揉足三里穴

将双手食指与中指相叠，中指指腹分别按在同侧足三里穴上，适当用力按揉0.5~1分钟。

功效：补脾和胃，调理气血。

合按内、外关穴

将一手中指和拇指指尖放在对侧的外关穴和内关穴上，两指对合用力按压0.5~1分钟。双手交替进行。

功效：安神镇静，和胃理气。

按揉劳宫穴

将一手拇指指腹放在对侧劳宫穴上，其余四指紧附手背，适当用力揉0.5~1分钟。双手交替进行。

功效：镇静安神，疏通心络。

六个夏季清热解暑偏方

1. 绿豆丝瓜花解暑

【方剂】绿豆60克，鲜丝瓜花8朵。

【制作法】用清水一大碗，先煮绿豆至熟，然后捞出豆，再加入丝瓜花煮沸。温服汤汁。

【功效】清热，解暑。治夏季气温酷热引起的中暑

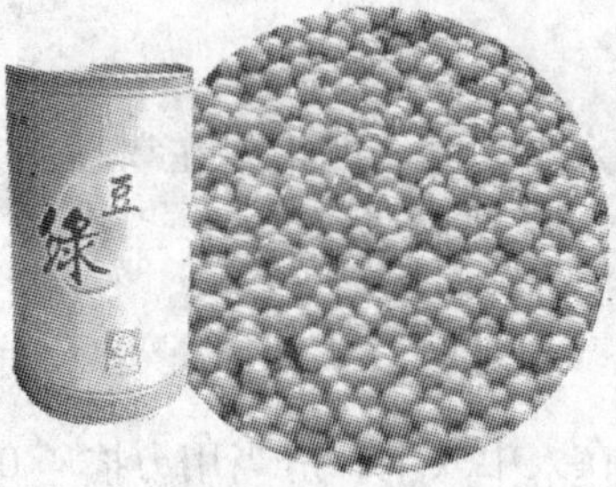

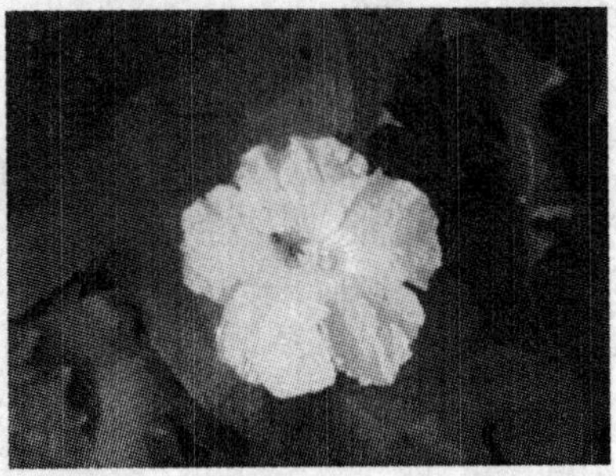

2. 红糖绿豆沙解暑祛热毒

【方剂】绿豆100克，红糖25克。

【制作法】将绿豆煮烂，用勺在锅中捣碎如泥，再以文火煮至无汤，加红糖调味即成。食之。

【功效】清热解毒。治小儿暑热生疮疖。夏季炎热时小儿常食用解暑清热，除烦解渴之功用。

3. 海带冬瓜豆瓣汤消暑利尿

【方剂】浸发海带100克，冬瓜500克，去皮蚕豆瓣100克，香油及盐适量。

【制作法】将海带和蚕豆瓣一起下锅，用香油煸炒一下，然后添加500克清水，加盖烧煮，待蚕豆煮熟时，在把冬瓜和盐一并放入，继续烧至冬瓜九成熟，即可停火出锅。

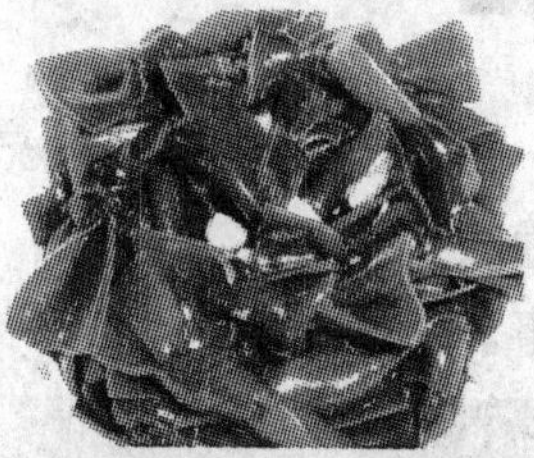
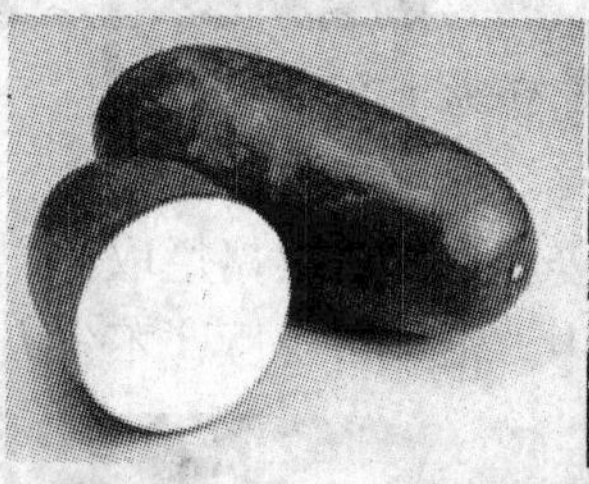
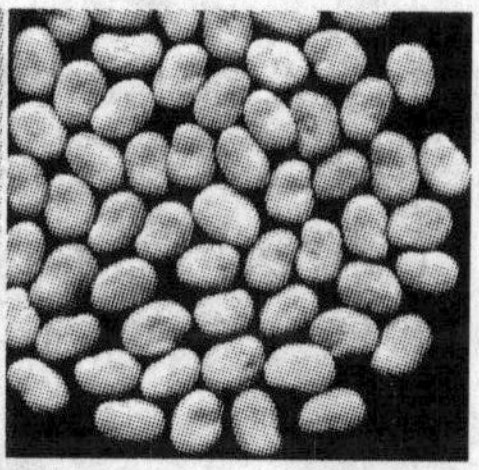

【功效】消暑利尿。治中暑头昏、头痛、烦渴。

4. 冬瓜汁解暑热烦渴

【方剂】鲜冬瓜一个。

【制作法】将冬瓜洗净，切成碎块，打成汁。尽量饮服。

【功效】消暑，清热，除烦。制中暑后烦躁不安、口渴、尿黄，有清热利尿之作用。

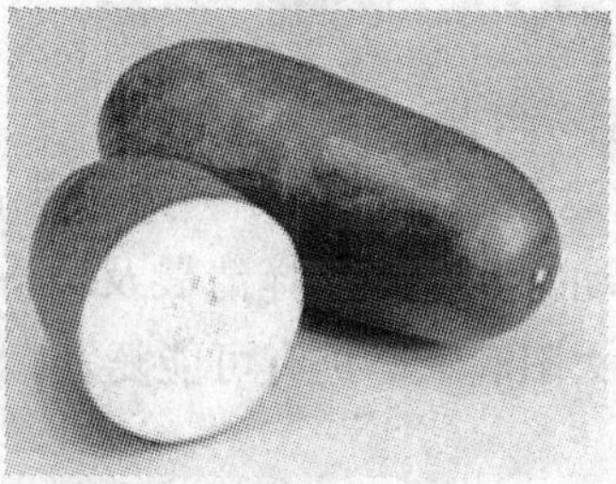

5. 饮杨梅酒预防中暑

【方剂】鲜杨梅500克，白糖80克。

【制作法】将杨梅洗净，加白糖共装入瓷罐中捣烂，加盖（不密封，稍留空气），7~10天自然发酵成酒。再用纱布绞汁，即成约12度的杨梅露酒，然后倒入锅内煮沸，待冷装瓶，密封保存，时间越久越佳。夏季饮用最宜。

【功效】预防中暑。

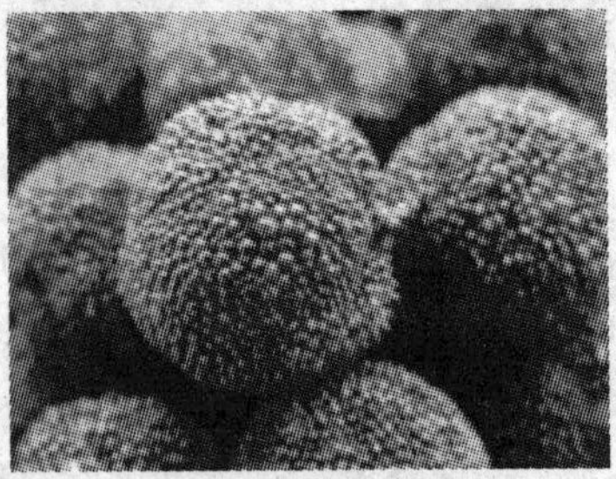

6. 姜韭蒜汁治中暑昏厥

【方剂】鲜姜、大蒜、韭菜各适量。

【制作法】洗净，姜蒜去皮，共捣烂取汁，灌服。

【功效】解表，温中。治中暑昏厥，不省人事。

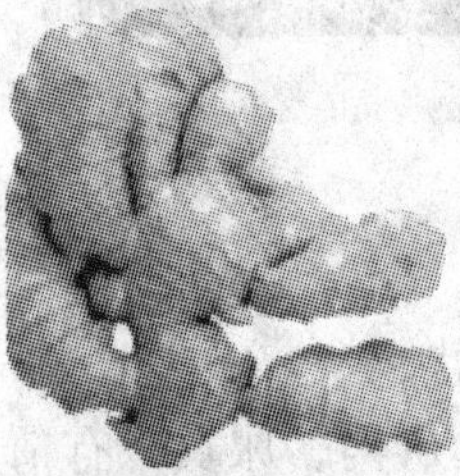

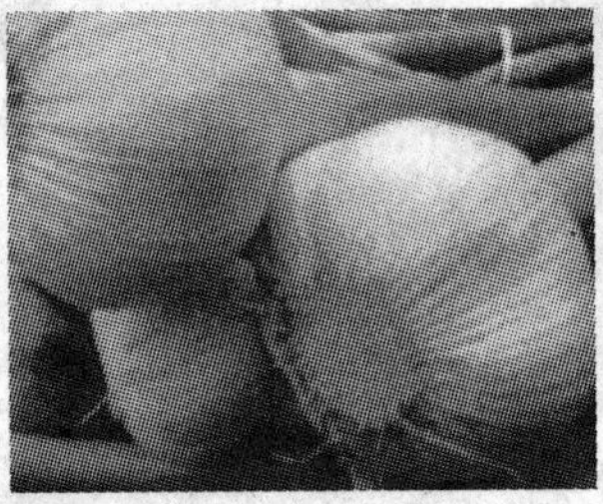

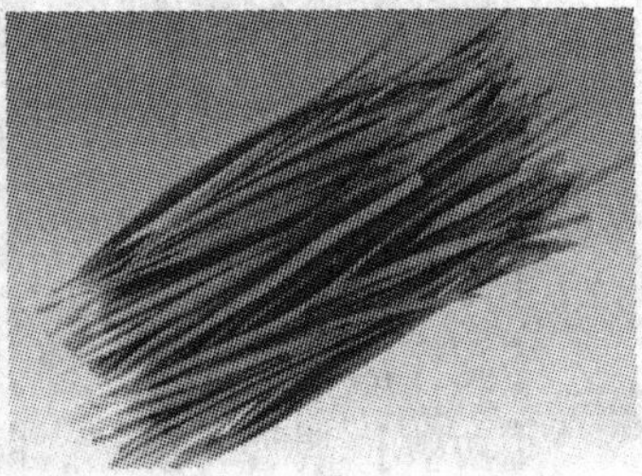

中暑家庭预防措施简介

家庭预防措施

●戴上帽子

最好选用透气且能遮到颈部的帽子，因为头顶对气温的变化尤其敏感。当你必须作户外活动时，最好选择清晨及黄昏的时候从事。某些人在休息数小时后，再回到太阳底下，仍有可能复发，不得不谨慎。

●多喝水

水仍是脱水者最佳的饮料。不要牛饮，应一次喝一点。多吃水果及蔬菜，它们含丰富的水分及均衡的盐类。

●勿抽烟喝酒

抽烟会收缩血管，并损害抽烟者适应高温的能力。喝酒过量会加速虚脱。咖啡因也会加速虚脱。

●慢慢适应气温的改变

在换季初期，每天花一点时间，作户外活动，使身体逐渐适应气温的变化。而不要一周都在空调室内工作，却在周末毫不避讳火辣辣的阳光。

●减慢速度

当天气十分酷热时，不论在户外从事什么活动，应该放慢速度。

●穿棉质及浅色的衣物

棉质的衣物比较透气，浅色的衣服可以反射阳光，两者结合起来就不至于使体温过高。

●作降温处理

为患者泼水，而不是让他浸入冷水中。泼在皮肤上的水，蒸发较快，以增加降温的效率。或者用冷毛巾湿敷患者，如果可能，将患者移到有冷气设备的地方。

●补给水分

假如患者仍有意识，应给患者提供饮料，水是最佳选择。

●适时进补

家中如有老年人、体弱人，应在高温天气到来时给予西洋参、黄芪等补气药适量，用水煎服可预防中暑，并注意经常提醒老年人饮水，因老年人对缺水的口渴反应很迟钝。

●常备消暑药

应常备消暑饮料及药品，药品如风油精、清凉油、藿香正气水、人丹等。消暑饮料如：绿豆汤、西瓜汁、番茄汁、菊花茶、并在上述饮料中加少许食盐，平时随时饮用即可。

●饮食清淡

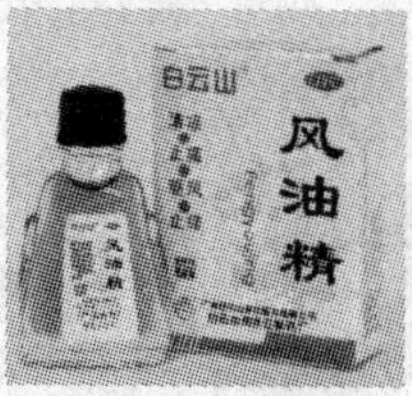

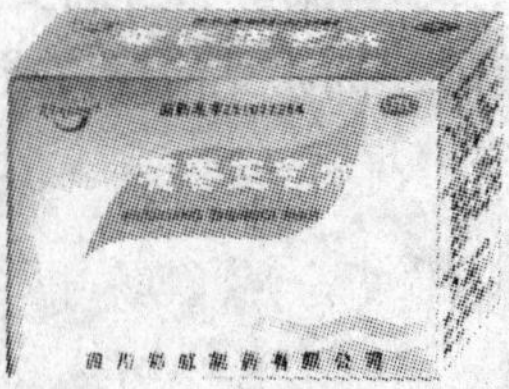
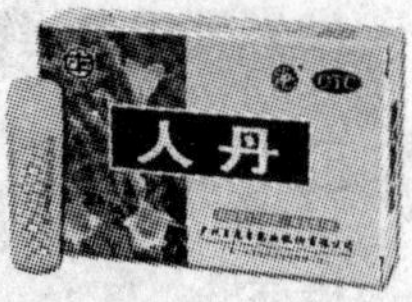

夏日不宜高脂厚腻荤腥饮食，不宜辛辣饮食。如肥猪、牛、羊肉、辣椒、辣酱、胡椒粉、咖喱粉、生姜、海鳗等应尽量少吃。高温气候应予清淡饮食为佳。

第七节　动物咬伤及螫伤

一、蜈蚣蜇伤

概述

蜈蚣又称百肢、天龙。它多生活于腐木石隙或荒芜阴湿地方，昼夜夜出，我国南方较多。它分泌的毒汁含有组织胺和溶血蛋白。当人被它咬伤时，其毒汁通过它的爪尖端，注入人体而中毒。

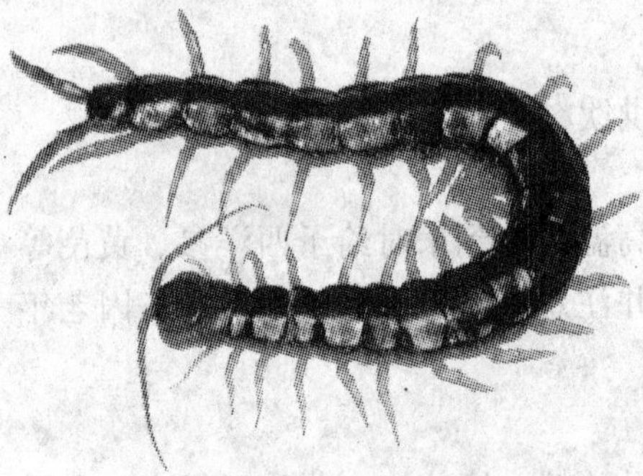

判断

蜈蚣咬伤多在炎热天气，被咬部位红肿、疼痛、水疱、坏死及淋巴结、淋巴管炎，同时发热、恶心、呕吐、头痛、头晕、昏迷及休克等。

急救

（1）用清水或肥皂水彻底清洗创面，有条件时可用3%氨水或用5% ~10%碳酸氢钠溶液冲洗。

（2）痛甚者用水、冰敷局部，在伤口周围注射吗啡或杜冷丁；也可涂六神丸，或用中药芋头、鲜桑叶、鲜扁豆适量捣烂外敷。

（3）严重者用镇静、抗休克治疗，或立即送医院。

二、蜂螫伤

概述

蜂的种类很多，包括蜜蜂、大胡蜂、黄蜂、马蜂等，其中以大胡蜂的蜂毒最烈。蜂族大多数与人无争，但它们却有一个可怕的缺点：一旦对某物感兴趣，或以为受到侵犯，就会孜孜以求或疯狂报复。虽然蜂螫伤是一种意外伤害，但人被蛰几百次后，中枢神经就会麻痹，尤其对于变态反应体质的人来说，仅一次蜂螫伤就可能造成严重的伤害。

如何防止蜜蜂螫伤

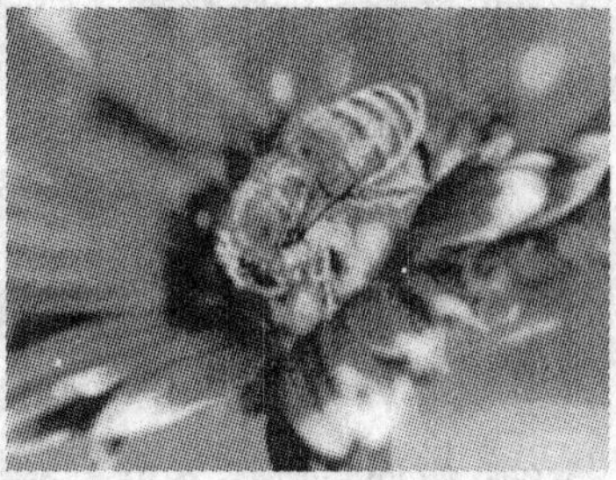

在林中行走时不要去触动蜂窝和附近的游蜂。万一碰到蜂窝，惊扰蜂群飞起，应立即蹲下，身上用衣服或其他布块遮盖，尤其是头面部更需防护好。千万不可乱跑、乱拍打，待蜂群归巢后再慢慢撤离。

野外旅游时，应随身携带治疗蜂螫伤的急救包。

不要在草丛中赤足行走，或玩耍，因为黄蜂、大胡蜂常躲在这些地方。

掩盖好所有食物，避免吸引蜂类觅食。蜜蜂与黄蜂喜欢吃甜食，而大胡蜂则什么都吃。注意盖好汽水瓶盖子，有时蜜蜂会飞进瓶中，如不小心喝进口中，会被它们螫伤舌头及喉咙。

不要涂莲花香型香水，会则会引来狂蜂。

遭蜂群袭击时，要保持冷静，最好伏地不动，切忌攻击或扑打它们，因为这样会招致更多的蜂螫，甚至有生命之虞。要知道蜂螫人是蜂族的一种自卫行为，在蜂族未遭攻击时，一般是不会螫人的。

被蜂螫伤后的救治

蜂螫后会引起人体的变态反应，受螫部位明显疼痛和严重肿胀，甚至还可能扩展到身体各个部位，形成瘙痒的红色丘疹，严重时伤者会出现呼吸困难和过敏性休克，面色苍白、冷汗淋漓、脉搏加快、血压下降，甚至出现虚脱等现象。

黄蜂蜇后皮肤内不留下刺，蜜蜂蜇后刺留在皮肤内，并带有毒腺。被蜜蜂蜇伤后先要小心把刺拔除，拔刺时不要挤压毒腺，以免更多的毒液注入皮肤内，最好用指甲或小刀将刺刮出，或用镊子拔出，也可用针剔出。

用清水冲洗伤口。如被蜜蜂螫伤，可用稀氨水、5% ~10% 的小苏打溶液、肥皂水等弱碱性溶液冲洗。黄蜂刺伤，用 5% 硼酸溶液或食醋等弱酸性溶液冲洗。

用冷水湿敷受螫部位，可消肿止痛。大多数情况下变态反应会在 30 分钟内消退。也可涂抗组织胺或皮质激素膏。

螫伤后切忌马上入浴或饮酒。

如果变态反应严重，应请医生诊治。

三、蚂蟥咬伤

概述

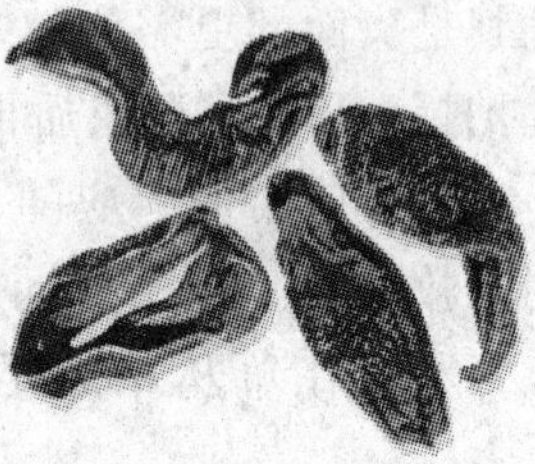

蚂蟥又称水蛭，蚂蟥生活在水中，我国南方多于北方。在稻田、池塘、湖沼等处劳动、玩耍、游泳、洗澡会被蚂蟥咬伤，蚂蟥头部有一吸盘，当遇到人体的皮肤粘膜处如阴道、肛门、尿道之处，即钻进去吸血，同时分泌一种抗凝物质，阻碍血液凝固。它吸血时，很难自动放弃。

判断

有下水史，被咬者的创口疼痛、流血不止、溃疡等。

急救

1. 发现蚂蟥叮咬，不要强行拉它，以防拉断而吸盘仍留于创口，加重伤情。可用手轻拍，使其脱离皮肤。

2. 采用以下办法使它自动脱离伤口。

（1）用食醋、酒精或饱和盐水，将棉球浸湿放在蚂蟥的头部。

（2）用手拍打或针刺，或烟油刺激其头部，使其自动脱开皮肤。

（3）如喉、鼻腔、消化道、泌尿道被咬时，可用1%～2%丁卡因溶液，或2%～4%得多卡因溶液涂于蚂蟥头部使其麻醉，然后用镊子轻轻取下。

（4）有出血可用2%麻黄素溶液浸湿棉球压迫止血。

（5）伤口用盐水冲洗，无菌纱布包扎。肌肉注射破伤风抗毒素。

（6）如果病情不严重，即在当地急救处理，如创伤严重即速送医院治疗。

四、毒蛇咬伤

概述

不同的毒蛇分泌不同的蛇毒，有的以神经毒素为主，引起四肢肌肉瘫痪和呼吸肌麻痹；有的以心脏毒素为主，引起心肌损害和心力衰竭；有的

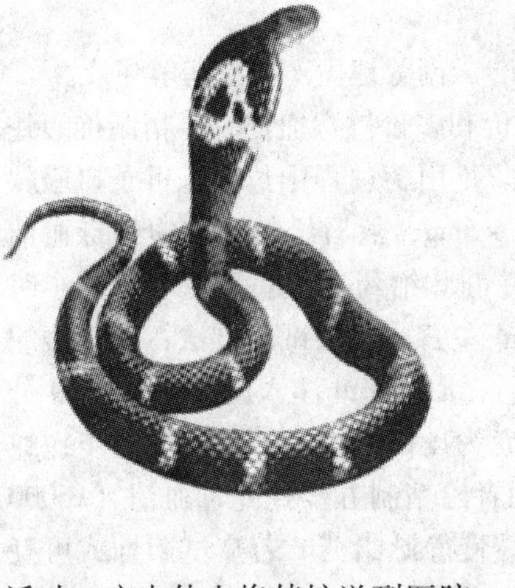

以血毒素为主，引起凝血机理紊乱、出血和溶血。故毒蛇咬伤主要在于心肺功能的支持和凝血机理紊乱的纠正。

分类

若在两排牙痕的顶端有两个特别粗而深的牙痕，说明是毒蛇所咬；若仅是成排的细齿状“八”字形牙痕，说明被无毒蛇所咬。

急救处理

1. 防止蛇毒继续吸收和扩散

（1）蛇咬伤者应立即卧位，减少活动，应由他人将其护送到医院。

（2）扎止血带在被蛇咬伤后 2 ~5 分钟内于伤口近心端 4 ~5cm 处用布条、绳、各种系带或止血带扎住，以阻断静脉和淋巴回流为宜，每 15 ~30 分钟放松止血带1 ~2分钟，具备系统抢救条件后停止扎带，最好在 2 小时内完毕止血带的作用。

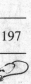

（3）伤口处理①冲洗蛇咬伤处。可选用清水、冷茶水、盐水、肥皂水、1：5000 高锰酸钾溶液、3% 过氧化或 0. 02% 呋喃西林溶液冲洗。然后用 2% 盐水湿纱布缚在伤口上。若为五步蛇、竹叶青或烙铁头毒蛇咬伤者，首先拔出残留毒牙，可用 5% 依地酸钠溶液冲洗，能抑制蛇毒中蛋白水解酶的活性，防止局部坏死。②灼烧伤口。本法能破坏蛇毒，但忌用酸、碘等烧伤口。③切开伤口排毒。于蛇咬伤 24 小时内将局部消毒后以牙痕为中心呈“十”字切划皮肤 1 ~2cm 或连贯两牙痕为限切划，不深过皮下组织，达到有淋巴液流出为宜。若局部呈水疱状，可在其周围作小“十”字形切口以利于排毒。若咬伤手与足，则在指、趾间用粗针针刺排毒。但咬伤 24 小时后不用上法，可行穿刺引流，自然流出毒液。④吸吮毒液。用吸乳器、拔火罐或吸引器于毒蛇咬伤的局部吸取毒液。⑤伤口周围敷蛇药。于毒蛇咬伤伤口近心端上 2cm 处皮肤涂一圈蛇药，但切勿涂伤口。⑥局部封闭。用 0. 25% 普鲁卡因加地塞米松 5mg 于伤肢肿胀上方 3 ~4cm 或在扎止血带的上方行环形封闭。⑦局部降温。用冰或冷水湿敷咬伤的周围软组织。

2. 解毒治疗

(1) 口服上海、广州、江西、福建、云南等地生产的蛇药解药片。

(2) 应用抗蛇毒血清，本品分为单价和多价抗毒血清。①精制抗蝮蛇毒血清：选用本药前需作过敏试验，为防止用药过程中过敏，可予口服扑尔敏等抗过敏药，静脉滴入地塞米松2～5mg，然后给精制抗蝮蛇毒血清(8000单位) 10ml加生理盐水20ml缓慢静脉给药。若在毒蛇咬伤2小时内，也可考虑伤口周围用抗蛇毒血清5ml左右。过敏试验方法：取抗蝮蛇蛇毒血清0.1ml加生理盐水1.9ml混匀后，取0.1ml注入皮内，观察10分钟，皮丘直径小于2cm、无红肿与伪足者为皮试阴性。②精制抗五步蛇蛇毒血清 用本药前也需作过敏试验，阴性者给精制五步蛇蛇毒血清（16000单位）20～30ml加生理盐水40～50ml缓慢静脉给药。若皮试阳性或可疑阳性者，可试给抗毒血清1～2ml加氢化可的松200mg或地塞松5～10mg加入葡萄糖500ml中缓慢静脉点滴，每分钟20～30滴，严密观察其不良反应，如果无任何不适或异常副作用，再逐渐将需要的抗蛇毒血清治疗量加入输液瓶中静脉点滴，同时给予抗组胺类药物。

(3) 民间中草药治疗。鲜白花蛇舌草、七叶一枝花、半边莲、地丁草、两面针等数种中草药，可取等量洗净后捣烂取汁，每次50ml，每日3～4次口服。

(4) 应用“新斯的明”对抗蛇毒的神经毒，辅助机体尽快恢复，降低死亡率。

3. 对症、支持治疗

(1) 吸氧。一般先吸高浓度氧，鼻管吸氧即可。

(2) 凝血障碍及DIC的治疗。除及早使用抗毒血清终止全身中毒外，尚无其他特效药物。冷凝蛋白或新鲜血液及血液成分，小量多次静脉输注，有一定效果，但大量输注这类制品，有时会加重病情。

(3) 输液。输液的原则是量出为入。过多的输液可能加重中毒症状，引发心、肺、肾急性功能衰竭。输液时可加入维生素C 500mg，也可加维生素B1100mg和（或）维生素K110mg，肌肉注射，2/d。输注液体中还可加入ATP、辅酶A等。

(4) 预防感染。以青霉素为主，也可依病情同时用其他抗生素。

(5) 预防破伤风。使用破伤风抗毒素，先做过敏实验，无过敏者，一次肌注1500U，即可。

（6）呼吸衰竭的治疗。对神经毒中毒引起的呼吸中枢麻痹及神经肌肉麻痹引起的呼吸衰竭，应用呼吸机通气相当有效，常须8～30小时以上。但以不使用PEEP为好，以免加重心衰。

（7）急性肾功能衰竭。除及早给予抗毒血清及一般支持疗法外，腹膜透析或血液透析有良效。

（8）急性肌膜间隙综合征。血循环及混合毒类毒蛇咬伤的患肢，常因肢体重度水肿压迫肌肉而致该综合征，应及时诊断，及早手术减压。形成该综合征时，间隙内压力常超过3.93kPa（40cmH2O）。

（9）颅内出血。包括脑实质、蛛网膜下腔及硬膜外血肿，愈后不佳。予止血或行血肿清除术。

（10）内分泌损伤。某些毒蛇咬伤可出现垂体前叶或肾上腺损害，引起激素缺乏，适时使用激素是必要的。

（11）休克。输入低分子右旋糖酐扩充血容量，可酌情加用升压药物如多巴胺、间羟胺等。有酸中毒者可用4%～5%碳酸氢钠纠正。

（12）心衰及呼吸心搏骤停。对心衰可使用洋地黄类药物如小剂量毛花甙C等；心搏呼吸骤停按心肺复苏处理。

（13）其他疗法。近年来，国外采用电击局部治疗。用9V电池，产生电压为25kV和少于1mA的电流，在咬伤局部放电，每10s一次，可减轻或防止全身中毒症状。

（14）治疗中应禁用中枢抑制及肌肉松弛药物。如吗啡、氯丙嗪、巴比妥类、苯海拉明、箭毒、琥珀胆碱；慎用抗凝药物，如肝素、枸橼酸钠、双香豆素。

总之昆虫咬伤家庭还应做好以下防治措施：

有些昆虫无毒，有些昆虫则对人体有害。如果被有害的昆虫咬到，可采取下列方法：

●勿穿深色及花色衣物

有些昆虫对深色及花色衣物很感兴趣，所以如果你去树林中，应注意穿浅色无花的衣物。

●勿擦香水

避免使用香水。刮胡水及其他芳香剂，以免昆虫误以为是含花蜜的花朵。

●快速急救

处理咬伤的关键在于动作要快。你愈快地急救，愈能有效地控制疼痛及肿胀。

●清洗患部

被蚊子、蚂蚁及毛壁虱咬伤，先将患部用清水及肥皂彻底洗净。然后，用苏打粉（碳酸氢钠）加水制成膏药敷于患部。毛壁虱咬伤，可用刷子或刷布清洁局部。

●冰敷

如果发生红肿，可用冰敷，可以快速起到消肿的作用。

●使用阿司匹林

先弄湿伤口后，将阿司匹林磨碎后涂在患处。阿司匹林能中和毒液中的某些发炎物质。然而，对阿司匹林过敏的人，不宜使用这方法。

●不要喝酒

勿喝酒，因为酒精容易使皮肤发红、血管扩张，更容易招致蚊虫。

●可涂一些驱虫的物质

在皮肤上涂啤酒酵母或蒜头，可达驱虫效果。或者在外出前，先用含氯漂白水作一次盆浴，每缸水加1杯漂白水。昆虫不喜欢此味道。在加氯的池中游泳也有帮助。

●补充营养素

（1）葡萄糖酸钙

每4～6小时，用500毫克。减轻疼痛，并且可当作镇定剂。

（2）泛酸B5

每4小时用500毫克，维持2天。抗紧张维生素。

（3）维生素C

是一种强力的解毒剂，能够减轻疼痛及减少感染。

●天然药草

服用菊花植物制成的茶及胶囊。或者可用白橡树皮及叶子、洽痢草根或滑榆树制成的药膏。

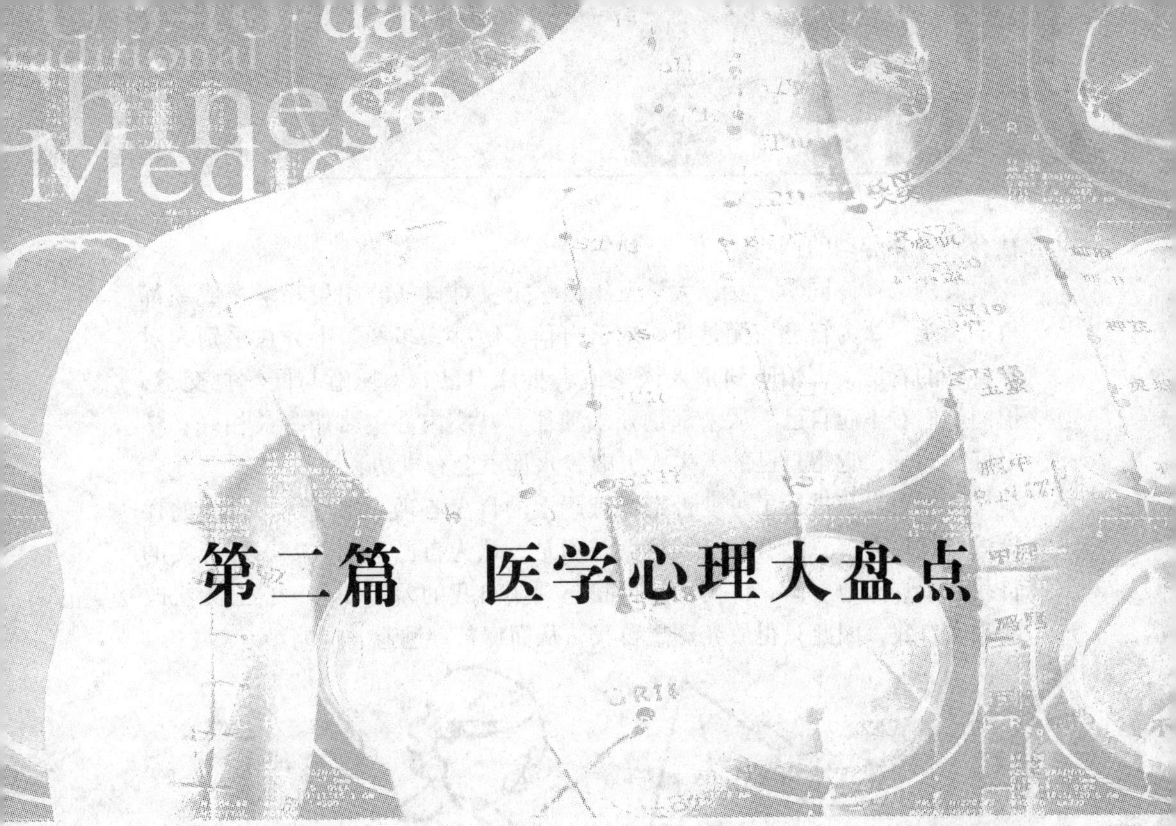

第二篇　医学心理大盘点

第一节　认识自我

[社会万花筒]

案例一：1920 年，在印度加尔各答附近的一个山村里，人们打死大狼后，在狼窝里发现了两个狼抚育过的女孩，其中大的年约 7、8 岁，被取名为卡玛拉；小的约 2 岁，被取名为阿玛拉。后来她们被送到一个孤儿院去抚养。阿玛拉于第 2 年死去，卡玛拉一直活到 1929 年。

狼孩刚被发现时，生活习性与狼一样；用四肢行走；白天睡觉，晚上出来活动，怕火、光和水；只知道饿了找吃的，吃饱了就睡；不吃素食而要吃肉（不用手拿，放在地上用牙齿撕开吃）；不会讲话，每到午夜后像狼似地引颈长嚎。卡玛拉经过 7 年的教育，才掌握 45 个词，勉强地学几句话，开始朝人的生活习性迈进。她死时估计已有 16 岁左右，但其智力只相当 3、4 岁的孩子。

如果狼孩在出生时不属于先天缺陷，则这一事例说明：人类的知识与才能不是天赋的，直立行走和言语也并非天生的本能。所有这些都是后天社会实践和劳动的产物。

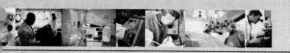

案例二：许同学，女，大学三年级学生。对自己的相貌和学习成绩都很不满意，认为自己一无是处。缺乏自信，敏感，多疑。十分在乎别人对于自己的看法，害怕听到别人谈论或者批评自己。不愿意与同学打交道，怕同学们看不起自己，从来都是独来独往。其实内心羡慕那些长相好、学习好的同学，觉得自己的人生太失败，永远不会有成功和快乐。

该生对自我进行了过度否定，有严重的自卑心理。她对现实自我的评价过低且片面，总盯着自己的缺点与不足，认为自己比别人差。对现实的自我表示强烈地不满，认为理想自我与现实自我的差距太大，自己无法改变现实自我，因此只得放弃理想自我，从而痛苦、逃避、退缩。

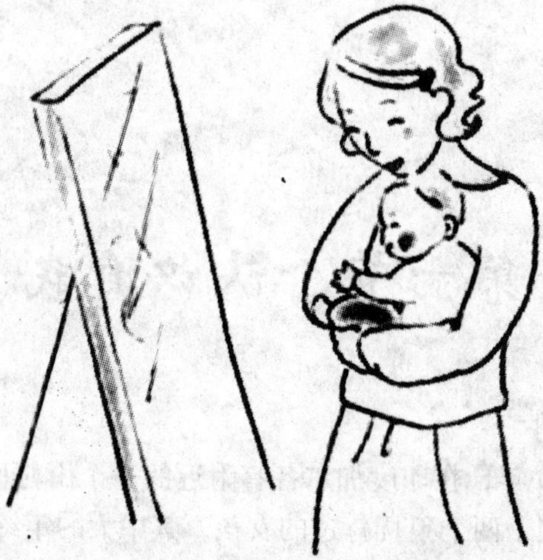

[智慧背囊]

自我又称自我意识，是一个人对自己的认识和评价，包括对自己心理倾向、个性心理特征和心理过程的认识与评价。正是由于人具有自我意识，才能使人对自己的思想和行为进行自我控制和调节，使自己形成完整的个性。包括三个层次：自我的生理状况（如身高、身材、形态等）、心理特征（如能力、气质、性格、性格兴趣等）及人际关系（如人己关系、群己关系等）三个层次的认识。简言之，自我意识就是自己对于所有属于自己身心状况的认识，是一个人对自己以及自己与周围世界关系的认识，尤其是人我关系的认识。自我意识是一个联结个体、社会影响和社会行为的概念。从内容上看，自我意识大致包括如下四个方面：生理自我，社会自我、心理自我和道德自我。

（1）生理自我是最原始的形态，是个人对自己身躯（身高、体重、容貌、身材、性别等）的认识及温饱饥饿、劳累疲乏的感受等，包括占有感、支配感和爱护感。如高还是矮？是胖还是瘦？例：大学生对自己相貌的评价。

（2）社会自我是个体对自己在社会关系、人际关系中的角色的意识。即自己在集体中的地位及自己与他人相互关系的评价和体验。是对自己在社会生活中所处的经济状况、声誉、威信等方面的自我评价和自我体验，如是否受人尊重和信任？在集体生活中举足轻重还是无足轻重？它的一个突出表现是：自我控制，自我控制包括坚持性和自制力。

（3）心理自我是个体对自己的心理活动的意识，即对自己心理品质地自我认识和评价。主要是对自己个性心理特征的意识。包括对自己性格、智力、态度、爱好等的认识和体验。它的发展是同个体的生理、情绪、思维（包括性成熟、想象力丰富、逻辑思维能力）的发展相联系的，主要表现在自我体验、成人感、性意识、自我反省和自我意识的矛盾性等方面。即自己的理解力、记忆力强还是弱？思维敏捷还是迟钝？做事果断不果断？

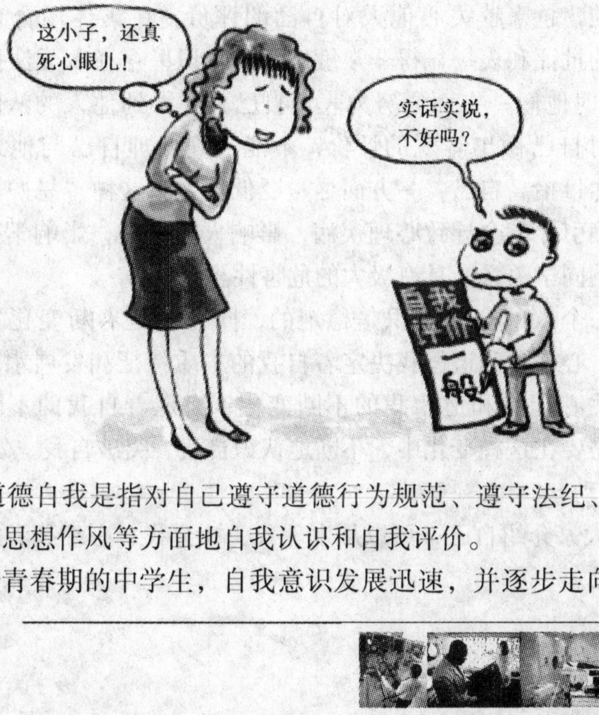

（4）道德自我是指对自己遵守道德行为规范、遵守法纪、思想政治品质、生活和思想作风等方面地自我认识和自我评价。

正处于青春期的中学生，自我意识发展迅速，并逐步走向成熟。但由

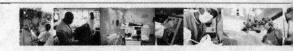

于心理不够稳定，其自我意识也呈现出两重性，主要表现为：

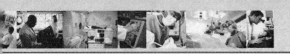

1.“成人感”渐生，“独立意识”渐浓

中学阶段是学生身心得到全面又迅速发展的时期，伴随着生理上的急剧变化，学生的情感、意志等个性心理特征也会发生变化，他们感到自己已长大成人，潜意识中有一种强烈的独立倾向，心理发展上对成人的态度由过去的“顺从期”进入“反抗期”，他们倾向于独立地思考和解决问题，然而有些时候学生的独立意识并不完全都是理性的，往往带有一种幼稚的“逆反”性质，在与父母或教师的种种矛盾冲突中，他们往往并不是通过正当途径来解决彼此之间的分歧，而是采取消极的“对抗”或“冷处理”的方式。

2.“自我形象”的关注，“表现欲望”强烈

随着“成人意识”的增强，中学生的人际交往也进入了一个新阶段，他们开始关注自己在他人心目中的形象。比如注重自己的外表，如长相、体形、仪表、穿着打扮等，有很多女同学从小就有挑食、偏食的习惯，进入青春期后，为片面追求苗条体态，有意识地控制饮食，导致精神不振，影响学习等。随着年龄的增长，他们除了关注自身的外表形象外，开始更加注重自身的“内在形象”，为人处事变得小心谨慎，注重自身能力、品质、学习成绩，越来越关心他人对自己的评价，在集体场合喜欢表现自己，对老师的批评和表扬显得非常敏感，潜意识里存在着无法摆脱的“面子情结”。同时他们一方面要努力表现自己，并得到他人的认同，但另一方面却无法对自己做出客观的评价，不能正确处理自己与他人之间的关系，一方面尽量抬高自己，一方面尽量贬低他人。这种“忌妒心理”如果不能加以正确引导就会导致心理疾病，影响人际交往，影响学生人格的全面发展，影响同学关系，具有极大的危害性。

总之，一个人的自我意识是稳定的，同时又是不断变化发展的。其中，社会我、心理我和道德我决定着自我的本质特征和发展水平。也就是说，社会我、心理我和道德我的不断变化，决定着自我的不断变化。因此，我们就是要在这种变化中，不断地认识自我、突破自我、发展自我。

[马上行动]

（1）向大家介绍自己，可以从生理我、社会我、心理我和道德我四个方面介绍自己。

（2）认识自我有四个途径，根据以下四条途径，把自己的感受和想法写下来。

①通过别人对自己的评价来认识自我

②通过比较来认识自我

③通过自我分析和内省来认识自我

④通过实践活动来认识自我

第二节　健康新观念

[社会万花筒]

案例一：美国生理学家爱尔马为了研究心理状态对健康的影响，设计了一个很简单的实验：把一枝枝玻璃试管插在有冰水的容器中，然后收集人们在不同情绪状态下的“汽水”。结果发现，当一个人心平气和时，呼出的气溶于水后是澄清透明的；悲痛时水中有白色沉淀；生气时有紫色沉淀。他把人在生气时呼出的“生气水”注射在大白鼠身上，几分钟后大白鼠就死了。由此他分析：生气十分钟会耗费人体大量精力，其程度不亚于参加一次300米赛跑。生气的生理反映十分强烈，分泌物比任何情绪时都复杂，都更具有毒性。因此动不动就生气的人很难健康。

案例二：20世纪70年代中期以来，死亡率最高的三大疾病都是心因性疾病，即脑血管病、心血管病、癌症，其比例分别占死亡人数的22.56%、21.13%、21.11%，主要原因是：心理压力大，不良情绪体验多，长期处于应激状态中，导致植物神经功能紊乱，影响生理功能而产生障碍。这三大疾病中，癌症的发病率仍在不断上升，已成为人类生命的大敌。在探索癌症病因的过程中，人们发现经常产生较强烈的不良情绪，如焦虑、愤怒、忧愁、悲伤等，并过度地压抑这些不良情绪，并使其不能得到合理疏泄的人，容易患癌症。

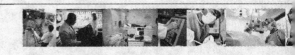

有人发现，癌症有自愈现象。癌症之所以会自愈，是因为病人体内的免疫功能大大增强所致。免疫力的增强可以阻止癌细胞的生长，并逐渐由正常细胞取代癌细胞，或者造成癌细胞无法适应的状态，使癌细胞转化为正常细胞。免疫力的增强与心理因素有密切关系。抑郁消沉的人，通过复杂的神经一体液调节机制会使免疫力显著下降，从而促使癌症日趋恶化；而乐观的人则会通过相同的途径使免疫力提高，从而抑制癌细胞的生长，使癌症自愈。

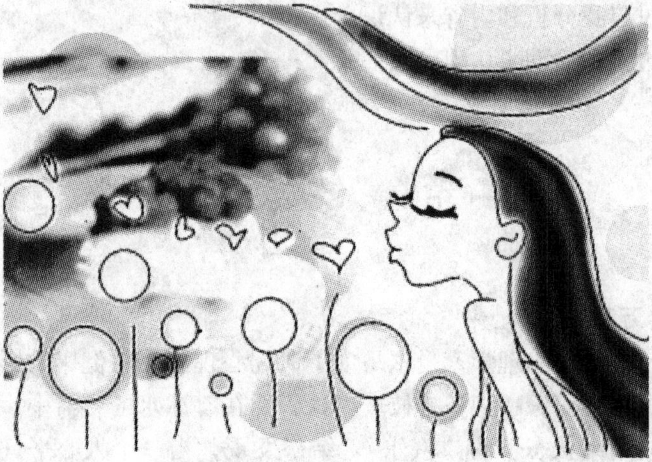

美国新奥尔良的奥施纳诊所曾做过统计，发现500个连续求诊入院的肠胃病人中，因情绪不好而致病者占74%。美国耶鲁大学医学院门诊部统计，求诊病人中因情绪紧张而致病的占76%。美国哈佛大学一些学者用了40年时间，对204位成年人作了跟踪调查，发现在21～46岁之间过着舒畅精神生活的59人中，只有2人在53岁时得了重病，其中1人死亡；在同一时期内，得不到舒畅精神生活的48人，都在55岁以前死去。

[**智慧背囊**]

世界卫生组织给健康下的定义为："健康是一种身体上、精神上和社会适应上的完好状态，而不是没有疾病及虚弱现象。"从世界卫生组织对健康的定义中可以看出，与我们传统的理解有明显区别的是：它包涵了三个基本要素：①躯体健康；②心理健康；③具有社会适应能力。具有社会适应能力是国际上公认的心理健康首要标准，全面健康包括躯体健康和心理健康两大部分，两者密切相关，缺一不可，无法分割。这是健康概念的精髓。

不少人认为生理健康和心理健康是两个没有关系的概念。实际上，这是不正确的。在现实生活中，心理健康和生理健康是互相联系、互相作用的，心理健康每时每刻都在影响人的生理健康。如果一个人性格孤僻，心理长期处于一种抑郁状态，就会影响内激素分泌，使人的抵抗力降低，疾病就会乘虚而入。一个原本身体健康的人，如果老是怀疑自己得了什么疾病，就会整天郁郁寡欢，最后导致真的一病不起。

因此，在日常生活中一方面应该注意合理饮食和身体锻炼，另一方面更要陶冶自己的情操，开阔自己的心胸，避免长时间处在紧张的情绪状态中。如果感到自己的心情持续不快时，要及时进行心理自我调试，必要时到心理门诊或心理咨询中心接受帮助，以确保心理和生理的全面健康。

关于心理健康标准，各国专家有不同的理论依据和具体标准，而我国根据国情和社会经济发展的需要，根据最新国内的研究结果，我们认为心理健康的主要特征应包括以下相互联系的八个方面：

1. 智力正常

能正确、客观地认识自然和社会，头脑清醒，能以积极正确的态度面对现实的问题、困难和矛盾，既不回避也不空想。智力包括观察力、记忆力、注意力、思维与想象力以及各种操作能力等等。

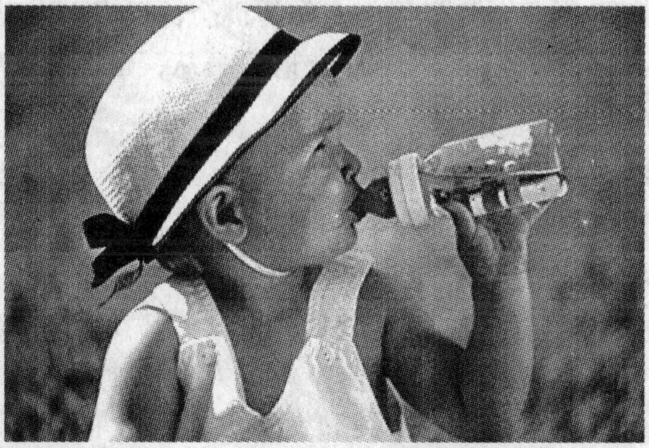

2. 情绪反应适度

情感表现乐观而稳定，心胸开阔，对一切充满了希望，既不为琐事耿耿于怀，也不冲动莽撞，能保持平常心，以愉悦的情绪去感染人。

3. 意志品质健全

对自己的言行举止表现出有一定的自觉性，独立性和自制力，既不刚愎自用，也不盲从寡断；在实践中注意培养自己的果断能力，经得起挫折与磨难的考验。

4. 自我意识正确，

有自知之明，在集体中自信、自尊、自重，少有自卑之心，也不傲视他人；对自己的优缺点有正确的评价与要求；在实践中不断开发自己的潜力以实现自己的理想与人生价值。

5. 个性结构日趋完善

个性是一个人经常的、本质的和别人相区别的心理特点的总和。它包括心理倾向性（如需要、动机、兴趣、意志、人生观等），个性心理特征（如能力、气质、性格等）。人的生活条件、文化教育影响、生产与社会实践越是优越、丰富、完善，人的个性结构的日益完善也就有了保证。

6. 良好的人际交往

乐于和善于与人交往，能和大多数人建立良好的人际关系，重视友谊也不拒绝别人的关心与帮助。与人相处时积极态度（如热情、坦诚、尊重、信任、宽容、融洽）多于消极态度（如忌妒、冷漠、怀疑、小性、计较）；在新环境中能很快地适应，与他人打成一片。

7. 行为得体

生活态度积极 珍惜一切学习与工作的机会，行为上表现出独立自主，不以他人的好恶作为个人行为的依据，既不盲从，也不受诱惑，能做到有所为有所不为。

8. **反应适度**

对外界事物的反应和活动效率是积极、主动而富有成效。不冲动、毛躁、也不敷衍塞责。

中学生正处于身心巨变的关键发展时期，尤其在心理上，对事物的认识正在发生大幅度地转变，开始思考严肃的人生和社会问题，并热切地关注自我，逐步远离儿童时期的单纯和无忧无虑，如果没有正确科学的引导，极易产生偏激的认识，从而形成不健康的心理。所以，中学生要想学习进步，顺利成长，必须关注自我的心理健康。

［**马上行动**］

（1）根据健康的观念，尝试分析自己的健康状态。

（2）交流以下情境中自己有过的体验和现在的看法。

①心情不好；

②人际关系紧张，看谁都不顺眼；

③心理压力感太大，感觉喘不过气来；

④一遇到紧张的事情例如考试就肚子疼、腹泻、恶心等。

第三节　走出自卑

[社会万花筒]

案例一：20 世纪 50 年代初，英国科学家威尔金斯等用 X 射线衍射技术对 DNA 结构潜心研究了 3 年，意识到 DNA 是一种螺旋结构。女物理学家富兰克林在 1951 年底拍到了一张十分清晰的 DNA 的 X 射线衍射照片，然而，由于生性自卑，她怀疑自己的假说是错误的，从而放弃了这个假说。

1952 年，美国化学家鲍林发表了关于 DNA 三链模型的研究报告，这种模型被称为 α 螺旋。沃森与威尔金斯、富兰克林等讨论了鲍林的模型。威尔金斯出示了富兰克林在一年前拍下的 DNAX 射线衍射照片，沃森看出了 DNA 的内部是一种螺旋形的结构，他立即产生了一种新概念：DNA 不是三链结构而应该是双链结构。他们继续循着这个思路深入探讨，极力将有关这方面的研究成果集中起来。根据各方面对 DNA 研究的信息和自己的研究和分析，沃森和克里克得出一个共识：DNA 是一种双链螺旋结构。这真是一个激动人心的发现！沃森和克里克立即行动，马上在实验室中联手开始搭建 DNA 双螺旋模型。从 1953 年 2 月 22 日起开始奋战，他们夜以继日，废寝忘食，终于在 3 月 7 日，将他们想像中的美丽无比的 DNA 模型搭建成功了。

由于沃森、克里克和威尔金斯在 DNA 分子研究方面的卓越贡献，他们分享 1962 年的诺贝尔生理医学奖。

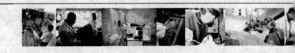

案例二：珍妮是个总爱低着头的小女孩，她一直觉得自己长得不够漂亮。有一天，她到饰物店去买了只绿色蝴蝶结。店主不断赞美她戴上蝴蝶结挺漂亮，珍妮虽不信，但是挺高兴，不由昂起了头，急于让大家看看，出门与人撞了一下都没在意。珍妮走进教室，迎面碰上了她的老师，“珍妮，你昂起头来真美！”老师爱抚地拍拍她的肩说。那一天，她得到了许

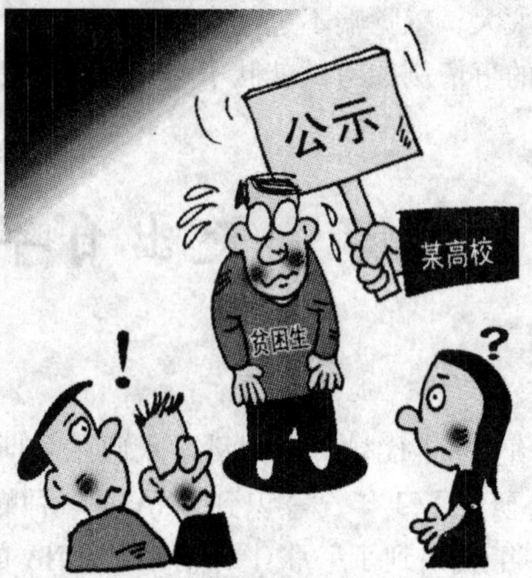

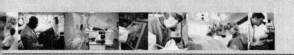

多人的赞美。她想一定是蝴蝶结的功劳，可往镜前一照，头上根本就没有蝴蝶结，一定是出饰物店时与人一碰弄丢了。

自信原本就是一种美丽，而很多人却因为太在意外表而失去很多。

[智慧背囊]

自卑是一种消极的自我评价或自我意识，自卑感是个体对自己能力和品质评价偏低的一种消极情感。自卑感的产生，往往并非认识上的不同，而是感觉上的差异。其根源就是人们不喜欢用现实的标准或尺度来衡量自己，而相信或假定自己应该达到某种标准或尺度。如“我应该如此这般”、“我应该象某人一样”等。这种追求大多脱离实际，只会滋生更多的烦恼和自卑，使自己更加抑郁和自责。自卑是人生成功之大敌。自古以来，多少人为自卑而深深苦恼，多少人为寻找克服自卑的方法而苦苦寻觅。

中学生对人生的理解还不深刻，他们看问题时往往做不到全面、客观、公正，尤其遇到挫折时极易形成自卑心理。引起中学生自卑心理的因素主要有：

（1）生理缺陷。一些身材矮小，相貌丑陋，身体有残疾的学生，他们常常体验着不能与常人相比的失望与痛苦，往往产生自轻自贱的情绪，并由此陷入孤独、沉默、神经过敏的自卑境地。

（2）家庭条件差。父母社会地位低微、没有文化或有生理缺陷，家庭经济收入不高等等，经常受人嘲笑，造成部分学生产生心理自卑。

（3）能力不强。先天或后天能力相对弱者（如感知能力、记忆能力、思维能力、气质、风度等)。在能力强者面前往往感到自愧不如。加上强者锻炼机会明显多于弱者，一些弱者因为自卑心理的影响即使有锻炼机会也不敢抓住，或者有机会却因一次失败而永远望而生畏，恶性循环，强者更强，弱者还弱，差距越来越大，自卑心理也愈来愈烈。

(4) 从小没体验到足够的父爱、母爱，在学校又没有得到应有的关注。

(5) 缺少成功体验，平时做事成功率不高，受过多挫折的影响。

(6) 自我认识不足。过低地估计自己，拿自己的短处与他人的长处相比，越比越觉得自己不如别人，越比越泄气；或者过高地评价自己，当所处的环境发生变化，拥有的光环在群星闪烁中不再那么耀眼时便产生一种失落感，随之而来的则是潜伏在内心深处的自卑感的萌发。

(7) 消极的自我暗示抑制了自信心。

(8) 社会消极文化的影响、舆论的压力。中国传统文化中“不怕人笑话，就怕自己夸”的消极因素为自卑心理的形成提供了合适的土壤；社会对学生中的个别差异品头论足，说长道短，使得一些中学生心理压力加大，诱发自卑心理。

人都有自卑，只是程度不同，或是存在不同方面。关键的是我们要战胜自卑，这样才能使事业成功。如果被自卑压垮，那就真的可能成为一个“卑微”的人了。那如何战胜自卑呢?

1. 进行积极的自我暗示

心理学家默顿曾提出“预言自动实现”原则，认为人们具有一种自动促使预言实现的倾向，因而当遇到情况感到信心不足时，不妨自己给自己壮壮胆，进行积极的自我暗示：“我有能力干好这件事。”“我一定会成功!”“我有过人之处!”这样，一旦你怀着“豁出去”了的心理去做这件事就有可能成功。相反，要是你对自己进行一种消极的自我暗

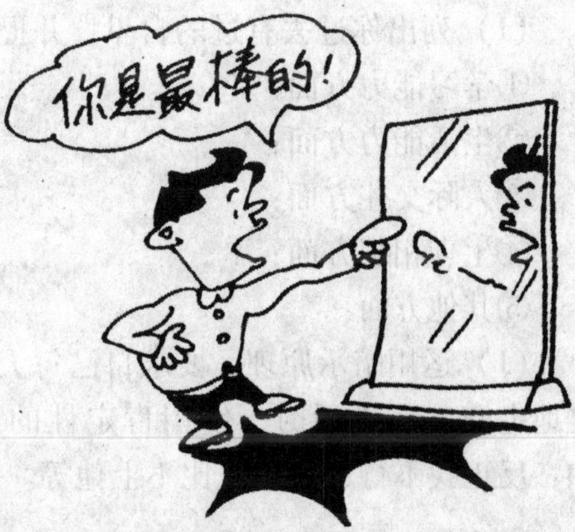

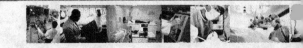

示，诸如“我不如别人”、“我干不了”、“我是一个没有用的人”等等，就会抑制自信心，产生退缩、逃避行为，从而难以取得成功。

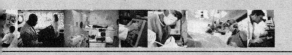

2. 查找自身的优点

每个人都有自己的优势，每个人都有值得骄傲的地方，如果我们能经常找出自身的优点和长处，发现自己的价值，就能树立自信心，向自卑告别。你可以从智力、体力也可以从品德意志方面寻找自己的长处。必要的时候可把这些优点用笔写下来，并找出这些优点的事例，通过自己对自己进行赞美和鼓励，使自己满怀希望地走向未来。

3. 正确对待他人和社会的评价

他人和社会对你的评价有时是不公正、不全面的。对于外界的评价你不必争一时之短长，也不应太在乎别人的评价，更不必因别人的想法和议论而限制自己的行动，而应照自己的方式去思考和生活，使自己的追求成为现实。

4. 以内在的充实补偿外在的缺陷

一个人外在的缺陷，完全可以通过内在的充实来补偿。像海伦、张海迪，一个双目失明，一个高位截瘫，但她们不退缩，不逃避，取得了常人难以取得的成就。如果我们面对外在的缺陷，只会沉湎于痛苦中，而不想去改变它，就会使整个人生被痛苦笼罩。“失之东隅，收之桑榆。”我们要理智地面对外在的缺陷，寻找“补偿目标”，从中寻取新的前进动力，通过自我宽慰和自我激励，取得心理平衡。

[马上行动]

(1) 列出你过去有过的自卑，并提出今后将采取的对策。

①学习能力方面：

②生活能力方面：

③人际交往方面：

④生理相貌方面：

⑤其他方面：

(1) 运用暗示原理，要求自己每天带着自信的体验，挺胸、抬头、微笑地走路。在说话时，使用肯定性的语句，不再出现丧失斗志的忌语，如：反正我不行、我毕竟比不上他等。

第四节　情商与智商

[社会万花筒]

案例一：1960 年著名的心理学家瓦特·米歇尔做了一个软糖实验，这个软糖实验是什么呢？在斯坦福大学的幼儿园他做了实验，召集了一群四岁的小孩，在一个大厅里面，墙壁上不要太花里胡哨，对他们怎么办呢？在每个人面前放了一个软糖，对他们说，小朋友们，老师要出去一会儿，你们面前的软糖不要吃它，如果谁吃了它，我们就不能增加你一个软糖。如果你控制住自己不吃这个软糖，老师回来会再奖励你一个软糖。老师走了，老师在外面窥视，很多人，在外面窥视，这群四岁的小孩，老师走了以后，大家看软糖，诱惑，甜啊。有的小孩过一段时间手伸出去了，缩回来，又出去了，又缩回来，一会儿过后，有的小孩开始吃了。但是有相当多的小孩坚持下来了，老师回来过后，就给坚持住的，没有吃软糖的，再奖励一个。这个事完了吗？没有完，老师就分析了，他们凭什么坚持下来了？有的小孩就数自己的手指头，就不去看软糖。有的把脑袋放在手臂上，有的睡觉，努力使自己睡觉。有的数数，一二三四，不去看。这个事完了吗？没有完，他们继续观察继续分析，这些小孩上小学、上初中，他们就发现，能控制住自己的不去吃软糖的，上了初中以后，大多数表现比较好，成绩也比较好，合作精神也比较好，有毅力。而控制不住自己的，表现不好，不光是读初中阶段，走入社会的表现，大概也是如此。那么这个软糖事件告诉我们什么？控制自己，控制力，这项并不神秘的试验使人们意识到，智力在人生的作用方面过去价值估计偏高，就认为，对人生成功取胜还应该有其他因素。

案例二：据说，松下幸之助有一次在查阅员工报名登记表时，发现一个高智商的人没有被录取，就派人通知他，谁知这人受不了打击已自杀身亡。当工作人员正在为工作失误而感到惋惜时，松下却说：“幸好没有录用他，像这样情感脆弱的人是不会有所作为的。”

[智慧背囊]

情商（EQ）又称情绪智力，是近年来心理学家们提出的与智力和智商相对应的概念。它主要是指人在情绪、情感、意志、耐受挫折等方面的品质。

以往认为，一个人能否在一生中取得成就，智力水平是第一重要的，即智商越高，取得成就的可能性就越大。但现在心理学家们普遍认为，情商水平的高低对一个人能否取得成功也有着重大的影响作用，有时其作用甚至要超过智力水平。那么，到底什么是情商呢？

美国心理学家认为，情商包括以下几个方面的内容：一是认识自身的情绪。因为只有认识自己，才能成为自己生活的主宰。二是能妥善管理自己的情绪。即能调控自己。三是自我激励，它能够使人走出生命中的低潮，重新出发。四是认知他人的情绪。这是与他人正常交往，实现顺利沟通的基础。五是人际关系的管理。即领导和管理能力。

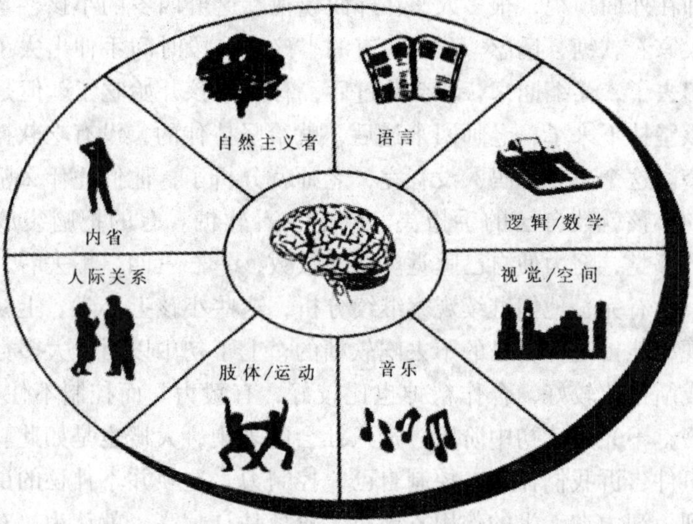

情商的水平不像智力水平那样可用测验分数较准确地表示出来，它只能根据个人的综合表现进行判断。心理学家们还认为，情商水平高的人具有如下的特点：社交能力强，外向而愉快，不易陷入恐惧或伤感，对事业较投入，为人正直，富于同情心，情感生活较丰富但不逾矩，无论是独处还是与许多人在一起时都能怡然自得。专家们还认为，一个人是否具有较高的情商，和童年时期的教育培养有着密切的关系。因此，培养情商应从小开始。

以下七种方法有助于我们提高情商。

（1）学会划定恰当的心理界限，这对每个人都有好处。

你也许自认为与他人界限不明是一件好事，这样一来大家能随心所欲地相处，而且相互之间也不用激烈地讨价还价。这听起来似乎有点道理，但它的不利之处在于，别人经常伤害了你的感情而你却不自知。

其实仔细观察周遭你不难发现，界限能力差的人易于患上病态恐惧症，他们不会与侵犯者对抗，而更愿意向第三者倾诉。如果我们是那个侵犯了别人心理界限的人，发现事实的真相后，我们会感觉自己是个冷血的大笨蛋。同时我们也会感到受伤害，因为我们既为自己的过错而自责，又对一个第三者卷进来对我们评头论足而感到愤慨。

界限清晰对大家都有好处。你必须明白什么是别人可以和不可以对你做的。当别人侵犯了你的心理界限，告诉他，以求得改正。如果总是划不清心理界限，那么你就需要提高自己的认知水平。

（2）找一个适合自己的方法，在感觉快要失去理智时使自己平静下来，从而使血液留在大脑里，做出理智的行动。

美国人曾开玩笑地说：当遇到事情时，理智的孩子让血液进入大脑，能聪明地思考问题；野蛮的孩子让血液进入四肢，大脑空虚，疯狂冲动。

是的，当血液充满大脑的，你头脑清醒，举止得当，反之，当血液都流向你的四肢和舌头的时候，你就会做蠢事，冲动暴躁，口不择言。

事实上，科学实验证明，当我们在压力之下变得过度紧张时，血液的确会离开大脑皮层，于是我们就会举止失常。此时，大脑中动物的本性起了主导作用，使我们像最原始的动物那样行事。要知道，在文明社会中，表现得像个原始动物会带来大麻烦。

控制情绪爆发有很多策略，其中一个方法就是注意你的心律，它是衡量情绪的精确尺子。当你的心跳快至每分钟 100 次以上时，整顿一下情绪至关重要。在这种速率下，身体分泌出比平时多得多的肾上腺素。我们会失去理智，变成好斗的蟋蟀。

当血液又开始涌向四肢时，你可以选用以下的方法来平静心情：

①深呼吸，直至冷静下来。慢慢地、深深地吸气，让气充满整个肺部。把一只手放在腹部，确保你的呼吸方法正确。

②自言自语。比如对自己说："我正在冷静。"或者说："一切都会过去的。"

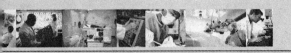

③有些人采用水疗法。泡个热水浴，可能会让你的怒气和焦虑随浴液的泡沫一起消失。

④你也可以尝试美国心理学家唐纳·艾登的方法：遇到不愉快的事时，把你的指尖放在眉毛上方的额头上，大拇指按着太阳穴，深吸气。据艾登说，这样做只要几分钟，血液就会重回大脑皮层，你就能更冷静地思考了。

(3) 想抱怨时，停一下先自问："我是想继续忍受这看起来无法改变的情形呢，还是想改变它呢?"

对于没完没了的抱怨，我们称之为唠叨。抱怨会消耗用力而又不会有任何结果，对问题的解决毫无用处，又很少会使我们感到好受一点。

几乎所有的人都发现，如果对有同情心的第三方倾诉委屈，而他也会跟着一起生气的话，我们会感觉好受一些。有人对你说："可怜的宝贝。"这对你来说是莫大的安慰，你的压力似乎减轻了，于是你又能重新面对原有的局面了，尽管事情没有任何改变。

但是如果你不抱怨呢，你会感受到巨大的心理压力。压力有时并不是个坏东西，是的，它也许会让你感觉不舒服，但同时也是促使你进行改变的力量。一旦压力减轻，人就容易维持现状。然而，如果压力没有在抱怨中流失，它就会推积起来，到达一个极限，迫使你采取行动改变现状。

因此，当你准备向一个同情你的朋友报怨时，先自问一下：我是想减轻压力保持现状呢？还是想让压力持续下去促使我改变这一切呢？如果是前者，那就通过报怨把压力赶走吧。逐个人都有发牢骚的时候，它会让我们暂时好受一些。但如果情况确实需要改变的话，下定决心切实行动起来吧!

(4) 扫除一切浪费精力的事物。

什么是不利于我们提高情商的力量呢？答案就是一切浪费精力的事物。

许多人的神经系统就像父亲的手一样长了厚厚的老茧。我们已经习惯于意识不到精力的消耗。精力是微妙的，但也可以体会到明显的变化，比如听到好消息时，肾上腺素会急增，而听到坏消息时，会感到精疲力竭。

我们通常不会留意精力细微地消耗，比如：与一个消极的人相处，在桌上到处找一张纸等等。

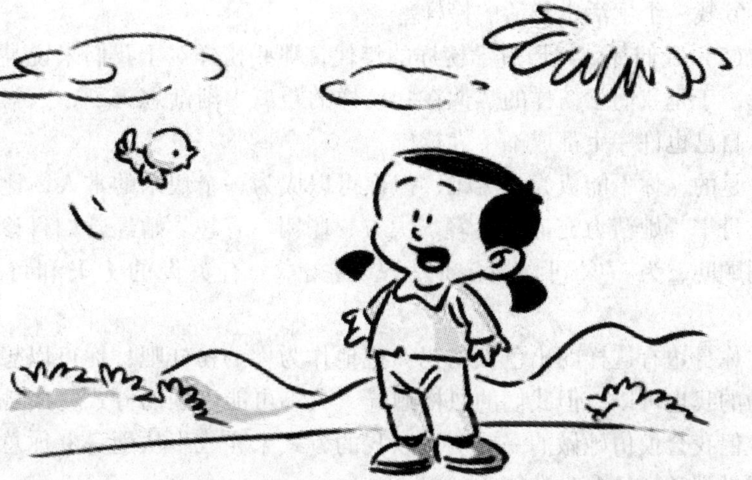

你的生活中有哪些缓慢消耗精力的事情？我家的墙角堆着一小块地毯，每次看到它，我都会想可能有人会被它绊倒。这本不是什么大不了的问题，但它分散我的精力。这就是我们如何界定分散精力的事物——每次接触之后都会感到精力被分散了。有时和朋友所处也是如此——相互吸取和给予精力——但有些是精力的吸血鬼，他们只会吸取你的精力。这时有两个选择：一是正视这个问题，建立心理界限继续与他们谨慎交往；另一个是减少与这种人交往。

的确，我们需要去除缓慢地浪费精力的东西，解脱出来以集中精力提高我们的情商。

想加速——你可以选择减小阻力或增加推动力。

试试我们提供的方法吧：

①经常列出消耗你精力的事情。

②系统地分析一下列单，并分成两部分：可以有所作为的；不可改变的。

③逐一解决 A 单中的问题。比如对我来说，把汽车钥匙挂在一个固定的钩子上，这样就不用到处找了。

④再看一下 B 单中的问题，你是否有把握？有没有把其中一些移到 A

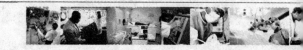

单加以解决的可能？

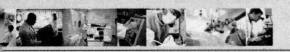

⑤放弃B单中的问题。

⑥找一个生活中鲜活的榜样。

（5）我们都曾经历过学榜样的年代，那些榜样对于我们来说高尚而又疏远。于是我们学榜样的热忱在和榜样的距离中渐渐熄灭了，因为我们知道，自己也许一生都成不了大英雄。

是的，你不能成为大英雄，但你可以成为一个快乐的常人，比如你的朋友丹宁，她精力充沛、年轻、大方、聪明、有趣。她经营妇科诊所、做公司顾问、为一家刊物被定期写专栏文章，有英俊的丈夫和可爱的女儿……

你身边有这样的出色人物吗？把他作为你的榜样吧！你可以想：她所能做的我也可以，但我们的风格迥异，我不可能以她的方式完成她所做的事。但我会模仿她做的一些事，以我的方式来完成。从她身上你总能看到从来没察觉到的自身潜能。

在周围的人中找出你学习的榜样吧！他们比你虽聪明、所受教育更好、层次更高、比你更有毅力。你会在追赶他们的过程中自然地提高自己的情商。

（6）从难以相处的人身上学到东西。

我们的周围有很多牢骚满腹，横行霸道、装腔作势的人，我们多么希望这些人从生活中消失，因为他们会让人生气和绝望，甚至发狂。为什么不能把这些人圈起来，买张飞机票，送到一个小岛上，在那里他们再也不会打扰到别人。

可是，最好别这样，这些难以相处的人是我们提高情商的帮手。你可以从多嘴多舌的人身上学会沉默，从脾气暴躁的人身上学会忍耐，从恶人身上学到善良，而且你不用对这些老师感激涕零。

而且，你定义的“难以相处的人”，最终被证明可能只是与你不同的人，而对所谓的难以相处的人来说，你也是难以相处的人。

应付难以相处的人最有效的方式就是灵活。也就是说，发现他们的方式，在与之交往的过程中，尽量灵活采用与之相同的方式。如果这人喜欢先闲谈再谈正事的话，你的反应应当是放松下来，聊聊家常。另一方面，如果这人直截了当，你也应当闲话少说，直奔主题。这样，在与难以相处的人打交道时会更有效率，而且会发现这些人并不那么难以相处。

应付难以相处的人的第二点就是把他们当成礼物。朱迪嫁给了一个霸道的人，婚姻生活对她来说充满坎坷，因为她没有很明确的界限。在分手多年以后，她学会了感谢他，因为他教给她建立和维持“界限”的重要性。现在再遇到这样的男人时，她根本不在乎。朱迪说：“当与他一起生活过以后，这些家伙你就会根本不放在眼里。”如果她当时嫁给了一个随和的人，她可能到现在还没有明确的界限，也很难对付那些难缠的家伙。

不过，如果可以选择的话，或许我们永远不会选择难以相处的人。

（7）时不时尝试另一种完全不同的方式，你会拓宽视野，提高情商。

你是一个性格开朗外向的人还是性格内向、只喜欢独处或和几个密友在一起的人呢？你喜欢提前计划好每一天，以知道要干些什么事，还是毫无计划呢？人人都有自己的偏爱，如果可以选择的话，每个人都会选择自己偏爱的方式。然而，突然打破常规，尝试截然相反的行动也许会更有助于我们的成长。

如果你总在热衷于聚会中做中心人物，这次改改吧，试着让那些平日毫不起眼的人出出风头。如果你总是被动地等待别人和你搭讪，不妨主动上前向对方问个好。

情商是一种能力，情商是一种创造，情商又是一种技巧。既然是技巧就有规律可循，就能掌握，就能熟能生巧。只要我们多点勇气，多点机智，多点磨练，多点感情投资，我们也会像“情商高手”一样，营造一个有利于自己生存的宽松环境，建立一个属于自己的交际圈，创造一个更好发挥自己才能的空间。

［马上行动］

（1）把自己有过的或所认识的人因情商影响智力发挥的事情说给大家听。

（2）按照以下几个要求进一步了解自己，调整自己。

①尊重所有人的人权和人格尊严。

②不将自己的价值观强加于他人。

③对自己有清醒的认识，能承受压力。

④自信而不自满。

⑤人际关系良好，和朋友或同事能友好相处。

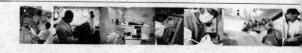

⑥善于处理生活中遇到的各方面的问题。

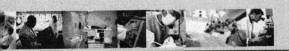

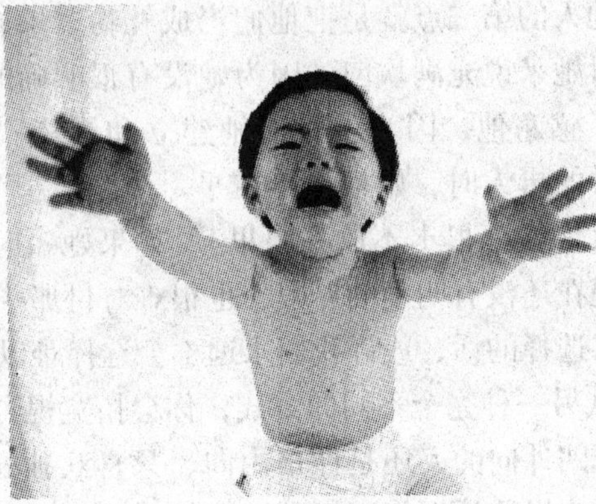

第五节　测测你的气质

[社会万花筒]

案例一：医院产房育婴室里，一些婴儿躺在摇篮里，手脚不停的乱动，脑袋左右摆动，眼睛寻找着新鲜的事物，他们有时哭，有时闹，喜欢有人在身边；而另一些婴儿则静静的躺在摇篮里，手脚很少乱动，眼睛即使睁着，也只是静静的盯着一个地方看，除了饥饿和身体不适外，他们很少哭闹，有陌生人来到时则有惧怕的表情出现。

案例二：某剧院的演出正式开始了。五分钟后，剧院门口来了四个迟到的观众。守门员按照惯例禁止他们入场。

先到的 A 面红耳赤地与守门员争执起来，他分辩说，戏院的时钟走快了，他不会影响任何人，打算推开守门员，径直跑到自己的座位上去，闹得不可开交。

迟到一点来的 B 立刻明白，人家是不会放进入剧场里去的，但楼厅上还有个检票口，从那里进入或许便当些，就跑到楼上去了。

差不多同时到达的 C 看到不让他进入正厅，就想：第一场大概不太精彩，我还是暂时去小卖部转转，到幕间休息再进去吧。

最后到来的D说：我真是不走运，偶尔来一次戏院，就这样倒霉！接着就回家了。

［**智慧背囊**］

从上面的两个案例里，我们看到不同气质的不同表现，这种不同表现，在我们生活中，在我们周围的人中，随处可见。

那什么是气质呢？

气质是人的个性心理特征之一，它是指在人的认识、情感、言语、行动中，心理活动发生时力量的强弱、变化的快慢和均衡程度等稳定的动力特征。主要表现在情绪体验的快慢、强弱、表现的隐显以及动作的灵敏或迟钝方面，因而它为人的全部心理活动表现染上了一层浓厚的色彩。它与日常生活中人们所说的“脾气”、“性格”、“性情”等含义相近。

心理学根据气质是人的高级神经活动类型的特点和其在行为方式上的表现，揭示出兴奋过程和抑制过程的三种特性：①兴奋过程和抑制过程的强度；②兴奋过程和抑制过程的均衡度；③兴奋过程和抑制过程的灵活性。这些特征把高级神经活动分为4种类型：①强而不均衡的；②强的、均衡的、灵活的；③强的、均衡的、惰性的；④弱型的。这些高级神经活动的类型，是人的气质形成的生理基础。

四种典型气质类型

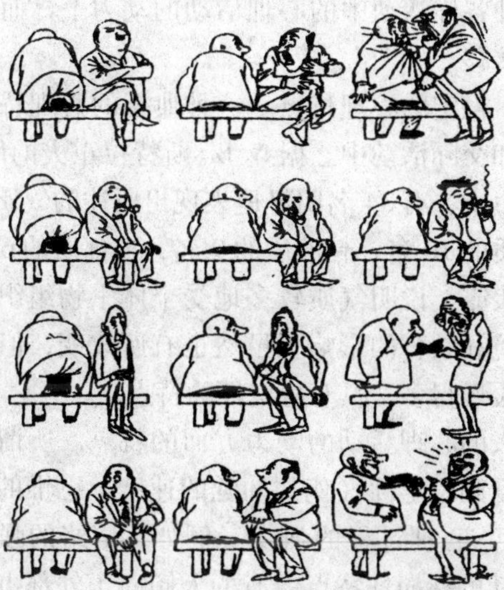

胆汁质

黏液质

抑郁质

多血质

（［丹麦］皮特斯特鲁普）

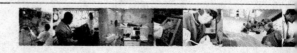

目前心理学上普遍把人的气质分为4种类型：胆汁质（兴奋型）、多血质（活泼型）、粘液质（安静型）、抑郁质（抑制型）。古代所创立的气质学说用体液解释气质类型虽然缺乏科学根据，但人们在日常生活中确实能观察到这四种气质类型的典型代表。

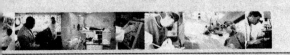

活泼、好动、敏感、反应迅速、喜欢与人交往、注意力容易转移、兴趣容易变换等等，是多血质的特征。

直率、热情、精力旺盛、情绪易于冲动、心境变换剧烈等等，是胆汁质的特征。

安静、稳重、反应缓慢、沉默寡言、情绪不易外露，注意稳定但又难于转移，善于忍耐等等，是粘液质的特征。

孤僻、行动迟缓、体验深刻、善于觉察别人不易觉察到的细小事物等等，是抑郁质的特征。因此，这四种气质类型的名称曾被许多学者所采纳，并一直沿用到现在。

人的气质类型可以通过一些方法加以测定。但属于某一种类型的人很少，多数人是介于各类型之间的中间类型，即混合型，如胆汁—多血质，多血—粘液质等。

现代心理学把气质理解为人典型的、稳定的心理特点，这些心理特点以同样方式表现在各种各样活动中的心理活动的动力上，而且不以活动的内容、目的和动机为转移。

气质是人典型的、稳定的心理特点。这种典型的心理特点很早就表露在儿童的游戏、作业和交际活动中。据N. B. 斯特拉霍夫的研究，在39名作为研究对象的小学生中，有34名明显地表现出所述的气质类型。其中多血质的有9名，胆汁质的10名，粘液质的9名，抑郁质的6名。

气质类型的很早表露，说明气质较多地受个体生物组织的制约；也正因为如此，气质在环境和教育的影响下虽然也有所改变，但与其他个性心理特征相比，变化要缓慢得多，具有稳定性的特点。

气质主要表现为人的心理活动的动力方面的特点。所谓心理活动的动力是指心理过程的速度和稳定性（例如知觉的速度、思惟的灵活程度、注意力集中时间的长短）、心理过程的强度（例如，情绪的强弱、意志努力的程度）以及心理活动的指向性特点（有的人倾向于外部事物，从外界获得新印象，有的人倾向于内部，经常体验自己的情绪，分析自己的思想和印象）等等。气质仿佛使一个人的整个心理活动表现都涂上个人独特的色彩。

当然，心理活动的动力并非完全决定于气质特性，它也与活动的内容、目的和动机有关。任何人，无论有什么样的气质，遇到愉快的事情总会精神振奋，情绪高涨，干劲倍增；反之，遇到不幸的事情会精神不振，情绪低落。但是人的气质特征则对目的、内容不同的活动都会表现出一定的影响。换句话说，有着某种类型的气质的人，常在内容全然不同的活动中显示出同样性质的动力特点。例如，一个学生每逢考试表现出情绪激动，等待与友人的会面时会坐立不安，参加体育比赛前也总是沉不住气，等等。就是说，这个学生的情绪易于激动会在各种场合表现出来，具有相当固定的性质。只有在这种情况下才能说明，情绪易于激动是这个学生的气质特征。人的气质对行为、实践活动的进行及其效率有着一定的影响。因此，了解人的气质对于教育工作、组织生产、培训干部职工、选拔人才、社会分工等方面都具有重要的意义。

气质不影响活动的性质，但可以影响活动的效率。如果在学习、工作、生活中考虑到这一点，就能够有效提高自己和他人的效率。

人的气质本身无好坏之分，气质类型也无好坏之分。在评定人的气质时不能认为一种气质类型是好的，另一种气质类型是坏的。每一种气质都有积极和消极两个方面，在这种情况下可能具有积极的意义，而在另一种情况下可能具有消极的意义。如“胆汁质”的人可成为积极、热情的人，也可发展成为任性、粗暴、易发脾气的人；多血质的人情感丰富，工作能力强，易适应新的环境，但注意力不够集中，兴趣容易转移，无恒心等。气质相同的人可有成就的高低和善恶的区别。抑郁质的人工作中耐受能力差，容易感到疲劳，但感情比较细腻，作事审慎小心，观察力敏锐，善于察觉到别人不易察觉的细小事物。气质不能决定人们的行为，是因为人们可以自觉地去调节和控制。

气质不能决定一个人活动的社会价值和成就的高低。据研究，俄国的四位著名作家就是四种气质的代表，普希金具有明显的“胆汁质”特征，赫尔岑具有“多血质”的特征，克雷洛夫属于“粘液质”，而果戈里属于“抑郁质”。类型各不相同，却并不影响他们同样在文学上取得杰出的成就。气质只是属于人的各种心理品质的动力方面，它使人的心理活动染上某些独特的色彩，却并不决定一个人性格的倾向性和能力的发展水平。所以气质相同的人可以成为对社会作出重大贡献、品德高尚的人，也可以成为一事无成、品德低劣的人；可以成为先进人物，也可以成为落后人物，甚至反动人物。反之，气质极不相同的人也都可以成为品德高尚的人，成为某一职业领域的能手或专家。

气质虽然在人的实践活动中不起决定作用，但是有一定的影响。气质不仅影响活动进行的性质，而且可能影响活动的效率。例如：要求作出迅速灵活反应的工作对于多血质和胆汁质的人较为合适，而粘液质和抑郁质的人则较难适应。反之，要求持久、细致的工作对粘液质、抑郁质的人较为合适，而多血质、胆汁质的人又较难适应。在一般的学习和劳动活动中，气质的各种特性之间可以起互相补偿的作用，因此对活动效率的影响并不显著。对先进纺织工人所作的研究证明，一些看管多台机床的纺织女工属于粘液质，她们的注意力稳定，工作中很少分心，这在及时发现断头故障等方面是一种积极的特性。注意的这种稳定性补偿了她们从一台机床到另一台机床转移注意较为困难的缺陷。另一些纺织女工属于活泼型，她们的注意比较容易从一台机床转向另一台机床，这样注意易于转移就补偿了注意易于分散的缺陷。

但是，在一些特殊职业中（例如飞机驾驶员、宇航员、大型动力系统调度员或运动员等），要经受高度的身心紧张，要求人们有极其灵敏的反应，要求人敢于冒险和临危不惧，对人的气质特性提出特定的要求。在这种情况下，气质的特性影响着一个人是否适合于从事该种职业。因此在培训这类职业的工作人员时应当测定人的气质特性。这是职业选择和淘汰的根据之一。

由于人们的气质各不相同，所以要求在教育工作中必须采取因材施教、个别对待的方法。例如：严厉的批评对于“胆汁质”或“多血质”的学生会促使他们遵守纪律，改正错误，但对“抑郁质”的学生则可能产生不良后果。这就要求教育工作者考虑学生的气质特点。又如，在改变作息制度和重新编班时，多血质的学生很容易适应，无需特别关心，而对于粘液质、抑郁质的学生则需给予更多的关怀和照顾，才能使他们逐步适应新的环境。

当然，绝不能孤立地考虑人们的气质特征，更重要的是培养积极的学

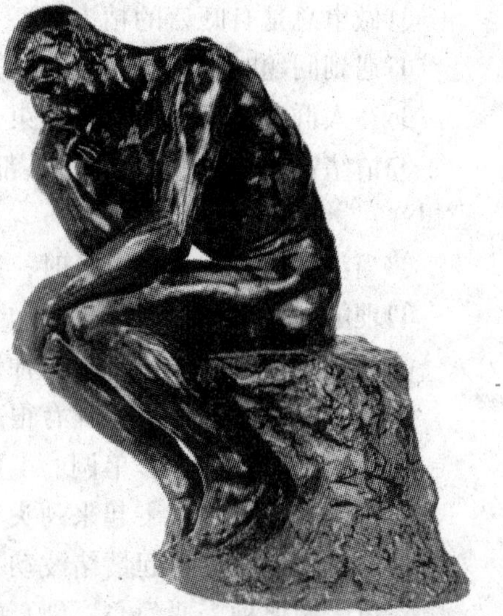

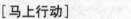

习和劳动态度。如果具有正确的动机和积极的态度，各种气质类型的人都可能在学习上取得优良成绩，在劳动中做出出色的贡献。

总之，虽然人的行为不是决定于气质，而是决定于在社会环境和教育影响下形成的动机和态度，但是气质在人的实践活动中也具有一定的意义。虽然气质与态度相比只居于从属的地位，但它是构成人们各种个性品质的一个基础，因此它是一个必须加以分析和考虑的重要因素。

[马上行动]

（1）分析案例二中四个人物的气质类型。

（2）测测你的气质类型

下面60道题可以帮助你自我诊断气质类型。回答的方法很简单：你以为很符合自己的情况，记2分；比较符合的记1分；介于符合与不喜欢之间的记0分；比较不符合的记－1分；完全不符合的记－2分。

①做事力求稳妥，不作无把握的事

②遇到可气的事就怒不可遏，想把心里话全说出来才痛快

③宁可一个人干事，不愿很多人在一起

④到一个新环境很快就能适应

⑤厌恶那些强烈的刺激，如尖叫、噪音、危险镜头

⑥和人争吵时，总是先发制人，喜环挑衅

⑦喜欢安静的环境

⑧善于和人交往

⑨慕那种善于克制自己感情的人

⑩生活很有规律，很少违反作息制度

⑪在多数情况下情绪很乐观

⑫碰到陌生人觉得很拘束

⑬遇到令人气愤的事，能很好的自我克制

⑭做事总是有旺盛的精力
⑮遇到问题时常举棋不定，优柔寡断
⑯在人群中从不觉得过分拘束
⑰情绪高昂时，觉得干什么都有趣；情绪低落时，又觉得什么都没意思
⑱当注意力集中于一事务时，别的事很难使我分心
⑲理解问题总比别人快
⑳碰到危险情景时，常有一种极度恐怖感
㉑对学习、工作、事业怀有很高的热情
㉒能长时间作枯燥、单调的工作
㉓符合兴趣的事，干起来劲头十足，否则就不想干
㉔一点小事就能引起情绪波动
㉕讨厌做那种需要耐心、细心的工作
㉖与人交往不卑不亢
㉗喜欢参加热烈的活动
㉘爱看感情细腻、描写人物内心活动的文学作品
㉙工作时间长了，常感到厌倦
㉚不喜欢长时间谈论一个问题，愿意实际动手干
㉛宁愿侃侃而谈，不愿窃窃私语
㉜别人说我总是闷闷不乐
㉝理解的常比别人慢些
㉞疲倦时只要短暂的休息就能精神抖擞，重新投入工作
㉟心里有话，宁愿自己想，不愿说出来
㊱认准一个目标就希望尽快实现，不达目的，誓不罢休
㊲和别人同样学习、工作一段时间后，常比别人更疲倦
㊳做事有点莽撞，常常不考虑后果
㊴老师或师傅讲授新知识、技术时，总希望他讲慢些，多重复几遍
㊵能够很快的忘记那些不愉快的事情
㊶做作业或完成一件工作总比别人花的时间多
㊷喜欢运动量大的剧烈体育活动，或参加各种文艺活动
㊸不能很好的把注意力从一件事转移到另一件事上去

㊹接受一个任务后，就希望把它迅速解决
㊺认为墨守成规比冒风险强些
㊻能够同时注意几件事
㊼当我闷闷不乐的时候，别人很难使我高兴起来
㊽爱看情节起伏跌宕、激动人心的小说
㊾对工作报认真严谨、始终一贯的态度
㊿和周围人们的关系总是相处不好
51喜欢复习学过的知识，重复做已经掌握的工作
52希望做变化大、花样多的工作
53小时候会背的诗歌，我似乎比别人记得清楚
54别人说我“出语伤人”，可我并不觉得这样
55在体育活动中，常因反应慢而落后
56反应敏捷，头脑机智
57喜欢有条理而不甚麻烦的工作
58兴奋的事常常使我失眠
59老师讲新概念，常常听不懂，但是懂了以后就很难忘记
60假如工作枯燥，马上就会情绪低落

评分原则

(1) 先把每题得分按下列题号相加，再算出各栏的得分：

胆汁质：2、6、9、14、16、21、27、29、36、38、42、48、50. 54、58。

多血质：4、8、11、17、19、23、25、31、34、40. 44、46、52、56、60。

粘液质：1、7、10. 13、18、22、26、30. 33、39、43、45、49、55、57。

抑郁质：3、5、12、15、20. 24、28、32、35、37、41、47、51、53、59。

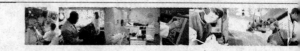

(2) 如果多血质一栏得分超过20，其他三栏得分相对地较低，则为典型多血质。如这一栏在20分以下、10分以上，其他三栏得分较低，则为一般多血质。如果有两栏的得分显著超过另两栏的得分，而且分数比较接近，则为混合型气质，如胆汁—多血质混合型：多血—粘液质混合型，抑

郁—粘液质混合型等等。如果一栏的得分很低，其他三栏的得分相对较高，又很接近，则为三种气质的混合型，如胆汁—多血—粘液质混合型，或抑郁—粘液—多血质混合型。多数人的气质是一般型气质或两种气质的混合型，典型气质和三种气质混合型的人都比较少。

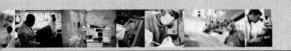

第六节　培养好性格

［社会万花筒］

案例一：张飞性格暴戾，生气时爱发脾气，缺乏理性。当他的二哥关羽被害时，张飞气急败坏，迁怒于手下的两个裁缝，要求他们连夜赶制大量孝衣。裁缝无奈，为了保全自己的性命而不得不杀死张飞。可见，张飞的死是其性格所致。一定意义上，“一个人的性格史是一个人的命运史”。

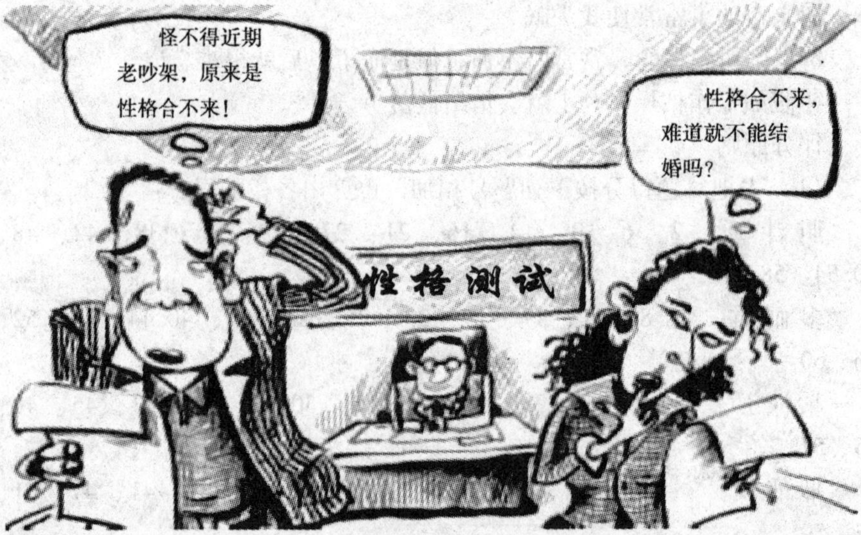

案例二：一位老板想从值得信任的甲、乙、丙三位助手中，选拔他们分别负责管理财务、推广业务、负责策划的工作。这位老板想了解三位助手的性格特点，根据他们的性格分配工作。于是安排三位助手下班后留在公司与他一起研究问题，在这期间，故意制造一起火警，以观察他们三人各自的性格特点。

面对火警：甲说："我们赶快离开这儿再想办法。"乙一言不发，马上跑到屋角拿来灭火器去寻找火源。丙坐着不动说："这里很安全，不可能有火警。"

老板通过对三位助手各自表现，找到了满意的答案。他认为：甲建议离开危险区，保持不败之地，表现了性格的客观、谨慎、稳重、老练；乙积极向危险挑战，抢先救火，忠于公司，表现了性格的勇敢、大胆、敏捷、果断、敢于冒险；丙对公司的安全早有了解和信心，甚至可能才智过人，早已看出这是一出戏，表现了性格的沉着冷静、深思远虑、胸有成竹。老板通过自己的观察，根据他们的性格特征，分别将三个人安排在不同的岗位上，发挥他们的性格优势，以做到人尽其才。他认为甲的性格适合做管理财务工作，乙的性格适合业务推广工作，丙的性格适合策划和后勤工作。

[**智慧背囊**]

性格是指表现在人对现实的态度和相应的行为方式中的比较稳定的、具有核心意义的个性心理特征，是一种与社会相关最密切的人格特征，在性格中包含有许多社会道德含义。性格表现了人们对现实和周围世界的态度，并表现在他的行为举止中。

性格一般分为以下六类：

1. 现实型

现实型的人喜欢户外、机械以及体育类的活动或职业。喜欢与"物"打交道而不喜欢与"人"打交道，喜欢制造、修理东西。喜欢操作设备和机器，喜欢看到有形的东西。有毅力、勤勉，缺乏创造性和原创性。喜欢用熟悉的方法做事并建立固定模式，考虑问题往往比较绝对。喜欢模棱两可，不喜欢抽象理论和哲学思辨。是个传统、保守的人，缺乏良好的人际关系和言语沟通技巧。当成为别人瞩目中心时会感到不自在，不善于表达自己的情感。别人认为他比较腼腆害羞，但是绝大多数现实主义着都秉承着实事求是的生活和工作作风。

2. 探索型

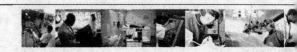

探索型的人好奇心强，好问问题。必须了解、解释和预测身边发生的事。有科学探索的热情。对于非科学、过于简单或超自然的解释，多持否定和批判的态度。对于喜欢做的事能够全神贯注，心无旁骛。独立自主并喜欢单枪匹马做事。不喜欢管人也不喜欢被管，喜欢从理论和思辨的角度看问题。喜欢解决抽象、含糊的问题，具有创造性，常有新鲜创意，往往难以接受传统价值观。逃避那种高度结构化、束缚性强的环境。处理事情按部就班、精确且有条理，对于自己的智力很有信心。在社交场合常会感到困窘，缺乏领导能力和说服技巧。在人际关系方面拘谨、刻板。不太善于表达情感，可能给人不太友善的感觉，探索型应该更加注重自身的发展与创新精神。

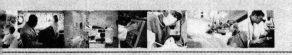

3. 艺术型

艺术型的人有创造力、善表达、有原则、天真、有个性。喜欢与众不同并努力做个卓绝出众的人。不喜欢从事笨重的体力活动，不喜欢高度规范化和程序化的任务。喜欢通过艺术作品表现事物，表现自我，希望得到众人的关注和赞赏，对于批评很敏感。在衣着、言行举止上倾向于无拘无束、不循传统。喜欢在无人监督的情况下工作，处事比较冲动。非常重视美及审美的品味，比较情绪化且心思复杂。喜欢抽象的工作及非结构化的环境。寻求别人的接纳和赞美，觉得亲密的人际关系有压力而避免之。主要通过艺术间接与别人交流以弥补疏离感，常常自我省思，思想天马行空，无拘无束，拥有强大的发散性思维。

4. 社会型

社会型的人友善、热心、外向、合作。喜欢与人为伍。能洞察别人的情感和问题。喜欢扮演帮助别人的角色，如教师、顾问。喜欢表达自己并在人群中具有说服力，喜欢当焦点人物并乐于处在团体的中心位置。对于生活及与人相处都很敏感、理想化和谨慎。喜欢哲学问题，如人生、宗教及道德伦理问题。不喜欢从事与机器或资料有关的工作，或是结构严密、重复性的工作。和别人相处融洽并能自然地表达情感，待人处事圆滑，给别人以仁慈、乐于助人的印象，如果能够得到社会的认可将对国家具有重大的贡献。

5. 管理型

管理型的人外向、自省、有说服力、乐观。喜欢有胆略的活动，敢于冒险。支配欲强，对管理和领导工作感兴趣。通常喜欢追求权力、财富、地位。善于辞令，总是力求使别人接受自己的观点，具有劝说、调配人的

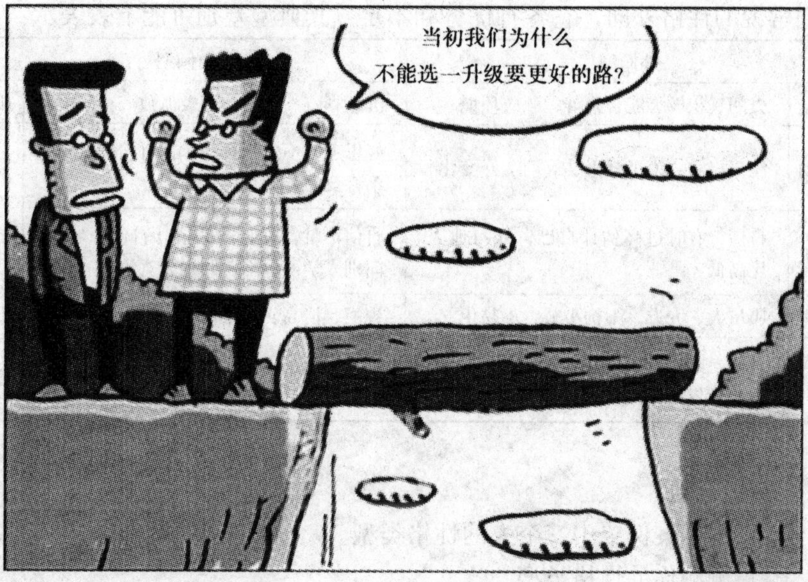

才能。自认为很受他人欢迎，缺乏从事细致工作的耐心。不喜欢那些需要长期智力活动的工作，管理型的人头脑清楚，思维敏捷．是可靠的生活和社会的保障。

6. 常规型

常规型的人做事一板一眼、固执、脚踏实地，喜欢做抄写、计算等遵守固定程序的活动，是个可信赖、有效率且尽责的人。依赖团体和组织已获得安全感并努力成为好成员，在大型机构中从事一般性工作就感到满足，不寻求担任领导职务。知道自己该做什么事时，会感到很自在。不习惯自己对事情作判断和决策，因而不喜欢模棱两可的指示，希望精确了解到底要求自己做什么，对于明确规定的任务可以很好完成。倾向于保守和遵循传统，习惯于服从、执行上级命令。喜欢在令人愉快的室内环境工作，重视物质享受及财物。有自制力并有节制地表达自己的情感，避免紧张的人际关系，喜欢自然的人际关系。在熟识的人群中才会自在。喜欢有计划的做事，不喜欢打破惯例，不喜欢从事笨重的体力劳动，此类型基本上按照社会规律生活。

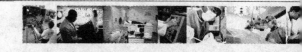

当然性格按照不同的标准有很多种分类，常见的还有“外倾——内倾型”分类法，内倾型性格也是就人们常说的性格内向，外倾型性格也就是

人们常说的性格外向，它各有优势和不足，其典型差别可能下表表示：

	外倾型	内倾型	
社交	爽朗、积极、能言善辩、顺应环境	沉默寡言、谨慎、消极孤独	孤独
行动	注重现实、说干就干、好动、好变化	好思考、不急于行动，钻研问题较深，不喜变化	思考
自负	自信，有时过高估计自己，好与他人比高低	自信不足，有时过低估计自己，容易向别人学习，不善同别人竞争	自责
乐天	胆量大、大方、不拘小节、不易生气	规矩、清高、谨小慎微、易生气	不安
感情	敏感、热情、喜怒哀乐、变化较多、内心世界易为人知道	沉着、稳重、感情不外露、内心世界不易为人知	冷静

[马上行动]

（1）分析案例二中三个人的性格类型。

（2）测测你的性格类型

本测验共有60个问题，只要你能如实回答，就能帮助你确定自己的性格特点，但必须做到：

（1）回答时请不要猜测题目内容要求，也不要去推敲答案的正确性，因为所有题目的答案本身无所谓对错之分；

（2）回答要迅速，整个问卷在10~16分钟内完成；

（3）每一题都必须回答，不能有空题。

①在大庭广众面前不好意思

②对人一见如故

③愿意一个人独处

④好表现自己

⑤与陌生人难打交道

⑥开会时喜欢坐在被人注意的地方

⑦有不快的事情，能抑制感情，不露声色

⑧大众人面前能爽快地回答回题

⑨不喜欢社交活动

⑩愿意经常和朋友在一起

⑪自己的想法不轻易告诉别人

⑫只要认为是好东西立即就买
⑬爱刨根问底
⑭容易接受别人的意见
⑮凡事很有主见
⑯喜欢高谈阔论
⑰会议休息时宁肯一个人独坐也不愿同别人聊天
⑱决定问题爽快
⑲遇到难题非弄懂不可
⑳常常未等别人把话说完，就觉得自己已经懂了
㉑不善和别人辩论
㉒遇有挫折不易丧气
㉓时常因为自己的无能而沮丧
㉔碰到高兴的事极易喜形于色
㉕时常对自己面临的选择犹豫不决
㉖不太注意别人的事情
㉗好把自己同别人比较
㉘好憧憬未来
㉙容易羡慕别人的成绩
㉚相信自己不比别人差
㉛注意别人对自己的看法
㉜不大注意外表
㉝发现异常现象易想入非非
㉞即使有心事也很快被遗忘
㉟总是把家里收拾得干干净净
㊱自己放的东西常常不知在哪里
㊲做事很细心
㊳对于别人的请求乐于帮助
㊴十分注意自己的信用
㊵热情来得快，消退得也快
㊶信奉“不干则已，干则必成”
㊷做事情更注重速度而不是质量

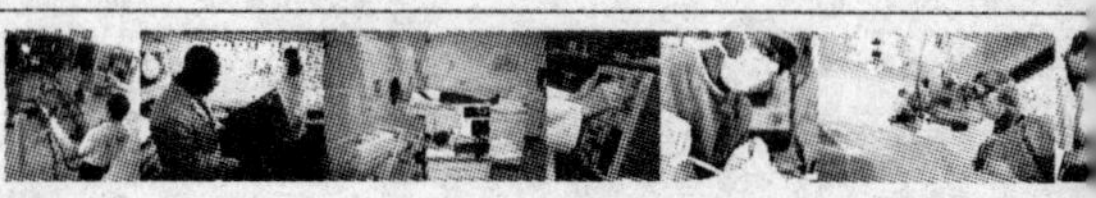

㊸一本书可以反反复复看几遍
㊹不习惯长时间读书
㊺办事大多有计划
㊻兴趣广泛而多变
㊼学习时易受外界干扰
㊽开会时喜欢同别人交头接耳
㊾作业大多整洁、干净
㊿答应别人的事情经常会忘记
51一旦对人有看法不易改变
52容易和人交朋友
53不喜欢体育运动
54对电视节目中的球赛尤为感兴趣
55买东西前总要比较一番质量
56不惧怕从来没做过的事情
57遇有不愉快的事情可以生气很长时间
58自己做错了事，容易承认和改正
59常常担心自己会失败
60容易原谅别人

计分原则：

上述测试题，均有“是”（A），“似是而非”（B）和“否”（C）三种答案。

凡单数题（1、3、5、7……），A为0分，B为1分，C为2分；双数题（2、4、6……）A为2分，B为1分，C为0分。当你的累计得分在：90分以上时，你是一个典型外倾型性格的人；71～90分时，你是一个稍外倾型性格的人；51～70分时，你是一个外倾、内倾混合型性格的人；31～50分时，你是一个稍内倾型性格的人；30分以下时，你一个典型稍内倾型性格的人。